W0253891

Monographien aus dem Gesamtgebiete der Psychiatrie

19

Psychiatry Series

Herausgegeben von
H. Hippius, München · W. Janzarik, Heidelberg
C. Müller, Prilly-Lausanne

Psychiatrische Therapie-Forschung

Ethische und juristische Probleme

Herausgegeben von
H. Helmchen B. Müller-Oerlinghausen

Mit Beiträgen von
E. Deutsch A. Granitza H. Hasskarl
H. Heimann H. Helmchen S. O. Hoffmann
D. Leigh B. Müller-Oerlinghausen
K. Rickels D. Rössler G. Stille J. K. Wing

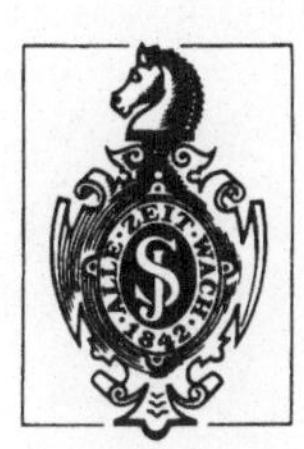

Springer-Verlag
Berlin Heidelberg New York 1978

Prof. Dr. H. HELMCHEN
Prof. Dr. B. MÜLLER-OERLINGHAUSEN
Psychiatrische Klinik der Freien Universität Berlin
Nußbaumallee 36, D-1000 Berlin 19

ISBN-13: 978-3-642-87983-8 e-ISBN-13: 978-3-642-87982-1
DOI: 10.1007/978-3-642-87982-1

Library of Congress Cataloging in Publication Data. Main entry under title: Psychiatrische Therapie-Forschung. (Monographien aus dem Gesamtgebiet der Psychiatrie; 19) Papers given at a meeting in Berlin, May 20–21, 1977. Bibliography: p. Includes index. 1. Psychiatric ethics. 2. Forensic psychiatry. 3. psychiatric research. I. Helmchen, Hanfried. II. Müller-Oerlinghausen, Bruno, 1936– III. Series. RC455.2.E8-P78 174'.2 78-6104

Softcover reprint of the hardcover 1st edition 1978

2123/3130-543210

Vorwort

Überbevölkerung und Unterernährung, Energiemangel und Umweltverlust, Nord-Süd-Gefälle und Friedenssicherung sowie nicht zuletzt wachsende Spannungen zwischen Staat und autonomem Bürger sind weltweite Herausforderungen, deren Komplexität wir vermutlich ähnlich unruhig, auch hilflos gegenüberstehen wie frühere Menschen den Naturkatastrophen – Erdbeben und Stürmen, Überschwemmungen, Dürren und Kälteeinbrüchen, die uns übrigens ja auch heute noch unkontrolliert überfallen.

Diese Herausforderungen sind nicht ohne Beteiligung des Menschen selbst entstanden. Sie scheinen ein Indiz auch dafür zu sein, daß wir unser Wissen, unsere wissenschaftliche Erkenntnis recht unbekümmert in Technologien zur Beherrschung der Welt und zur Erleichterung unseres Lebens umgewandelt haben. Um die Folgen, insbesondere die langfristigen, und gar um die Verhütung oder Beseitigung möglicher negativer Folgen hat man sich bei der Einführung neuer Technologien bisher kaum Gedanken gemacht.

Dies scheint sich nun in den letzten Jahren zu wandeln. Ins allgemeine Bewußtsein ist die Frage getreten: Dürfen wir wirklich alles machen, was wir machen können? Grenzen des Wachstums werden deutlich. In manchen Herausforderungen erkennen wir die Folgen des Wahns der Machbarkeit. Eindrückliche Beispiele sind etwa die öffentlichen Diskussionen der letzten Zeit um die Kernkraft-Technologie oder die Bildungsplanung oder in unserem engeren Bereich um die Transplantations-Chirurgie, die Reanimations-Medizin, die Psychochirurgie oder die Molekulargenetik. Dabei zeigt sich, daß wir der Entwicklung wissenschaftlich begründeter Technologien inzwischen ambivalent gegenüberstehen, weil sie uns möglicherweise vor immer neue, größere, noch schwerer lösbare Probleme stellen, ja weil sie sogar unsere menschliche Identität in Frage stellen könnten – wenn man nur an die behavioristische Utopie eines Skinner oder an die Perspektiven der Molekulargenetik denkt.

Wir fühlen die Notwendigkeit, nicht nur eine einzelne Technologie und diese nicht nur im Hinblick auf technisch negative Folgen, sondern den Fortschritt selbst auf seine Wirksamkeit und Sicherheit für die menschliche Identität zu prüfen und sehen, daß wir dabei ohne Wertentscheidungen, Entscheidungen zu den Zielen und zur Art menschlichen Lebens, nicht auskommen. Solche Entscheidungen werden um so wirksamer sein, je allgemein verbindlicher die Wertnormen sind, an denen sie orientiert sind. Zunehmende Vielfalt und schneller sich wandelnde Ideen, Auswüchse des Pluralismus und des Reformismus, sind aber anscheinend verknüpft mit der Abnahme gemeinsamer und verbindlicher Wertvorstellungen.

Anzeichen dafür finden sich bereits unter uns Ärzten selbst, stärker noch im Verhältnis zwischen den Generationen, aber auch zwischen Arzt und Patient. Unterschiedliche

Wertsysteme werden aber auch zunehmend bewußter wahrgenommen und wirken stärker aufeinander ein als Folge neuer weltweiter Informations- und Verkehrstechnologien. Deutlich wird dabei auch der Wunsch, die eigenen Normen zu bewahren, ja zu verteidigen, wie es nicht nur etwa in den globalen Auseinandersetzungen zwischen der entwickelten und der Dritten Welt, zwischen der westlichen und der östlichen Hemisphäre, zwischen Westeuropa und den USA, sondern z.B. auch im aufkeimenden europäischen Regionalismus deutlich wird.

Skepsis bedeutet nun aber nicht Resignation oder Pessimismus, denn dies wäre der sicherste Weg, überhaupt kein Problem zu lösen oder zumindest menschlich erträglich zu machen. Erkenntnisdrang ist unlösbar mit dem Menschen verbunden. Forschung wird deshalb auch nicht aufhören. Sie ist auch unabdingbare Voraussetzung für die Verbesserung der Lage des Menschen. Durchführung von Forschung und Umsetzung der Erkenntnis in praktisches Handeln, in Technik im weitesten Sinne, bedarf indessen der normativen Kontrollen. Welche Gefahren dabei drohen, zeigt das Beispiel der Molekulargenetiker. Ihr Versuch, selbst verbindliche Regeln für die molekulargenetische Forschung aufzustellen, mißlang, so daß ihnen jetzt staatlich-administrative Vorschriften ins Haus stehen.

Dem Wesen der Probleme patientenbezogener psychiatrischer Forschung scheinen solche verwaltungstechnischen Lösungen nicht angemessen. Um eine zu detaillierte Regelung dieses Bereiches durch Legislative oder Exekutive mit den Folgen undurchschaubarer und eigengesetzlich ausufernder, fruchtloser und lebensfeindlicher Bürokratisierung zu vermeiden, müssen wir Ärzte uns selbst und freiwillig darum kümmern und auch zu Lösungen kommen.

Sie zu suchen, war Ziel eines interdisziplinären Gespräches zwischen kompetenten Kennern sowohl der normativen wie auch der empirisch-praktischen Implikationen psychiatrischer Therapie-Forschung. Sicher handelt es sich hier nur um einen recht speziellen und scheinbar weniger schwerwiegenden Bereich ethischer und juristischer Probleme der Psychiatrie überhaupt oder gar der Forschung am Menschen schlechthin. Gleichwohl glich das Gespräch einem Brennspiegel, das in der speziellen Thematik ständig sehr allgemeine und grundsätzliche Probleme verdeutlichte, nuancierte und differenzierte.

Da die öffentliche Diskussion dieser Fragen oft nicht sachkundig, wenn nicht gar demagogisch geführt wird und in den nächsten Jahren sicher noch erheblich zunehmen wird, hielten wir eine Veröffentlichung dieses interdisziplinären Gespräches für sinnvoll. Es vermittelt dem Nicht-Psychiater die notwendige Sachkenntnis über die Methodik und Praxis der wissenschaftlichen Prüfung psychiatrischer Therapie, dargestellt an den praktisch wichtigsten Behandlungsverfahren; es informiert weiterhin den Psychiater, insbesondere den wissenschaftlich tätigen, über die rechtlichen Rahmenbedingungen seines Tuns, die ihm z.B. hinsichtlich der haftungs- und versicherungsrechtlichen Konsequenzen oft kaum bewußt sind; das Pro und Contra der Praxis, von Alternativen und Möglichkeiten der Kontrolle psychiatrischer Therapie wird im Hinblick auf ihre Ziele eingehend und kritisch diskutiert; allgemeine ethische Prinzipien werden nicht nur auf die speziellen Fragen psychiatrischer Therapie-Forschung angewandt, sondern ermöglichen gerade daraus auch eine vertiefte, lebendige und gelegentlich neuartige Sicht.

Das Buch enthält die Beiträge der 12 Teilnehmer, die als Rohmanuskript für das Gespräch vorbereitet waren und danach von jedem Autor unter Einbeziehung der Diskussion in die endgültige Form gebracht wurden. Wesentliche Ergebnisse der Diskussion finden sich darüber hinaus in einem abschließenden Kapitel der Herausgeber. Schließlich haben wir in einem Anhang die für unser Thema wesentlichsten rechtlichen und ethischen Texte und Literatur-Hinweise zusammengestellt, damit sich der Leser umfassend informieren und sich auch selbst weiter in den Problemkreis vertiefen kann.

Das dem Buch zugrundeliegende „Interdisziplinäre Gespräch über ethische und juristische Probleme in der psychiatrischen Therapie-Forschung" fand unter der Schirmherrschaft des Weltverbandes für Psychiatrie (WVP) und der Arbeitsgemeinschaft für Neuropsychopharmakologie (AGPN) mit finanzieller Unterstützung der Fritz Thyssen Stiftung am 20.-21. Mai 1977 in Berlin statt.

Berlin, April 1978

H. Helmchen
B. Müller-Oerlinghausen

Inhaltsverzeichnis

Mitarbeiterverzeichnis

E. Deutsch	Prof. Dr., M.C.L., Direktor der Abteilung für Internationales und ausländisches Privatrecht, Juristisches Seminar der Universität Göttingen, Nikolausberger Weg 9a, D-3400 Göttingen
A. Granitza	Dr., Rechtsabteilung der Firma Schering, AG, Müllerstraße 170-178, D-1000 Berlin 65
H. Hasskarl	Dr., Theodor-Heuss-Straße 31, D-6704 Mutterstadt
H. Heimann	Prof. Dr., Direktor der Psychiatrischen Klinik der Universität Tübingen und Präsident der AGNP, Osianderstraße 22, D-7400 Tübingen
H. Helmchen	Prof. Dr., Direktor der Psychiatrischen Klinik der Freien Universität Berlin, Nußbaumallee 36, D-1000 Berlin 19
S.O. Hoffmann	Priv. Doz., Dr., Lehrstuhl für Psychotherapie der Universität Freiburg, Habsburgerstraße 62, D-7800 Freiburg
D. Leigh	M.D., Secretary General of the World Psychiatric Association, The Maudsley Hospital, Denmark Hill, GB-London SE5 8AZ
B. Müller-Oerlinghausen	Prof. Dr., Klinische Psychopharmakologie, Psychiatrische Klinik der Freien Universität Berlin, Nußbaumallee 36, D-1000 Berlin 19
K. Rickels	M.D., Professor of Psychiatry and Pharmacology, University of Pennsylvania, 3400 Spruce Str. G 1, Philadelphia, Pa. 19104, USA
D. Rössler	Prof. Dr., Lehrstuhl für Praktische Theologie an der Universität Tübingen, Engefriedshalde 39, D-7400 Tübingen 1

G. Stille — Priv. Doz., Dr., Direktor und Professor im Institut für Arzneimittel des Bundesgesundheitsamtes, Werner-Voß-Damm 62, D-1000 Berlin 42

J.K. Wing — Prof., M.D., Ph.D., MCR Social Psychiatry Unit, Institute of Psychiatry, De Crespigny Park, GB-London SE5 8AF

Einleitung

Die Entwicklung des öffentlichen Bewußtseins hat uns nicht unberührt gelassen. Sie traf auf eigene Erfahrungen aus mehr als 20 Jahren aktiver Teilnahme an wissenschaftlicher Entwicklung psychiatrischer Pharmakotherapie, kontinuierlich eingebunden in praktisch-klinische Krankenversorgung. Die angestoßenen Probleme erwiesen sich bei tiefergehender Prüfung als grundlegend und ubiquitär. Sie ließen sich im Spezialfall der Prüfung neuer Arzneimittel nur besonders deutlich darstellen. Ihre allgemeine Bedeutung erhellt nicht zuletzt aus der Diskussion, ob der 6. Abschnitt des 2. Arzneimittelgesetzes von 1976, „Schutz des Menschen bei der klinischen Prüfung", nicht sinngemäß auf weitere Bereiche der klinischen Forschung ausgedehnt werden sollte.

Welche Fragen haben uns nun besonders bewegt?

1. Relative Bedeutung von Wirksamkeit und Sicherheit der Therapie

Wirksamkeit und Sicherheit[1] werden heute von jedem neuen Arzneimittel gefordert. Das sind keine absoluten, sondern relative Kriterien. Einmal gibt ihr Verhältnis zueinander die therapeutische Breite an. Zum anderen sind sie in Bezug zur Indikation zu beurteilen. Ein Medikament mit geringer therapeutischer Breite bzw. hohem Sicherheitsrisiko wird man doch erwägen einzusetzen, wenn die Medikamente erster Wahl[2] wirkungslos waren oder die unbehandelte Krankheit das größere Risiko darstellt. Umgekehrt kann aber das Risiko auch bei einem Medikament mit großer therapeutischer Breite[3] doch Bedeutung gewinnen, dann nämlich, wenn bei unzutreffender Indikation eine Wirkung nicht feststellbar ist und nur das Risiko übrigbleibt oder wenn eine unangemessene Applikationsdauer gewählt wird. Dadurch wird entweder die Wirkungslatenz unterschritten, und damit können möglicherweise wieder nur bestimmte Kurzzeitrisiken auftreten; oder aber es können bei zu langer Medikation bestimmte Risiken kumulieren, so daß das Verhältnis von Wirksamkeit zum Risiko schließlich zu ungünstig wird.

---

[1] Sicherheit bzw. Unbedenklichkeit wird bestimmt durch die Kenntnis von Art, Umfang und Kontrollierbarkeit der Nebenwirkungen bzw. der Toxizität.

[2] Medikamente erster Wahl sind dadurch charakterisiert, daß sie am spezifischsten und/oder am wenigsten toxisch wirken.

[3] Das heißt große Wirksamkeit bei geringer Toxizität.

Bereits hier wird deutlich, daß die Kenntnis von Wirksamkeit und Risiko eines neuen Arzneimittels auch insofern relativ ist, als sie erheblich von der Dauer und Breite seiner Anwendung und damit vom Zeitpunkt der Beurteilung im Verlaufe der Prüfung und sodann der allgemeinen klinischen Erfahrungsbildung mit dem neuen Medikament abhängt: So wurden erst 8 Jahre nach Einführung der Neuroleptika erstmals persistierende Spät-Hyperkinesen als Nebenwirkungen beschrieben; erst nach mehr als 20 Jahren tauchte der Verdacht auf, daß eine zu lang anhaltende anticholinerge Zusatz-Medikation an der Manifestation der Spät-Hyperkinesen beteiligt sei; und noch heute kennen wir keine sicheren Prädiktoren, um jene Kranken zu erkennen, bei denen eine neuroleptische Langzeitmedikation kontraindiziert ist, weil sie auch ohne Behandlung rezidivfrei bleiben würden; schließlich verweist die ganze Geschichte der Psychopharmaka-Entwicklung darauf, daß eine psychotrope Wirkung vielfach erst als Nebenwirkung einer Substanz mit ursprünglich anderer Indikation beobachtet wurde, so z.B. die antriebssteigernde antidepressive Wirkung des Iproniazid, das ursprünglich als Tuberkulostatikum im Handel war.

2. Wirksamkeit und Sicherheit der Prüfverfahren

Zur Prüfung der Wirksamkeit und Sicherheit neuer Arzneimittel wurden sehr differenzierte Verfahren entwickelt, deren Anwendung ebenfalls mit Recht gefordert wird. Es ist klar, daß auch die Prüfverfahren wirksam sein, das heißt zu eindeutigen Aussagen führen müssen, und zudem ebenfalls sicher sein sollen. Doch auch hier wird sehr schnell deutlich, daß vor allem die relationalen Implikationen dieser Forderung in mancherlei Hinsicht unklar, weil offenbar noch nicht genügend konzeptuell erfaßt und empirisch erforscht sind.

Die Wirksamkeit des Therapie-Prüfverfahrens ist zu messen an der Klarheit (Eindeutigkeit und praktische Relevanz) der Aussagen über Wirksamkeit und Sicherheit der Therapie. Seine Sicherheit, das heißt Risiko-Minimierung für den Kranken bzw. für den gesunden Probanden, wird bestimmt durch das Maß, indem es einerseits risikobehaftete Maßnahmen vermeiden kann und andererseits alle Möglichkeiten ausschöpft, Risiken der neuen Therapie vorauszusagen, etwa durch tierexperimentelle Voruntersuchungen anhand humananaloger Parameter und durch Vergleich mit den Ergebnissen der bereits erfolgten Anwendung ähnlicher Therapeutika beim Menschen. In diesem Bereich ist völlige Sicherheit prinzipiell nicht zu erreichen, da dazu die genaue Kenntnis gerade dessen gehört, was durch das Verfahren erst geprüft werden soll: die Risiken des neuen Therapeutikums.

Aussagefähigkeit und Sicherheit des Prüfverfahrens sind nicht unabhängig voneinander. So nehmen mit dem Umfang der untersuchten Population die Sicherheit und die Generalisierbarkeit von Prüfungsergebnissen ebenso zu wie auch die Wahrscheinlichkeit, daß Risiken auftreten und einzelne Individuen der Prüfpopulation gefährdet werden. Bei zu geringer Anzahl von Untersuchten hingegen kann jede sichere Aussage unmöglich werden, obwohl Risiken dadurch keineswegs ausgeschlossen sind – und wenn es sich um einen einzigen Zwischenfall handelt, der dann umsonst gewesen sein könnte. Oder: nicht quantitativ, sondern qualitativ wird die Generalisierbarkeit eingeschränkt durch Selektion der untersuchten Population, etwa durch Ausschluß schwerkranker Patienten, um die Sicherheit zu erhöhen. Es stellt sich die Frage, nach welchen Kriterien hier realisierbare Entscheidungen getroffen, nach welchen Regeln Kompromisse geschlossen werden sollen. In welcher Beziehung stehen solche Kriterien und Regeln zu ethischen und juristischen Normen?

Aber selbst wenn dem Therapie-Prüfer alle diese Regeln geläufig sind und er die Prüfung nach einem in dieser Hinsicht einwandfreien Plan durchführt, so steht der therapieprüfende Arzt in der Praxis der individuellen Arzt-Patienten-Beziehung doch immer wieder vor der Entscheidung, wissenschaftlich sauber oder ärztlich optimal zu handeln. Schwer lösbar wird dieses Problem dann, wenn nicht so sehr körperliche Risiken eine Rolle spielen, sondern das Prüfverfahren den psychologischen Bereich der Arzt-Patienten-Beziehung (z.B. in der Blind-Prüf-Technik) oder gar den autonomen Bereich der Persönlichkeitsrechte (z.B. bei der Einwilligung nach Aufklärung: „informed consent") berührt. Mögen die hier auftauchenden Fragen für den gesunden Probanden noch einigermaßen beantwortbar sein, so sind befriedigende Antworten für einen in seiner Erkenntnis- und Entscheidungsfähigkeit eingeschränkten psychisch Kranken noch nicht gefunden. Ja nicht einmal alle hierher gehörenden Fragen scheinen klar formuliert zu sein. Fragen nach der Verantwortung des einzelnen für sich selbst – sei er gesund oder psychisch krank –, für den anderen – sei es der Angehörige, der Nachbar oder der Patient –, für die Allgemeinheit kommen ins Spiel, Fragen nach der Verantwortung aus der Kompetenz als Mitmensch, als Arzt, als Spezialist drängen sich auf. Können allgemein ethische Grundsätze von berufsethischen Grundsätzen unterschieden werden? Welche ethischen Grundsätze, welche Elemente eines allgemeinen Sittengesetzes sind hier von Belang?

Wirksamkeit und Sicherheit der Prüfung sind aber offenbar nicht nur von der Antwort auf ethische Fragen abhängig, sondern werden in mindestens ebenso starkem Maße von juristischen Festlegungen beeinflußt. Wie aber sieht die juristische Seite aus? An welche strafrechtlichen, zivilrechtlichen, versicherungs- und haftungsrechtlichen Vorschriften ist eine psychiatrische Therapie-Prüfung gebunden? Welche Wirkungen haben einzelne juristische Vorschriften auf die Aussagefähigkeit von Therapie-Prüfungen, etwa die Forderung nach freier Einwilligung des aufgeklärten Patienten mit ihren möglichen – aber empirisch noch nicht untersuchten – Folgen für Selektion oder Voreingenommenheit des Patienten? Wie schlägt sich das Verhältnis von Verantwortlichkeit, Kompetenz und Haftung rechtlich nieder?

Und weitere Fragen zielen schließlich auf Notwendigkeit, Ziele, Formen und Gefahren öffentlicher Kontrolle, sei sie staatlicher Natur, sei sie allgemeiner oder fachlicher Art.

3. Schlußfolgerungen

Diese Fragen kommen aus einer breiten und vielschichtigen Grauzone unreflektierten, ungeregelten, gleichwohl geforderten und notwendigen therapeutischen Tuns. Die Antworten müssen den Bereich persönlichen Ermessens nicht einschränken, können aber Voraussetzungen und Folgen der damit verbundenen Verantwortung klären und Entscheidungen sachgerechter machen. Die Antworten können große praktische Bedeutung erlangen, nicht nur für die angemessene Durchführung der Prüfungen neuer Psychopharmaka, aus welchem Bereich sie hier konkret entwickelt werden, sondern auch für die wissenschaftliche Prüfung neuer psychiatrischer Therapie-Verfahren schlechthin. Denn nicht nur neue Arzneimittel, sondern jede neue Therapie verdient diese Bezeichnung doch erst dann, wenn ihre Wirksamkeit und Sicherheit nachgewiesen sind. Dies gilt auch für die Psychiatrie als Fach der wissenschaftlichen Heilkunde.

Dabei wird nicht verkannt, daß die Schwierigkeiten psychotherapeutischer und sozialpsychiatrischer Therapieforschung mit ihren bisher kaum überschaubar komplexen und subjektabhängigen Variablen unüberwindbar erscheinen und die Therapeuten bisher kaum zu wissenschaftlicher Kontrolle ihrer Arbeit ermutigt haben. Vielleicht werden hier die Probleme, etwa der Einwilligung nach Aufklärung, auch nicht so deutlich gesehen, da zum Beispiel eine starke Motivation zur psychoanalytischen Behandlung als deren Voraussetzung und damit oft eher implizit als explizit auch als Einwilligung angesehen wird. Dies gilt natürlich zunächst einmal für die ausschließlich zur Heilung des Kranken angewandte Therapie. Wie häufig aber wurden in den letzten Jahren neue, bisher nicht erprobte und schon gar nicht hinsichtlich ihrer Wirksamkeit und Risiken wissenschaftlich geprüfte psychische oder soziale Maßnahmen als Therapie bei Kranken eingesetzt, ohne daß die Kranken, ja manchmal wohl nicht einmal die Therapeuten, um deren experimentellen Charakter wußten. Hinzu kommt, daß für diese Verfahren noch viel weniger als für primär somatische Verfahren tierexperimentelle Modelle benutzt werden können, vor allem dann, wenn sie nur dem Menschen mögliche Voraussetzungen, wie Sprache oder Selbstreflexionsvermögen, haben.

Wir sind davon überzeugt, daß die Struktur der hier zu bewältigenden Probleme im Grunde derjenigen entspricht, wie sie bei der Prüfung von Psychopharmaka aufgezeigt werden kann. Auch hier sind die Abgrenzung von Human-Experiment, Heilversuch und Heilbehandlung, die Abwägung von Nutzen und Schaden, das Problem ethischer Zulässigkeit von empirischen Forschungsprojekten, die eine eindeutige Aussage nicht erlauben, der Zeitpunkt, Art und Umfang der Aufklärung des Patienten und weiter die Frage nach seiner Einsichts- und Einwilligungsfähigkeit von Bedeutung. Sie sollten es zumindest sein.

In den folgenden Beiträgen wurde versucht, die Probleme zu markieren, Fragen zu entwickeln und Antworten zu geben. Antworten sind allerdings angesichts der erst in Gang gekommenen und im Fluß befindlichen Diskussion oft nur vorläufig, ja erscheinen zumindest für einen Teil der Fragen weder möglich noch sogar wünschenswert. Das Ziel unserer Bemühungen sollte eher darin gesehen werden, das allgemeine Problembewußtsein dadurch zu verbessern, daß sich der einzelne Arzt-Forscher jeweils im konkreten Fall diese Fragen überhaupt stellt und sie dann auch jeweils für sich zu beantworten sucht.

Am leichtesten sind diese Probleme allerdings bei der Prüfung von Psychopharmaka zu erkennen, da es sich dabei um das übersichtlichste und am weitesten entwickelte Beispiel psychiatrischer Therapie-Forschung mit der am besten kontrollierbaren spezifisch-therapeutischen Variablen handelt. Insofern werden die hier gefundenen Antworten auch allgemeine Bedeutung für die psychiatrische Therapie-Forschung gewinnen.

Praxis

Klinische Prüfung neuer Psychopharmaka

H. HELMCHEN und B. MÜLLER-OERLINGHAUSEN

1. Einleitung

Vor knapp zehn Jahren wurden auf einem Symposion in den USA: „Psychopharmacology – A Review of Progress 1957-1967" (14) auch mehrere Vorträge zu ethischen und juristischen Problemen der psychopharmakologischen Forschung am Menschen gehalten. Liest man diese Beiträge und Diskussionsbemerkungen jetzt noch einmal, so kann man sich einem Gefühl der Betroffenheit schwerlich entziehen –, der Betroffenheit darüber, daß anscheinend in der Zwischenzeit kaum ein Fortschritt in der Synthese der schon damals deutlichen, konträren Thesen erzielt worden ist. Statt eines Fortschritts in der gedanklichen Auseinandersetzung mit den offenbar philosophisch grundsätzlich verschiedenen Positionen und Alternativen hat sich aus internationaler Sicht zur Zeit folgende Situation ergeben: In den USA entwickelte sich unter dem Druck der Öffentlichkeit einerseits und der praktischen Erfordernisse von Forschung und Wirtschaft andererseits recht bald ein rigides, hochbürokratisiertes System von Verwaltungsvorschriften (z.B. zur Frage des „informed consent"), die vor allem Richtern und Anwälten ihre Arbeit erleichtern, während der Sinn und die Konsequenzen dieser Vorschriften nach wie vor von vielen Experten sehr skeptisch beurteilt werden, und man den Eindruck nicht los wird, daß ihre praktische Handhabung teilweise sehr formalistisch geschieht. – In Europa dagegen fangen wir erst jetzt an, diese Fragen intensiv zu diskutieren und haben damit im Wettlauf mit den Aktivitäten der nationalen Ministerialbürokratien, der internationalen Pharma-Konzerne und Wissenschaftsorganisationen eine kleine Chance, unter Berücksichtigung unserer nationalen, kulturellen Eigenheiten zu verbesserten, international akzeptablen Regeln bzw. Empfehlungen zu gelangen, nach denen Versuche mit Psychopharmaka am Menschen wissenschaftlich und ethisch einwandfrei durchgeführt werden können.

Dem Ziel, solche Richtlinien der klinischen Prüfung auf internationaler Basis zu entwickeln, wie es auch durch die „Deklaration von Florenz" [1976; (6)] dringlichst gefordert wurde, dienten der freiwillige Zusammenschluß mehrerer interessierter Teilnehmer der ACNP[1]-Tagung 1974 in Puerto Rico zu einem „Ad Hoc Committee zur klinischen Prüfung psychotroper Medikamente". Dieses Kommittee, dessen personale Zusammensetzung im Anhang S. 165 verzeichnet ist, hat unter dem Vorsitz von J.R. Wittenborn inzwischen mehrfach getagt (42). Dabei wurde versucht, aus den bislang vorliegenden, von amerikanischen Gruppen unter Beteilung von ACNP[1], NIMH[2] und FDA[3] verfaßten

---

[1] American College of Neuropsychopharmacology.
[2] National Institute of Mental Health.
[3] Food and Drug Administration

„FDA-Guidelines" ein auch für europäische Psychiater und Gesundheitsbehörden akzeptables Dokument zu erstellen. Die inzwischen publizierte letzte Fassung dürfte einen durchaus brauchbaren Kompromiß darstellen. Die nachfolgende Beschreibung der Praxis und der im gegebenen thematischen Zusammenhang auftretenden Probleme bei der Untersuchung von Psychopharmaka am Menschen orientiert sich deshalb auch an diesen „Guidelines" des „Ad Hoc Committees", dem beide Verfasser angehören.

Zuvor soll jedoch noch kurz ein immer wiederkehrender Einwand gegen Untersuchungen von Arzneimitteln am Menschen aufgegriffen werden: Viele Nicht-Mediziner sehen einen Widerspruch darin, daß trotz aller Fortschritte in der Pharmazie – insbesondere in der Aufklärung der Beziehung zwischen chemischer Struktur und Wirkung –, der Pharmakologie und auch der Toxikologie gleichzeitig immer umfassendere Versuche am Menschen notwendig sein sollen, um das Wirkungsprofil und die Risiken eines neuen Medikamentes abzuschätzen. Warum ist der Versuch am Menschen überhaupt noch notwendig – ja, haben wir nicht längst viel zu viel Medikamente und brauchen eigentlich gar keine neuen Präparate mehr? Zweifellos haben wir aufgrund unserer speziellen wirtschaftlichen und gesellschaftlichen Struktur eine Fülle gleich oder ähnlich wirkender Präparate zur Verfügung. Aber nur in wenigen Bereichen der Medizin und schon gar nicht in der Psychiatrie stellen die bislang verfügbaren Substanzen das denkbare Optimum dar. Entweder ist ihre Wirksamkeit zu gering bzw. nur bei einem Teil der behandelten Patienten nachweisbar oder aber ihre Wirksamkeit muß mit erheblichen Nebenwirkungen erkauft werden. Beides gilt für den Bereich der Psychopharmaka, und hier insbesondere für die Gruppe der Antidepressiva und Neuroleptika. Die Nebenwirkungen reichen dabei von zwar reversiblen und medizinisch harmlosen, aber oft für den Patienten doch äußerst lästigen, körperlichen Beeinträchtigungen, wie starker Obstipation, Mundtrockenheit, Sehstörungen, Zittrigkeit, Schwindeligkeit, etc. bis hin zu glücklicherweise sehr seltenen aber dafür u.U. tödlichen Komplikationen wie etwa der Agranulocytose, d.h. einer gravierenden Störung der Blutzellbildung.

Die Notwendigkeit, neue Substanzen *am Menschen* und nicht nur am Tier zu erproben, ergibt sich daraus, daß

1. für viele menschliche Krankheiten nach wie vor keine passenden Tiermodelle existieren, und zwar vor allem bei denjenigen Krankheiten, deren genaue Ursache wir nicht kennen und die in besonderem Maße mensch-spezifisch sind und daß

2. die Reaktion auf eine bestimmte Substanz inklusive ihrer Toxizität von Species zu Species außerordentlich unterschiedlich ist.

Atropin, ein Alkaloid aus der Tollkirsche, ist z.B. für viele Tiere relativ harmlos, während es beim Menschen in niedriger Dosierung ein wichtiges Arzneimittel, in hoher Dosierung ein außerordentlich starkes Gift darstellt. Umgekehrt ist die Nalidixin-Säure, eine Substanz, die bei Harnwegsinfektionen angewandt wird, für Hunde extrem gefährlich (30).

Die Erprobung neuer Arzneimittel *am Menschen* ist somit notwendig, um einerseits nicht potentiell hilfreiche und therapeutisch wichtige Substanzen vorzeitig zu verwerfen und andererseits spezielle Risiken und Nebenwirkungen einer Substanz am Menschen rechtzeitig zu erkennen.

Wir werden zunächst die einzelnen Phasen der Arzneimittelprüfung am Menschen darstellen, sodann auf die Unterschiede der Prüfung an Patienten und gesunden Versuchspersonen näher eingehen und uns schließlich spezifischen ethischen und juristischen Problemen zuwenden, die gerade bei solchen Untersuchungen an psychiatrischen Patienten und bedingt durch die psychiatrische Methodologie notwendigerweise entstehen (vgl. 21).

2. Die vier Phasen der Arzneimitteluntersuchung am Menschen

Man unterscheidet üblicherweise vier Phasen der Untersuchung eines Arzneimittels am Menschen.

a) Phase I der klinischen Arzneimittelprüfung

Phase I stellt die erste Erprobung der Substanz am Menschen überhaupt dar, nachdem tierexperimentelle pharmakologische und vor allem auch toxikologische Untersuchungen vorausgegangen sind. Aus diesen Vorversuchen, insbesondere aus der Ermittlung der sog. ED_{50}[4] bzw. LD_{50}[4] an geeigneten Tierspecies ergeben sich Hinweise auf diejenige Dosis, mit der auch am Menschen vermutlich eine Wirkung zu erzielen sein wird sowie auf die obere Grenzdosis, die einem Menschen im ersten Versuch gefahrlos gegeben werden kann. Üblicherweise beginnt man am Menschen mit 1/10 bis 1/5 der Dosis, die sich im Tierexperiment als wirksam erwiesen hat.

Untersuchungen der Phase I, die häufig unter sehr engmaschigen Kontrollen in den humanpharmakologischen Abteilungen der pharmazeutischen Industrie selbst oder in eigens hierfür eingerichteten Institutionen stattfinden, haben zum Ziel, an der gesunden Versuchsperson vor allem Daten über die Pharmakokinetik, also die Aufnahme, Verteilung, Metabolisierung und Elimination der Substanz zu gewinnen, sowie eine Vorstellung über die allgemeine Verträglichkeit steigender Dosen. Insgesamt sind hierzu meist 10 bis 50 gesunde Probanden notwendig. Häufig wird die erste Dosis vom Pharmakologen oder Versuchsleiter bzw. seinen Mitarbeitern im Selbstversuch eingenommen. Sonst werden die Versuche an hierfür bezahlten, freiwilligen Probanden, meist nur männlichen Geschlechts, unternommen, zu denen häufig auch in der jeweiligen Firma selbst Beschäftigte gehören, die im Idealfalle seit langer Zeit dem Versuchsleiter bekannt und auch in regelmäßigen Abständen körperlich, eventuell auch psychologisch, auf Normabweichungen untersucht werden.

Derartige Phase-I-Untersuchungen verlangen im Regelfalle, daß die Probanden sich rund um die Uhr unter ärztlicher Aufsicht befinden. Sie werden deshalb in den entsprechenden Institutionen stationär aufgenommen und leben hier unter möglichst standardisierten Bedingungen. Die Versuche werden immer mit der Gabe einer Einzeldosis der Substanz begonnen; wird diese gut vertragen, folgen Untersuchungen mit erhöhten Dosen, um sich langsam an die Grenze der Verträglichkeit heranzutasten. Als nächster Schritt folgt dann die Erprobung mehrfacher Gaben der gleichen Dosis über einen Zeitraum von einigen Tagen bis unter Umständen zu mehreren Wochen (in diesem Punkte ist die Praxis von Institution zu Institution noch sehr unterschiedlich: in einigen Forschungsabteilungen wird grundsätzlich diejenige Dosis, die für die ersten Versuche am Patienten

[4] ED_{50} bzw. LD_{50}: Die notwendige Dosis, die bei jeweils der Hälfte der untersuchten Tiere die jeweils gemessene Wirkung bzw. den Tod auslöst.

schließlich ausgewählt wurde, auch über die prospektive Zeitdauer des therapeutischen Versuches zunächst der gesunden Versuchsperson verabreicht). Selbstverständlich werden die Versuchspersonen nicht nur im Hinblick auf diejenigen Parameter untersucht, in denen sich vermutlich aufgrund der vorangegangenen Tierversuche Veränderungen erwarten lassen, sondern es wird grundsätzlich eine ganze Batterie vor allem klinisch-chemischer Untersuchungen durchgeführt, für deren Umfang und Standardisierung vor kurzem die Deutsche Gesellschaft für Klinische Chemie Empfehlungen herausgegeben hat (15).

Die notwendigen pharmakokinetischen Daten werden unter offenen Versuchsbedingungen und häufig unter Verwendung radioaktiv markierter Substanzen gewonnen. Ebenso erfolgen die ersten Studien zur Verträglichkeit und zur Findung der maximal tolerablen Einzeldosis im allgemeinen offen. Für die Beurteilung möglicherweise beim Patienten auftretender Nebenwirkungen ist aber schon in Phase I ein Placebo-kontrollierter, doppelt-blinder Versuch empfehlenswert, der z.B. mit der maximal tolerierten Dosis über längere Zeit durchgeführt wird.

Außer möglichen Veränderungen somatischer Funktionen können und sollten in der Phase I freilich auch mit validen Testinstrumenten bzw. durch eine genaue Dokumentation aller beobachtbaren Phänomene Veränderungen des Verhaltens protokolliert werden. Dies gilt übrigens nicht nur für die Untersuchung von Psychopharmaka, sondern ganz allgemein für Phase-I-Studien. Leider wird diese Chance, unter streng kontrollierten Bedingungen psychische Funktionen zu kontrollieren, immer noch häufig nicht genützt. Verfeinerte Möglichkeiten ergeben sich durch den synchronen Einsatz neuro-psychophysiologischer Methoden und der modernen audiovisuellen Technik (4, 11, 34, 37).

Der Versuchsleiter muß ein klinisch-pharmakologisch erfahrener Arzt sein, der gleichzeitig Kenntnisse in dem jeweiligen medizinischen Spezialgebiet, hier also der Psychiatrie bzw. der Klinischen Psychologie besitzen sollte und der solche Untersuchungen schon häufig unternommen hat. Er ist verpflichtet, jeden einzelnen Probanden selber gründlich zu untersuchen.

Spezielle methodische Probleme bei Phase-I-Studien von prospektiven Psychopharmaka

Die Ergebnisse der Phase-I-Studien sollen Aussagen über die Pharmakokinetik, über die Verträglichkeit und über die vermutlich beim Patienten wirksame Dosis ermöglichen. Im Falle der Psychopharmaka, zumindest von Entwicklungen aus bisher untersuchten Substanzgruppen, ist dies leider nur mit erheblichen Einschränkungen möglich. Das pharmakokinetische Verhalten, z.B. der Phenothiazin-Derivate ist u.a. wegen des komplizierten Metabolismus so schwierig zu beschreiben, daß man sich häufig damit zufriedengegeben hat, vor allem die Resorption bzw. die Bioverfügbarkeit und die Halbwertszeit der Ausgangssubstanz, unter Umständen noch diejenige von nicht näher definierten, lediglich nach ihrem Extraktionsverhalten als „I" oder „II" bezeichnete Metaboliten festzustellen, weitere Untersuchungen aber zu verschieben, bis etwas Näheres über die Wirksamkeit der Substanz am Patienten bekannt ist.

Ob die Substanz am psychisch Kranken therapeutisch wirksam sein wird, darauf lassen die Studien an der gesunden Versuchsperson bislang nur unsichere Schlüsse zu. Es ist seit langem bekannt, daß klinisch antidepressiv oder antipsychotisch wirksame Substanzen beim Gesunden keine derartigen Effekte zeigen – was freilich auch prinzipiell gar nicht möglich ist; sie verursachen entweder Müdigkeit, Schlaflosigkeit, unangenehme körperliche Sensationen oder haben überhaupt keinen faßbaren Effekt. Allerdings haben in den letzen Jahren einige Autoren unter Zuhilfenahme hochkomplexer Auswertungen der hirnelektrischen Aktivität (quantitative Elektroencephalographie) nach Gabe von Einzeldosen neuer Substanzen valide Aussagen zumindest über ihre Zugehörigkeit zu bestimmten therapeutischen

Wirkungsgruppen machen können (3, 17, 24, 38). Inwieweit diese Methode auch feinere Differenzierungen innerhalb einer Wirkungsgruppe ermöglicht, bleibt abzuwarten.

Auch bezüglich der zu erwartenden Nebenwirkungen und maximal tolerierten Dosis besteht eine erhebliche Diskrepanz zwischen den Ergebnissen an der gesunden Versuchsperson und dem psychisch Kranken: Die an der normalen Versuchsperson gewonnenen Resultate lassen sich zunächst einmal nur auf *nicht* psychisch Kranke übertragen. Wir können also mit einiger Sicherheit voraussagen, daß z.B. ein bestimmtes Mittel gegen zu hohen Blutdruck in dem untersuchten Dosisbereich Müdigkeit erzeugt bzw. die Kraftfahrtauglichkeit beeinträchtigen kann. Psychisch Kranke vertragen aber häufig ein Vielfaches der von gesunden Versuchspersonen tolerierten Dosen und zeigen dann unter Umständen auch ein ganz anderes Spektrum von Nebenwirkungen.

b) Phase II der Klinischen Arzneimittelprüfung

Phase II der Arzneimittelprüfung ist dadurch charakterisiert, daß die Substanz nunmehr zum ersten Mal an einer nach der voraussichtlichen Indikation ausgewählten, begrenzten Zahl von Patienten während einer ebenso streng begrenzten Zeit geprüft wird. Diese Untersuchungen werden zunächst offen vorgenommen, bis zumindest eine hinreichende Evidenz für die therapeutische Wirksamkeit und die wirksame Dosis gewonnen ist. Diese sog. „frühe" Phase II sollte nur in anerkannten forschenden, klinischen Institutionen vorgenommen werden, die über das „Know-How" solcher Untersuchungen verfügen und wo vor allem psychiatrisch und pharmakologisch erfahrene Prüfärzte zur Verfügung stehen.

In der sog. „späten" Phase II sind dann „kontrollierte" (s.u.) Untersuchungen an definierten Patienten-Populationen vorgesehen, die auch schon Hinweise auf spezifische differentielle Wirkungen ergeben, die der Überprüfung von Hypothesen über eine bessere Wirksamkeit der neuen Substanz dienen. Sie muß Grundlage der Entscheidung sein, die Phase III zu beginnen oder die Entwicklung des Medikamentes zu beenden.

c) Phase III der Klinischen Arzneimittelprüfung

Der breit angelegte Vergleich der Substanz mit anderen Behandlungsverfahren bzw. Standard-Präparaten an möglichst verschiedenen Patienten-Populationen und unter verschiedenen klinischen, eventuell auch ambulanten, in jedem Fall aber möglichst praxisnahen Bedingungen erfolgt in Phase III. Hier geht es um die Information über das genaue differentielle Wirkungsprofil der neuen Substanz und vor allem um eventuelle seltenere Nebenwirkungen, die nur bei Untersuchung einer großen Zahl von Patienten unter üblichen therapeutischen Bedingungen sichtbar werden. Das bedeutet, daß Prüfungen der Phase III keineswegs nur an speziellen Forschungsabteilungen, sondern nach festgelegtem Protokoll auch an kleineren oder größeren psychiatrischen Abteilungen betrieben werden, die sonst keine Forschungsaufgaben besitzen und für diese spezielle Tätigkeit von der Industrie entsprechend finanziell honoriert werden.

d) Phase IV der Klinischen Arzneimittelprüfung

Die Phase IV schließlich braucht in unserem Zusammenhang nur der Vollständigkeit halber erwähnt zu werden. Sie beinhaltet die Erfassung vor allem von Nebenwirkungen, nachdem die Substanz bereits als kommerzielles Präparat auf den Markt gekommen ist.

Spezielle Techniken der Arzneimittelprüfung

Es erscheint nunmehr notwendig, kurz die derzeitig üblichen Techniken der Arzneimittelprüfung vorzustellen, insbesondere deshalb, weil sie in ganz besonderem Maße Bedeutung in der psychiatrischen Methodologie besitzen.

Hier ist zunächst auf den Begriff des *„kontrollierten Versuchs"* einzugehen. Dieser ist bei gesunden Versuchspersonen ebenso üblich wie bei Patienten. Der Terminus beinhaltet, daß neben einer Gruppe von Patienten, die mit dem zu untersuchenden Prüfmedikament („Verum") behandelt werden, gleichzeitig eine „Kontrollgruppe" geführt wird, die entweder ein Placebo (Leerpräparat) oder ein schon bekanntes Standard-Präparat unter sonst gleichen Bedingungen erhält. Der kontrollierte Versuch ist nur in Verbindung mit dem Prinzip der Zufallszuteilung bzw. der Schichtung und unter Einhaltung von Blindbedingungen möglich. Die Zufallszuteilung (Randomisierung) bedeutet, daß nur der Zufall entscheidet, ob ein Patient der „Verum"- oder der Kontrollgruppe zugewiesen wird. Schichtenbildung (Stratifikation) besagt, daß innerhalb der Patienten-Population noch Strukturgleichheit nach bestimmten Merkmalen wie z.B. Alter, Gewicht, etc. hergestellt wird. Blindbedingungen bedeutet, daß entweder nur der Patient („einfach-blind") oder Patient und Untersucher („doppel-blind") nicht wissen, welcher Gruppe der Patient per Zufall zugeteilt wurde.

Das Ziel des kontrollierten Versuches ist es, unspezifische Einflüsse auf die Pharmakonspezifische Wirkung durch Kontrollen auszuschließen. Die Vergleichs- oder Kontrollgruppe soll bekannte objektive Einflüsse, die Zufallszuteilung unbekannte objektive Einflüsse, die Blind-Technik subjektive Einflüsse von seiten des Kranken oder des Therapeuten ausschalten (21).

Es ist medizinischen Laien gelegentlich verständlicher als manchen Ärzten bzw. medizinischen Versuchsleitern, daß diese methodischen Erfordernisse gerade in der Psychiatrie, wo sie unabdingbar sind, um zuverlässige und generalisierbare, also wissenschaftsethisch vertretbare Ergebnisse zu erhalten, zu ganz besonders schwerwiegenden ethischen und juristischen Schwierigkeiten führen. Bevor wir aber auf diesen Fragenkreis näher eingehen, sollen noch einmal die grundlegenden Unterschiede der Arzneimittelprüfungen an bestimmten Probandengruppen verdeutlicht werden.

3. Unterschiede der zur präklinischen und klinischen Prüfung von Arzneimitteln herangezogenen Populationen

Folgende Gruppen von Versuchspersonen werden bei Arzneimittelstudien benützt:

a) Normale, freiwillige Versuchspersonen

I. Nicht-institutionalisierte gesunde Personen, häufig Studenten, Freunde des Versuchsleiters, Hausfrauen, Angehörige der pharmazeutischen Industrie, etc.

Sie werden für ihre Mitarbeit im allgemeinen bezahlt, und zwar teilweise mit beträchtlichen Beträgen. Einen sonstigen Vorteil für sich ziehen die meisten wohl nicht aus der Untersuchung, deren Ergebnisse sie auch häufig kaum richtig verstehen. Falls die Bezahlung die einzige Motivation für ihre Mitarbeit ist – davon gibt es freilich bemerkenswerte Ausnahmen –, so verkaufen sie ihren Körper, „prostituieren" sich quasi für den Wissenschaftler, verrichten zumindest „entfremdete" Arbeit. (Natürlich gibt es auch viele Probanden, denen ihre Tätigkeit in einer Forschungsinstitution großen Spaß macht, die einen guten Kontakt zum Forschungsleiter entwickeln, unter Umständen für ihre Arbeit mit der Vergabe eines Dissertationsthemas „belohnt" werden, etc.)

An der „Normalität" dieser Probanden – und damit an der Generalisierbarkeit der an ihnen erhaltenen Ergebnisse – sind berechtigte Zweifel geäußert worden; sie sollen in weit höherem Maße psychiatrisch relevante „traits" bzw. offensichtliche psychische Störungen aufweisen als Menschen, die sich eben nicht für derartige Arbeit melden (2, 9, 16, 28).

II. Ähnliche Gruppe wie unter I., aber mit dem Unterschied, daß sie nach dem Vorhandensein bestimmter psychopathologisch bedeutsamer Persönlichkeitszüge ausgewählt wird.

Die an ihnen erprobten Substanzen stehen somit unter Umständen in einem gewissen Zusammenhang mit einer Behandlung, die sie selbst oder Menschen wie sie später vielleicht einmal benötigen werden.

III. Institutionalisierte gesunde Personen, wie z.B. Kadetten einer Polizeischule oder Strafgefangene.

Sie werden für ihre Mitarbeit meist auch bezahlt, wenn auch wohl teilweise mit geringen Beträgen. Sie unterscheiden sich dadurch von den Gruppen I. und II., daß nicht auszuschließen ist, daß ihre Teilnahme unter stärkerem psychologischen Druck geschieht. Für Strafgefangene dürfte es auch eine realistische Möglichkeit darstellen, ihrer Langeweile zu entgehen, eventuell auch ihre Haftbedingungen zu mildern. Ansonsten hat der Versuch keinen positiven Wert für sie, wenn man davon absieht, daß sie eine kostenlose, u.U. mehrmalige gründliche ärztliche Untersuchung erhalten. (Dies gilt natürlich auch für I und II).

Von all den unter a) genannten Personen muß in jedem Falle eine schriftliche Einverständniserklärung zu dem Versuch nach voller Aufklärung über seinen Ablauf und seine Risiken abgegeben werden. Es steht der Versuchsperson jederzeit frei, den Versuch abzubrechen. Sie erhält dann entweder keine oder eine entsprechend anteilige Bezahlung.

b) Psychiatrische Patienten

Fast alle Arten von psychiatrischen Patienten werden heutzutage in national unterschiedlichem Ausmaß in Arzneimittelprüfungen einbezogen, sowohl dauernd institutionalisierte als auch zeitweilig stationär behandelte, aber auch ambulante Patienten, solche mit akuten wie chronischen Krankheitsverläufen, Kranke mit Neurosen ebenso wie mit Psychosen oder Anfallsleiden, voll geschäftsfähige Patienten, aber auch Kranke, denen die Geschäftsfähigkeit nur für begrenzte Zeit oder teilweise mangelt, z.B. zu Beginn ihrer Krankheit.

Nach Fragestellung der Versuches und dem Verhältnis, in dem der Kranke zum Ziel des Versuches steht, kann man einteilen in

I. Patienten, an denen Versuche ausgeführt werden, die nicht in einem unmittelbaren therapeutischen Bezug zu ihrer Krankheit stehen. Als Beispiele seien genannt: Erprobung von Halluzinogenen oder anderen eventuell Psychose-induzierenden Stoffen an meist chronischen Schizophrenen; Testung des Suchtpotentials neuer Narkotica an chronisch Opiat-Abhängigen; Testung von Substanzen, die in definierte Stoffwechselwege der zentralen, chemischen Überträgerstoffe eingreifen, an z.B. endogen Depressiven (hinter solchen Versuchen steht wohl ein biologisch-psychiatrisches Konzept der biochemischen Genese bestimmter Depressionsformen; dennoch ist häufig bereits aufgrund z.B. extrem kurzer Halbwertszeiten der Substanz von vornherein klar, daß die hic et nunc zur Verwendung kommende Substanz langfristig keinen für den individuellen Patienten relevanten Nutzen zeigen wird); schließlich pharmakokinetische Untersuchungen über das Verhalten einer Substanz, die der Patient zur Zeit gar nicht benötigt, unter den Bedingungen einer bei ihm aus therapeutischen Gründen durchgeführten medikamentösen Standard-Therapie oder einer bestimmten pathophysiologischen Situation etc.

In all diesen Fällen ist nach heutiger Auffassung die Einholung des „informed consent" (Einwilligung nach Aufklärung) vom Patienten oder seinem gesetzlichen Vertreter zwingend notwendig.

II. Psychiatrische Patienten, bei denen ein neues Medikament für ihre jeweilige Krankheit erprobt werden soll, sei es im Vergleich gegen die bisher beim Patienten durchgeführte Therapie, eine Standard-Therapie oder ein Placebo.

Wenngleich diese Situation am häufigsten in einer klinischen Institution auftreten wird und auch am ehesten der Vorstellung einer klinischen Arzneimittelprüfung, insbesondere in Phase II und III, entspricht, so muß doch darauf hingewiesen werden, daß hier auch diejenigen Versuche miterfaßt werden, bei denen es um die Erprobung neuartiger Wirkprinzipien geht, die von vornherein entweder nur für einen kleinen Teil der Patienten praktisch relevant sein werden und/oder nach bisher vorliegender wissenschaftlicher Literatur einen statistisch gesehen sehr kleinen oder gar zweifelhaften Erfolg gehabt haben, dennoch aber für die Zukunft der Therapieforschung so interessant sind, daß selbst ein definitiv negatives Ergebnis als wichtig angesehen wird – und sei es, um weitere Patienten vor überflüssigen Versuchen zu bewahren. Gerade bei dieser Patientengruppe werden ethische und juristische Probleme bereits bei der Einholung des informed consent sehr deutlich.

4. Ethische und juristische Probleme der Klinischen Psychopharmakologie

In einer früheren Studie (20) haben wir uns mit dem Paradoxon beschäftigt, daß es einerseits unethisch sein kann, sich einer wissenschaftlich nicht geprüften Therapie zu bedienen, andererseits aber auch unethisch, eine Therapie wissenschaftlich zu prüfen. Wir wollen auf den ersten Teil des scheinbaren Widerspruches jetzt nicht nochmals eingehen, zumal er von Wing (41) schon seinerzeit zustimmend kommentiert und weiter differenziert worden ist, sondern wollen auf der Basis der oben dargestellten Begriffsbestimmungen, technischen Einzelheiten und praktischen Probleme versuchen, einige der ethischen und juristischen

Fragen zu exemplifizieren und einzukreisen, die in der praktischen human-psychopharmakologischen Arbeit, sei es an der gesunden Versuchsperson, sei es am Patienten, auftreten. – Allgemeine Probleme, die durch jede Art der Arzneimittelprüfung an klinischen Patienten verursacht werden, sollen dagegen hier eher außer Acht bleiben; sie wurden in unserer oben erwähnten Untersuchung auch bereits skizziert.

a) Spezielle methodische und ethische Probleme bei Phase-I-Prüfungen psychotroper Substanzen

Verschiedene methodische Wege sind denkbar, um die auf Seite 10 skizzierten methodischen Schwierigkeiten bei Phase-I-Untersuchungen zu überwinden, – aber sie führen zumeist in neue, insbesondere ethische Schwierigkeiten.

Es gibt die Möglichkeit – und der erwähnte Entwurf des „Ad Hoc Committees" sieht dies ausdrücklich als Alternative vor –, die Phase-I-Studien, zumindest teilweise, bereits an psychiatrischen Patienten vorzunehmen. Dies würde zuverlässigere Vorhersagen über die unter klinischen Bedingungen zu erwartenden Effekte ermöglichen und könnte unter Umständen zu einer erheblichen Einsparung von Kosten und Belastungen gesunder Versuchspersonen führen, falls sich herausstellt, daß die neue Substanz bei der prospektiven Indikation keine ausreichende Wirkung zeigt bzw. unerwartete, nicht akzeptable Nebenwirkungen bei therapeutisch wirksamer Dosierung auftreten.

Die hierbei auftauchenden Probleme sind allerdings erheblich: Abgesehen von der Schwierigkeit des Wirkungsnachweises bei einer begrenzten Zahl von Patienten, ergeben sich fast unüberwindliche Hindernisse aus der Tatsache, daß hier der psychisch Kranke ethisch und juristisch wie eine gesunde Versuchsperson entsprechend den Deklarationen von Helsinki bzw. Tokio oder nach dem neuen AMG zu behandeln ist, da ja über die therapeutische Wirksamkeit der Substanz und ihre Nebenwirkungen am Menschen noch keine Erfahrungen vorliegen. Er muß also in jedem Falle seine schriftliche Einverständniserklärung nach ausführlicher Aufklärung abgeben, etc. Abgesehen davon ergeben sich durch die Fülle der gleichzeitig durchzuführenden Untersuchungen Belastungen, die einem psychisch Kranken kaum zumutbar sein dürften, oder organisatorisch nicht durchgehalten werden können (19).

Als andere Alternative bietet sich die zumindest spekulative Möglichkeit an, durch verschiedene experimentelle Verfahren bei gesunden Versuchspersonen psychische Zustände zu erzeugen, die Ähnlichkeit mit z.B. einem depressiven Syndrom oder einer Psychose haben. Hier wäre sowohl an die Gabe bestimmter Pharmaka, z.B. Amphetaminen, LSD, Reserpin, etc. wie auch an die Verwendung der „camera silens", d.h. der sensorischen Deprivation zu denken. Verschiedene Modelle der Stress- und Angsterzeugung sind von der experimentellen Pharmakopsychologie benutzt worden, und lassen z.B. die Wirkung anxiolytischer Substanzen recht gut nachweisen (26). Nur erheben sich auch hier zumindest ethische Probleme, da solche Methoden mit den Grundsätzen der Deklaration von Helsinki unseres Erachtens nur noch schwer in Einklang zu bringen sind; dies gilt wohl ganz allgemein für bestimmte experimentalpsychologische Methoden, – eine entsprechende ethische Verpflichtung für Psychologen ist auch schon formuliert worden (s. Anhang S. 178).

Schließlich existiert auch noch die Möglichkeit, Versuchspersonen auszusuchen, die bestimmte „traits", d.h. Persönlichkeitsmerkmale besitzen, also z.B. in erhöhtem Maße ängstlich oder depressiv sind (12, 25, 35). Inwieweit freilich die im Rahmen der Studie vorgeschriebene ärztliche Untersuchung solcher Probanden nicht auch die Verpflichtung zu einer (psycho-)therapeutischen Beratung beinhalten müßte, bzw. inwieweit man solche Probanden unter Umständen auf einen ärztlich nicht zu verantwortenden Weg bringt, wenn man sie die Erfahrung tranquilisierender oder gar euphorisierender Wirkungen einer Substanz machen läßt, ist eine Frage, die zumindest diskutiert werden müßte.

In diesem Zusammenhang mag auch einmal die Frage aufgeworfen werden, ob eigentlich der quasi-professionelle Zustand, als Versuchsperson zu fungieren, mit unseren Vorstellungen von der Würde des Menschen noch recht vereinbar ist. Wenn man sich selber zum menschlichen „Versuchskaninchen" machen läßt, ist das noch sittlich zu nennen? Um diese Frage zu verdeutlichen, sei an die wissenschaftliche Methodologie erinnert, mit der heutzutage bei „gesunden" Versuchspersonen das Sexualverhalten untersucht wird. Es ist klar, daß bei entsprechender Fragestellung diese Methodologie auch benutzt werden kann, um den Einfluß von Psychopharmaka festzustellen. Freilich gibt es auch Testpiloten, Prostituierte oder im Zirkus zur Schau gestellte Liliputaner, – aber zeigt das nicht nur, an welchen Grenzen der „Menschenwürde" wir uns hier nach unserem abendländischen Verständnis vielleicht (zu leicht) bewegen?

Das Problem wird noch deutlicher, wenn wir uns folgende, vielleicht im Augenblick noch nicht ganz aktuelle Situation vergegenwärtigen: In den Laboratorien verschiedener pharmazeutischer Firmen mit hochentwickelter Forschung sind unseres Wissens teilweise Substanzen entwickelt worden, die im Tierversuch ein Wirkungsprofil zeigen, das keiner der bislang in der psychiatrischen Therapie benutzten Substanzgruppen gleicht. Damit erhebt sich die Frage, wozu denn eine solche zweifellos „psychotrope" Substanz eventuell verwendbar sein könnte. Hier entsteht eine Situation, mit der umzugehen wir noch nicht gelernt haben: Werden im allgemeinen für bekannte Krankheitsbilder Medikamente gesucht, so werden hier für interessante Substanzen Indikationen gesucht. Solche „Indikationen" mögen durchaus außerhalb konventioneller psychiatrischer Nosologien liegen: Z.B. Erschöpfungszustände bei überarbeiteten Managern oder berufstätigen Müttern, „Schulmüdigkeit", Konzentrationsstörungen, aggressive Zustände bei Strafgefangenen, schizoide oder zyklothyme Persönlichkeitsstrukturen, Empfindlichkeit gegen Geräusche, leichter Schlaf, relative Alkoholintoleranz, etc.

Wo und wie beschaffen ist die ethische Norm, die uns stimuliert oder hindert, pharmakologisch interessante Substanzen an Versuchspersonen zu verabreichen, „nur um mal zu sehen, was passiert"? Wie ist denn hier das Verhältnis von Risiko zu prospektivem Nutzen zu beurteilen, das doch nach den meisten „Deklarationen" der letzten Zeit die Richtschnur unseres Handelns in der biomedizinischen Forschung sein soll, wenn wir über den Nutzen noch gar nichts wissen? Anders ausgedrückt: wenn das Risiko – bezogen auf somatische Nebenwirkungen und Abhängigkeitspotential – gleich null ist, darf dann grundsätzlich jede „interessante" Substanz einem Probanden gegeben werden?

Neuere biologische Erkenntnisse lassen Spekulationen zu, daß eventuell das Abhängigkeitspotential von Opiaten oder anderen Drogen inklusive Tranquilizern durch bestimmte Substanzen verringert werden kann. Wäre es dann ethisch, Versuche darüber zu planen, ob durch prophylaktische Gabe solcher Substanzen Menschen in den Stand gesetzt werden, sich dauernd Tranquilizer oder gar Opiate zuzuführen, ohne davon abhängig zu werden?

Hängt diese ganze Frage nicht grundsätzlich von unserem Weltbild und unseren zukünftigen Erwartungen ab? Wenn wir davon ausgehen, daß unsere Welt immer künstlicher, "menschengemachter" werden wird, gleichzeitig die Anforderungen der Leistungs- und Massengesellschaft an unsere psychische Stabilität immer größer werden, muß dann nicht jede mögliche chemische Beeinflussung psychischer Funktionen auf ihre eventuelle soziale Brauchbarkeit hin untersucht werden?

b) Ethische und juristische Probleme in Phase II und III

Die entscheidenden Stichworte für die spezielle Problematik der klinischen Arzneimittelprüfung am psychisch Kranken sind: „informed consent", „Blindtechnik", „Placebo", „therapeutische Gemeinschaft", „finanzielle Entschädigung", „Konflikt: Arzt–Forscher".

Die damit angerissenen Fragen hängen alle eng miteinander zusammen und lassen sich vielleicht am ehesten verdeutlichen, wenn wir von den Schwierigkeiten mit dem „informed consent" in der Psychiatrie ausgehen. Hierzu eine kurze historische Vorbemerkung:

Der Hintergrund für die neueren gesetzlichen Entwicklungen sowohl wie die entsprechenden ethischen Vorstellungen sind nach wie vor die Nürnberger Prozesse bzw. Urteile gegen die KZ-Ärzte des Dritten Reiches [(32), s. auch Anhang S. 152]. In den Urteilsbegründungen von Nürnberg sind zum ersten Mal und bis heute unverändert gültig explizite Normen für medizinische Versuche am Menschen ausgesprochen worden. Auf diesen grundsätzlichen Aussagen basieren auch die Formulierungen der Deklarationen von Helsinki und Tokio. Dabei ist als wichtiger Faktor für spätere gesetzliche Entwicklungen zu berücksichtigen, daß der Ausgangspunkt jeweils im höchsten Maße belastende, gefährliche Versuche waren, die mit Bedürfnissen der Gesellschaft, in jenem Falle also Nazi-Deuschlands gerechtfertigt wurden. Hinzu kamen die aufsehenerregenden Berichte über ethisch höchst fragwürdige, z.T. skandalöse medizinische Versuche in den USA (1, 36), denen weitere Zeugnisse ebenso fragwürdigen Forschungseifers aus dem Bereich der experimentellen Psychologie anzufügen wären (31). Zwei weitere Momente haben dann entscheidend dazu beigetragen, daß die Vorstellung, der wehrlose Patient müsse vor dem Forschungseifer des Arztes geschützt werden, Eingang in die gesetzlichen Regelungen der klinischen Arzneimittelprüfung gefunden hat, obwohl deren tatsächliches Risiko nach allem heute vorhandenen Wissen als minimal anzusehen ist: nämlich zum einen die Kunstfehler (Malpractice)-Prozesse in den USA, die häufig von therapeutischen oder diagnostischen Eingriffen nach nicht stattgefundener oder unvollständiger Aufklärung des Patienten ausgingen, zum anderen die sich ausbreitende Civil-Rights-Bewegung. Im Rahmen eines solchen kurzen Rückblicks sollte aber auch nicht vergessen werden, daß z.B. Paul Martini, der Vater der Klinischen Pharmakologie und wissenschaftlich exakten Arzneimittelforschung am Menschen, die Unwissenheit des Patienten über den Versuchscharakter der Therapie als Grundvoraussetzung eines kontrollierten therapeutischen Versuches angesehen hat (29), – eine Meinung, zu der sich auch die Deutsche Pharmakologische Gesellschaft noch im Jahre 1974 in der Diskussion um den Entwurf für das neue deutsche Arzneimittelgesetz (AMG) bekannt hat. Nach dem neuen AMG muß grundsätzlich – in Anlehnung an amerikanische Vorschriften – die schriftliche Einverständniserklärung des Patienten nach entsprechender Aufklärung eingeholt werden. Sie kann durch eine mündliche Zustimmung ersetzt werden, sofern der Kranke „nicht in der Lage ist, die Einwilligungserklärung schriftlich abzugeben". Aufklärung und Einwilligung können entfallen, wenn durch die Aufklärung der Behandlungserfolg „gefährdet würde". Weitere Abschnitte des § 41 AMG regeln Situationen, in denen die Geschäftsfähigkeit des Kranken oder seine Fähigkeit, „Wesen, Bedeutung und Tragweite der klinischen Prüfung einzusehen", vermindert ist (s. Anhang S. 171).

Es ergeben sich somit die praktischen Fragen:

I. Wie klären wir den Patienten auf?

II. Wie beurteilen wir seine Einsichtsfähigkeit und welche Konsequenzen ziehen wir aus unserer Beurteilung?

Zu I: *Wie soll die Aufklärung erfolgen?* Um Mißverständnisse zu vermeiden, sei vorausgeschickt, daß alle Prüfpläne in unserer Klinik in hierarchisch-kollegialer Weise, d.h. vom mehr Erfahrenen zum weniger Erfahrenen absteigend gemeinsam diskutiert werden, bis ein allgemein akzeptables Design vorliegt.

Die Aufklärung des Patienten, der aufgrund gewisser Kriterien in die Studie aufgenommen werden soll, erfolgt bei uns, wenn immer möglich, durch den *behandelnden Arzt,* der zwar das schriftlich niedergelegte, ausführliche Prüfprotokoll bzw. -Design kennt, aber natürlich nicht im gleichen Maße mit der Substanz und ihren Eigenschaften vertraut ist, wie etwa der klinische Pharmakologe an der Klinik. Hieraus ergibt sich folgendes Dilemma: Einerseits soll der behandelnde Arzt und nicht ein direkt an der Studie beteiligter Forschungsarzt die Aufklärung des Patienten und die Einholung seines Einverständnisses übernehmen, und zwar, weil er den besseren Kontakt zum Patienten hat und andererseits nicht selber befangen ist durch eigene Teilnahme am Forschungsprojekt; auf der anderen Seite kann die Aufklärung durch den behandelnden Arzt nicht in gleicher Weise qualifiziert[5] erfolgen wie z.B. durch den die Untersuchung leitenden klinischen Pharmakologen. Der behandelnde Arzt wird besser abschätzen können, was dem Patienten an Aufklärung zuzumuten ist, andererseits kann nicht ausgeschlossen werden, daß er aus seiner eigenen entweder gleichgültigen oder gar ablehnenden Einstellung „fremden" wissenschaftlichen Projekten gegenüber dem Patienten unbewußt zu verstehen gibt, daß es besser für ihn wäre, der Teilnahme an der Untersuchung nicht zuzustimmen. – Es ist oft schwer, gerade zu einem psychisch Kranken, auch wenn er „geschäftsfähig" im juristischen Sinne ist, ein Verhältnis des Vertrauens aufzubauen, noch dazu in den ersten Tagen seines stationären Aufenthaltes; nur auf der Basis eines solchen Vertrauens kann aber nach unserem medizinischen Dafürhalten ein „informed consent" zustandekommen. Die Freiwilligkeit und Selbständigkeit der Einwilligung ist aber gerade durch die Tatsache dieses Vertrauensverhältnisses, das auch eine Bindung an den Arzt bedeutet – im positiven Sinne eines „paternalistischen" Verhältnisses (7) – gefährdet. Gerade ein depressiver Kranker wird sich unter Umständen quälende Vorwürfe machen, den Arzt durch seine Nicht-Zustimmung enttäuscht zu haben; er wird sich genauso für ihn qualvoll mit der Frage beschäftigen, ob es nun richtig war, daß er zugestimmt hat. Dies wird voraussichtlich noch eher so sein, wenn wir von ihm eine schriftliche Einverständniserklärung verlangen, die ihm das (objektiv falsche!) Gefühl geben muß, die Verantwortung für das, was jetzt mit ihm geschieht, selbst tragen zu müssen, wo doch ein Hauptvektor des therapeutischen

[5] „Qualifikation" bezieht sich in diesem Zusammenhang nicht so sehr auf Modus und Inhalt, sondern auf den wissenschaftlichen Hintergrund der Aufklärung.

Konzepts bei der Behandlung der Depressionen gerade die Entlastung des Patienten von Verantwortlichkeit ist. Der Gesetzgeber aber entbindet uns von dieser Pflicht zur Einholung eines schriftlichen Einverständnisses nur dann, wenn der Kranke dazu „nicht in der Lage ist", wenn er also z.B. wegen einer Fraktur im Schreibarm nach einem Fenstersprung nicht schreiben kann! Es hilft dem Psychiater auch wenig, wenn der Gesetzgeber vorsieht, daß die Aufklärung und Einwilligung entfallen kann, wenn dadurch der „Behandlungserfolg" gefährdet wird: Der Patient wird auch mit einer forcierten Aufklärung schließlich gesund werden, wenn er richtig behandelt wird, aber wir haben ihn unter Umständen voraussehbar mehr belastet. Und warum werden wir das getan haben? Um einem Gesetz zu genügen, das von zwei fraglichen Voraussetzungen ausgeht: Einem als groß angesehenen Risiko einer klinischen Arzneimittelprüfung und der Idealvorstellung eines mündigen und selbstverantwortlichen Patienten, die sich offensichtlich an nordamerikanische Vorbilder anlehnt, nicht dagegen den durchschnittlichen deutschen Patienten auf dem Hintergrund eines völlig anderen Sozialversicherungssystems im Auge hatte, und wo die speziellen Probleme des psychiatrischen Patienten ohnehin kaum berücksichtigt wurden.

Drei kritische Momente im Zusammenhang mit dem Begriff der Aufklärung, die im gegenwärtigen Zeitpunkt wohl weniger dem Patienten als dem juristischen Schutz des Arztes dient, sollen noch einmal hervorgehoben werden:

A. Eine wirklich *vollständige Aufklärung des Patienten*, die es ihm erlauben würde, auf der gleichen Wissensbasis wie der Arzt bzw. Versuchsleiter die prospektiven Vorteile und Nachteile seiner Teilnahme an der Prüfung realistisch abzuschätzen, gibt es nicht. Beecher (2) zitiert in diesem Zusammenhang den Whitehead'schen Terminus der „fallacy of the misplaced concreteness" (vgl. 5, 23, 41). In jedem Falle wird der Arzt aus seiner Kenntnis der Sachlage und aus seiner Beurteilung des Patienten und gesteuert von seinem ethischen Bewußtsein auswählen, was er dem Patienten sagt und was nicht. Dabei ist es eben problematisch, ob man z.B. in solche Überlegungen die hypochondrische Ängstlichkeit eines Depressiven oder die Indolenz eines chronischen Schizophrenen miteinbezieht oder ob man von der tatsächlichen Relevanz einer zu erwartenden Nebenwirkung für den hypostasierten „normalen", psychisch gesunden Menschen ausgeht. Die ethische Verantwortung für das, was der Arzt mit dem Patienten tut, wird also im Grunde nur zeitlich vorverschoben. Reflektiert man die einzelnen hier ablaufenden Entscheidungsschritte, die dabei wirksam werdenden psychologischen Einstellungen und das subjektive und „objektive" Ergebnis, so wird – ethisch, nicht juristisch gesehen – der Unterschied zwischen dem „offiziell", d.h. rechtlich geforderten Vorgehen und der früher üblichen Situation, – daß nämlich der Arzt selbst die Entscheidung trifft, ob ein Patient in die Prüfung genommen wird oder nicht – zunehmend unschärfer.

B. Gerade die Kunstfehler-Prozesse in den USA haben gezeigt, daß die *Aufklärung des Patienten über geplante therapeutische Maßnahmen* oft nicht optimal, zumindest im juristischen Sinne nicht umfassend ist. Wenn auch das von uns (21) und von anderen angeführte Argument, daß jede Therapie im Grunde wegen ihres grundsätzlich ungewissen Ausgangs immer einen experimentellen Charakter besitzt, somit *kein grundsätzlicher Unterschied zwischen klinischer Arzneimittelprüfung und praktischer Arzneimitteltherapie* besteht, kritisch betrachtet werden kann (2), so muß doch gefragt werden, ob angesichts der heute erreichten hohen Sicherheit moderner Arzneimittelprüfungen die Forderung nach unterschiedlicher Handhabung der Aufklärungspflicht bei Therapie und wissenschaftlichem therapeutischen Versuch sachlich noch gerechtfertigt ist. Die Abschätzung des Verhältnisses von Risiko zu Nutzen als Grundvoraussetzung für die Entscheidung zur Anwendung eines therapeutischen Verfahrens muß jedenfalls nach allgemeiner Auffassung für die praktische Therapie ebenso wie für den wissenschaftlichen therapeutischen Versuch gelten.

Schließlich erhebt sich die Frage, ob eigentlich der Partner in diesem virtuellen Prozeß, dessen Schutz und Wohlergehen angeblich alle diese Vorschriften dienen, nämlich der Patient und speziell der psychisch Kranke, jemals gefragt wurde, ob und in welchem Umfange er eine Aufklärung eigentlich wünscht. Es scheinen nur wenige seriöse Untersuchungen zu dieser Frage angestellt worden zu sein. Eine französische Studie an ambulanten Patienten, die sich mit diesem Thema beschäftigt (8), kommt zu dem Ergebnis, daß für den Patienten einzig und allein entscheidend ist, daß der Arzt sich ihm zuwendet und seine Leiden ernst nimmt[6].

Aber selbst wenn man dies getan hätte, so wäre durch ein so gewonnenes „Meinungsbild" nicht das hier zugrundeliegende Problem, das seine Wurzel in unserem Verständnis des individuellen Arzt-Patienten-Verhältnisses hat, gelöst. So muß unserer Erachtens Wing beigestimmt werden, der dezidiert den Standpunkt vertreten hat, daß letztendlich *die Entscheidung beim Arzt verbleiben muß,* ob er einen Patienten in eine klinische Prüfung einbezieht und in welchem Umfang, wenn überhaupt, er ihn hierüber aufklärt; „we must be clear, however, that we are here dealing with individual and not group-ethics" (41).

Diese individuelle ärztliche Entscheidung muß freilich – insbesondere angesichts der heutigen liberal-humanistischen Entwicklungen und der erschreckenden Erfahrungen, die gerade wir in Deutschland haben machen müssen – auf einer ständig fortzuentwickelnden Empfindlichkeit für ethische Fragestellungen basieren, – sonst resultiert verantwortungsloses laissez-faire. Und dies gilt für die psychiatrische praktische Therapie ganz genauso wie für den wissenschaftlichen Versuch am Patienten!

C. Eine dritte Schwierigkeit, die hier nur angedeutet werden soll, besteht darin, daß wir bislang über den Einfluß der Aufklärung selbst, bzw. die Art der Aufklärung – die ja zum Beispiel gerade beinhaltet, daß der Patient über die Möglichkeit informiert wird, ein Placebo zu erhalten – auf das wissenschaftliche Ergebnis des Versuches kaum etwas wissen. Es ist zum Beispiel denkbar, daß die dadurch bedingte Selektion den Anteil der positiven Placeboreaktoren vermindert, so daß z.B. die Null-Hypothese verworfen wird, obwohl das Prüfpräparat tatsächlich nicht wirksamer ist als ein unter realistischen therapeutischen Bedingungen gegebenes Placebo.

Es ist aber auch denkbar, daß wir unter diesen Bedingungen über den tatsächlichen therapeutischen Nutzen von Placebos keine generalisierbare Information mehr erhalten, oder es wird dadurch die Gabe von Placebos überhaupt unmöglich gemacht. Dagegen könnte allerdings eingewandt werden: „Der positive Placebo-Effekt beruht ja auf der Tablettengläubigkeit des modernen(?) Menschen. Eine vordringliche Aufgabe der modernen Medizin bzw. Psychiatrie sollte es aber sein, die „Autonomie der Persönlichkeit zu fördern" (so im Entwurf einer Präambel in der Deklaration 1977 für den Kongress der WPA in Hawaii!). Diesem Ziel kann es nicht dienen, wenn versucht wird, die Leiden des Patienten durch Gabe von Placebos zu lindern, ja dies wäre geradezu als unethisch anzusehen." Wir vermögen aus unserem Verständnis des hippokratischen Eides [s. hingegen Blomquist (7)] einer solchen Argumentation nicht zu folgen, die für uns einen beunruhigend missionarischen, menschheitsbeglückenden Aspekt besitzt, – Töne, die in Verlautbarungen mancher moderner Psychotherapeuten, Sozial- und Bildungsreformer – oder sollten wir sagen: „Psycho-,

---

[6] Vgl. auch den Beitrag von Rickels, S. 94.

Sozio- und Bildungstechniker?" – ebenfalls anzuklingen scheinen. Weit scheint dann der Weg nicht mehr in eine Zukunft, wo – analog zu staatlicherseits angeordneten Bildungsexperimenten oder die Trinkwasserfluorierung [vgl. auch (33)] – staatliche Stellen darüber verfügen, an welchen Patienten, in welchen Krankenhäusern welche Medikamente erprobt werden, wobei der Patient vielleicht schon mit der Unterschrift unter die Aufnahmebedingungen die Zustimmung zur klinischen Prüfung gegeben hat . . .

Zu II: *Einwilligung und Einwilligungsfähigkeit.* Die vorangegangenen Bemerkungen bezogen sich vor allem auf den Vorgang der Aufklärung. Jedoch bietet auch der „consent" selbst, also die Einwilligung und damit verbunden die Einwilligungsfähigkeit des psychisch Kranken erhebliche praktische Probleme.

Der Gesetzgeber macht einen Unterschied zwischen der Geschäftsfähigkeit und der Fähigkeit, Wesen, Bedeutung und Tragweite der klinischen Prüfung einzusehen. Nach Abs. 3 § 41 AMG muß in Fällen, wo eine geschäftsunfähige oder in der Geschäftsfähigkeit beschränkte Person diese letztere Fähigkeit besitzt, neben der Einwilligung des Patienten auch die des gesetzlichen Vertreters oder Pflegers eingeholt werden. Diese Bestimmung erscheint auf den ersten Blick problemlos. Sie ist es aber nicht; denn es muß nun unter Umständen nur für den Zweck der klinischen Prüfung eine solche Pflegschaft eingerichtet werden, was juristisch korrekt, aber ärztlich bedenklich ist. Verstärkt tritt dieses Dilemma angesichts Abs. 4 auf, der nach unserem juristischen Verständnis im Grunde verlangt, daß auch bei geschäftsfähigen Patienten, die aber nicht in der Lage sind – eben z.B. aufgrund eines depressiven Schuldwahns oder sonstiger psychotischer Erlebnisse –, Wesen, Bedeutung und Tragweite der klinischen Prüfung einzusehen, eine Pflegschaft zum Zwecke der Prüfung eingerichtet wird. Selbst wenn ein Pfleger bzw. ein gesetzlicher Vertreter bestellt wird oder schon existiert, erheben sich schwerwiegende Bedenken über den Wert einer solchen Einwilligung, auch wenn sie nach entsprechender Aufklärung gegeben wird. Dazu muß man allerdings die alltägliche Realität solcher Pflegschaftsverhältnisse kennen, z.B. die häufig beschränkten Möglichkeiten von Amts wegen eingesetzter Pfleger, die Angst und Ohnmacht der Patienten im Umgang mit manchem Pfleger usw.

Solche Bedenken sind verschiedentlich und wohl zu Recht auch bezüglich der Einwilligung von Eltern zu Versuchen an ihren Kindern gemacht worden. Kolb (27) befürwortet deshalb die Meinung eines pädiatrischen Kollegen, Dr. Silverman, daß die Einwilligung zur Einbeziehung von Kindern, Jugendlichen oder Schwachsinnigen nur durch den behandelnden Arzt oder das Behandlungsteam gegeben werden sollte, die allein die prospektiven Folgen des Versuchs auf den individuellen Patienten beurteilen können und im allgemeinen emotional genügend distanziert vom Patienten sein werden, während hingegen die Motive, welche die zuständigen Eltern oder Pfleger zu einer Einwilligung bewegen, ebenso undurchsichtig und unter Umständen pathologisch sein mögen, wie dies auch bei den erwachsenen Versuchspersonen anzunehmen ist, die für sich selbst die Einwilligung erteilen (s. oben).

Auf die psychologischen Abhängigkeiten von dem behandelnden Arzt, die unter Umständen eine Rolle für die Entscheidung des Patienten spielen, wurde oben schon hingewiesen.

Ein Kranker, der Hilfe vom Arzt wünscht, ist in seinen Entscheidungen gegenüber dem Arzt nicht frei; und ein psychisch Kranker ist in seinen Entscheidungen gegenüber seinem Arzt noch weniger frei, wenn seine Entscheidungsfreiheit durch die Krankheit beeinträchtigt wird.

In diesem Zusammenhang muß zumindest einmal erwähnt werden, daß natürlich auch die jeweilige Einstellung des Pflegepersonals zur Arzneimittelprüfung hier einen starken Einfluß ausüben kann, und zwar erwartungsgemäß umso mehr, je mehr das Verfahren rigide-formalistisch gehandhabt wird, indem z.B. die Schwester dem Patienten ein Formular – unter demnächst vielleicht vielen anderen? – zum Unterschreiben bringt oder gar den Patienten hierzu ins Stationszimmer ruft.

Auf das ganze Problem der Verschiebung der Verantwortlichkeiten, der Rollendiffusion und der ethischen Konflikte, die beim Pflegepersonal, das ja keine eigenen wissenschaftlichen Interessen an dem Versuch hat, durch eine unzureichend motivierte Beteiligung an einer klinischen Prüfung entstehen können, gerade in der Zeit, wo die selbständige und selbstverantwortliche Arbeit des Pflegepersonals in der Psychiatrie besonders stimuliert wird, kann hier nicht eingegangen werden [s. hierzu (10)].

5. Ausblick

Der Sinn der vorstehenden Überlegungen, die stellenweise einen bewußt subjektiv-pragmatischen, vielleicht in der Formulierung noch gar nicht praktisch relevant erscheinender Fragen auch provokativen Charakter besitzen, war es nicht, praktische Lösungen oder theoretische Lösungsmodelle zu beschreiben. Es geht uns vielmehr um die Bewußtmachung von Fragen durch Exemplifizierung der realen Situationen, in denen wir uns als Ärzte *und* Forscher zurechtfinden müssen. Wir wollten vor allem auch verdeutlichen, daß die neuen gesetzlichen Bestimmungen für die Durchführung klinischer Arzneimittelprüfungen uns nicht aus unserem ethischen Dilemma befreien. Es ist im Gegenteil äußerst beunruhigend, wie schon Varley (39) bemerkte, daß zumindest in den USA, jetzt auch bei uns, eine zunehmende Verschiebung von sozialer und ethischer Verantwortlichkeit zu juristisch abgesichertem Verhalten zu beobachten ist, vom „was soll getan werden? " zum „wie soll es getan werden? ". Die juristischen Fixierungen scheinen uns aber der Praxis nicht immer adäquat und mit unserem Verständnis ärztlichen Verhaltens nicht immer vereinbar zu sein. Daß überdies diese Entwicklung ihr Ziel nicht erreichen wird, meint wohl Blomquist (7), wenn er schreibt: „high standard doctors might need no ethics. Those of low standard do not follow any precepts." Auf dem Hintergrund eines geschärften Bewußtseins der komplexen Problematik zeichnen sich aber doch zukünftige Möglichkeiten ab, wie das fundamentale Problem, dem wir in verschiedener Version immer wieder begegnen, nämlich der Konflikt zwischen den Anforderungen der Gesellschaft auf medizinischen Fortschritt („sichere", spezifische, wirksame Arzneimittel etc.) und dem individuellen Recht des Patienten auf optimale Behandlung, außerdem auch zwischen der ärztlichen Sorge für den Patienten und dem wissenschaftlich-beruflichen Ehrgeiz des Forschers, einer Lösung näherkommen dürfte. Sie liegt nach Blomquist in einer Ablösung des dem hippokratischen Eid zugrundeliegenden „paternalistischen" Modells der Arzt-Patienten-Beziehung, über deren Ausmaß Blomquist allerdings Zweifel hegt. U.E. beurteilt Blomquist indessen die Tatsache nicht richtig, daß der hippokratische Eid ja öffentlich bekannt war und nicht so etwas wie eine Ritualformel der Freimaurerloge dargestellt hat, und deswegen die Ärzteschaft trotz des nicht wegzuleugnenden Professionalismus ihrer ethischen Vorstellungen doch auch die Verpflichtung gefühlt hat, vor dem Urteil der Öffentlichkeit und der Patienten bestehen zu müssen. Und es muß auch klar gesehen werden, daß die grundsätzliche Kritik an dieser Form des Professionalismus erst neueren Datums und vor allem nordamerikanischer Herkunft ist.

Der forschende Arzt und Psychiater kann nicht seinen Beruf auf die Dauer gegen die Strömung des Zeitgeistes ausüben, den er vielmehr versuchen muß, kritisch zu reflektieren. Seine Richtschnur aber – und das wird zu leicht vergessen – bleibt dabei das Interesse des Patienten, und zwar nicht eines abstrakten, von Journalisten und Ministerialbürokraten hypostasierten Normalpatienten, sondern desjenigen, der individuell und konkret der Partner des Arztes ist.

Die Willfährigkeit von Ärzten gegenüber dem gesellschaftlichen Zeitgeist hat nicht nur einmal und nicht nur in der deutschen Vergangenheit zu gerade den Entwicklungen geführt, deren Wiederholung verhindert werden muß. Und es ist vielleicht bezeichnend für einen skandinavischen Denker und Arzt wie Blomquist, daß er die Gefahr der Willfährigkeit von Ärzten gegenüber der möglichen Pervertierung moderner humanistischer Ideen in eine totale staatliche Psychohygiene kaum zu sehen scheint.

Nach unserem demokratisch-liberalen Verständnis ist grundsätzlich eine Entwicklung des paternalistischen Arzt-Patienten-Verhältnisses in das einer echten Partnerschaft, die basiert auf der gemeinsamen Sorge um die Wiederherstellung und Erhaltung der psychischen Gesundheit, im Sinne unserer geschichtlichen Entwicklung positiv zu beurteilen. Eine solche Entwicklung kann aber nur durch gemeinsame Arbeit von Arzt und Patient selber erreicht werden. Von Weizsäcker formte den Begriff der Solidarität zwischen Arzt, Forscher und Patient (40). Gerade diese Partnerschaft bedeutet, daß die normale oder optimale therapeutische Situation auch in der Forschung am Patienten nicht verloren gehen darf. Sie bedeutet, daß zunächst einmal das Interesse an der Aufklärung seitens des Patienten geweckt werden muß, und zwar durch den Arzt selber in der normalen therapeutischen Situation. Sie bedeutet, daß wir versuchen müssen, von uns aus langsam und ohne falschen ideologischen Eifer die Entwicklung des „mündigen" Patienten zu fördern, mit dem man sowohl über die Ungewißheit vieler Therapien als auch über die Utopie einer absoluten „Sicherheit" von Arzneimitteln sprechen kann. Partnerschaft und gemeinsame Verantwortung bedeutet auch Selbstverantwortung des Patienten für seine Gesundheit und im weiteren Sinne auch für die seiner leidenden Mitpatienten. Von einem solchen verantwortlichen und informierten Patienten wird auch eine Teilnahme an Untersuchungen, die dem medizinischen Fortschritt dienen, erwartet werden können. Hierüber sollte man mit Patienten in den Zeiten ihrer gesunden Phasen sprechen, wenn an ihrer Fähigkeit, „Wesen, Bedeutung und Tragweite klinischer Prüfungen einzusehen", kein Zweifel besteht; und es müßte vielleicht auch möglich sein, im voraus eine mehr oder minder spezifizierte Einwilligung zu erhalten, an die man im Krankheitsfalle erinnern kann. Diese Form der dauernden Aufklärung und Information, sowohl über die psychische Krankheit als auch ihre Behandlung, muß der Arzt endlich als seine ureigenste Aufgabe begreifen statt sie an die Experten der Massenmedien abzutreten. Es wird viel von „therapeutischer Gemeinschaft" in der Psychiatrie gesprochen, und das Gruppengespräch ist ein Lieblingskind moderner junger Psychiater. Hier wäre eine neue Gelegenheit gegeben, dem Patienten Entscheidungshilfen zu vermitteln, auch in Angelegenheiten der Forschung, die ihn selbst betrifft. Die Partnerschaft zwischen Arzt-Forscher-Patient wird vor allem durch drei Faktoren gefährdet: Zum einen durch das an sich legitime Profit-Interesse der indirekt beteiligten Industrie, also durch die mögliche moralische Korruption der Beteiligten. Zum anderen droht Gefahr durch die Versuchung, das Ideal des partnerschaftlichen Verhältnisses zugunsten des traditionellen paternalistischen Modells oder gar des einseitigen „patient-rights"-Modell zu verlassen [Blomquist (7)]. Und schließlich soll noch einmal auf die paradoxe Situation hingewiesen werden, daß durch ein Dazwischentreten von umfänglichen Verwaltungsvorschriften – erdacht nicht vom Gesetzgeber, sondern von anonymen Kommissionen und Behörden (39) – und allgemeiner Bürokratie zwischen Arzt und Patient die Partnerschaft beeinträchtigt wird, welche die Basis für ein echtes „informed consent" sein sollte, und der (fiktive) Zustand gerade verfestigt wird, von dem das Gesetz ausgeht: der Arzt als allmächtiger Manipulator oder gar als Klassenfeind, vor dem die Patientenklasse beschützt werden muß.

In seiner Studie über die Macht schrieb Guardini (18) schon 1952:

„Ethische Normen gelten aus ihrer inneren Wahrheit; geschichtlich wirksam werden sie aber dadurch, daß sie sich in lebendigen Instinkten, in Tendenzen der Seele, in gesellschaftlichen Strukturen, in kulturellen Gestaltungen und geschichtlichen Traditionen verwurzeln. Der Vorgang, von welchem gesprochen wurde, zerstört die alten Verwurzelungen. An ihre Stelle treten – zunächst wenigstens – mechanisch-formale Ordnungen: alles das, was ‚Organisation' heißt. Organisation allein schafft aber kein Ethos."

Literatur

1. Beecher, H.K.: Ethics and clinical research. New Engl. J. Med. 274, 1354-1360 (1966)
2. Beecher, H.K.: Research and the Individual. Human Studies. Boston: Little, Brown & Co. 1970
3. Bente, D.: EEG changes after acute and chronic application of psychotropic drugs. Electroenceph. Clin. Neurophysiol. 15, 133-137 (1963)
4. Bente, D., Frick, K., Lewinsky, M., Scheuler, W.: Videopolygraphy in psychophysiology. A system for acquisition, synchronization, and retrieval of analog and video data. In: The Quantification of Electroencephalogram II, Schenk, G.K. (ed.). Konstanz: AEG Telefunken 1975, S. 689-699
5. Bernstein, J.E.: Ethical considerations in human experimentation. J. Clin. Pharmacol. 15, 579-590 (1975)
6. Binns, T.B., Gross, F., Lasagna, L., Nicolis, F.B.: „The Declaration of Florence". Europ. J. Clin. Pharmacol. 9, 469-470 (1976)
7. Blomquist, C.: From the Oath of Hippocrates to the Declaration of Hawaii. Paper for the World Psychiatric Association and the Ciba Foundation Meeting on the Ethical Aspects of Psychiatry. London, June 28th and 29th, 1976
8. Bonfils, S., Rey, J.L., Svirchevoky, Y.: The reactions of patients during therapeutic trials in hospital. Therapie 29, 145 (1974)
9. Broeren, W.: Problemtypen im Umkreis der Pharmakopsychiatrie. Arzneimittel-Forschung 16, 311-312 (1966)
10. Bunzl, M.: A note on nursing ethics in the USA. J. med. Ethics 1, 184-186 (1975)
11. Busch, H., Müller-Oerlinghausen, B.: Psychopharmaka. In: Methodenlehre der Klinischen Pharmakologie. Kuemmerle, H.P. (Hrsg.). München: Urban & Schwarzenberg (1978)
12. Debus, G.: Wirkung von Psychopharmaka und zugrundeliegende theoretische Vorstellungen. Pharmakopsychiat. 10, 109-118 (1977)
13. Deutsche Pharmakologische Gesellschaft. Schreiben vom 5.2.74 an das Bundesministerium für Jugend, Familie und Gesundheit

14. Efron, D.H.: Psychopharmacology. A review of progress 1957-1967. Public Health Service. Publ. no. 1836 (1968), US Government Printing Office, Washington, D.C., 20402, USA
15. Empfehlungen der Deutschen Gesellschaft für Klinische Chemie zur Durchführung klinisch-chemischer Untersuchungen bei der Prüfung von Arzneimitteln. J. Clin. Chem. Clin. Biochem. 14, 161-164 (1976)
16. Esecover, H., Malitz, S., Wilkens, B.: Clinical profiles of paid normal subjects volunteering for hallucinogen drug studies. Amer. J. Psychiat. 117, 910-915 (1961)
17. Fink, M.: EEG classification of psychoactive compounds in man: a review of theory of behavioral associations. In: Efron, D.H. (Ed.) a.a.o. Psychopharmacology. A Review of Progress 1957-1967. Public Health Service (1986), pp. 1231-1239. US Government Printing Office, Washington, D.C., 20402, USA
18. Guardini, R.: Die Macht. Versuch einer Wegweisung. Würzburg: Werkbund-Verlag 1957
19. Helmchen, H., Hippius, H., Kanowski, S., Mauruschat, W., Rosenberg, L.: Multidimensionale pharmakopsychiatrische Untersuchungen mit dem Neuroleptikum Perazin. 7. Mitteilung: Methodologische Ergebnisse. Pharmakopsychiat. 7, 58-64 (1974)
20. Helmchen, H., Müller-Oerlinghausen, B.: The inherent paradox of clinical trials in psychiatr. J. med. Ethics. 1, 168-173 (1975a)
21. Helmchen, H., Müller-Oerlinghausen, B.: Ethische und juristische Schwierigkeiten bei der Effizienzprüfung psychiatrischer Therapieverfahren. Nervenarzt 46, 397-403 (1975b)
22. Helmchen, H., Müller-Oerlinghausen, B.: Entwicklung von Richtlinien für die klinische Prüfung von Psychopharmaka. Pharmakopsychiat. 8, 179-182 (1975c)
23. Ingelfinger, F.J.: Informed (but uneducated) consent. New Engl. J. Med. 287, 466 (1972). (Zit. nach Smith, H.C.: Some ethical considerations of cerebellar stimulation as an innovative therapy in humans. In: Cooper, I.S., Riklan, M., Snider, R.S. (Eds.): The Cerebellum, Epilepsy, and Behaviour. New York-London: Plenum Press 1974)
24. Itil, T.M.: Quantitative pharmaco-electroencephalography. In: Itil, T.M. (Ed.): Psychotropic drugs and the human EEG. Mod. Probl. Pharmakopsychiat. 8, 43-75 (1974)
25. Janke, W.: Experimentelle Untersuchungen zur Abhängigkeit der Wirkung psychotroper Substanzen von Persönlichkeitsmerkmalen. Frankfurt: Akad. Verlagsges. 1964
26. Janke, W., Glatke, H.: Experimentelle Untersuchungen zur psychischen Wirkung von Sedativa unter Normal- und Belastungsbedingungen. Psychol. Forsch. 27, 377 (1964)
27. Kolb, L.C.: The current problem or research involving human beings: The curse of the Holy Grail. In: Efron, D.H. (Ed.) a.a.O. Psychopharmacology. A Review of Progress 1957-1967. Public Health Service Publication no. 1836 (1968). US Government Printing Office, Washington, D.C., 20402, USA
28. Lasagna, L., Fesinger, J.M. von: The volunteer subject in research. Science **120**, 359-361 (1954)
29. Martini, P.: Methodenlehre der therapeutisch-klinischen Forschung. Berlin-Göttingen-Heidelberg: Springer 1947
30. Medizinisch Pharmazeutische Studiengesellschaft e.V.: Die Arzneimittelprüfung am Menschen 1976
31. Milgram, S.: Group pressure and action against a person. J. Abnorm. Soc. Psychol. **69**, 137-143 (1964)
32. Mitscherlich, A., Mielke, F.: Wissenschaft ohne Menschlichkeit. Heidelberg: Lambert Schneider 1949
33. Modell, W.: The primary ethical question. Med. Tribune **1**, 11 (1967)
34. Müller-Oerlinghausen, B.: Phase I studies of new psychotropic compounds. In: Kümmerle, H.P., Shibuya, T.K., Kimura, E. (Eds.). Advances in Clinical Pharmacology, Vol. 13. München-Wien-Baltimore: Urban & Schwarzenberg 1977

35. Overall, J.E., Goldstein, B.J., Brauzer, B.: Symptomatic volunteers in psychiatric research. J. Psychiat. Res. 9, 31-43 (1971)
36. Pappworth, M.H.: Human guinea pigs. A Warning. 20th Century 171, 66-75 (1962)
37. Renfordt, E.: Audio-visuelle Methoden in der Psychiatrie. Nervenarzt 45, 505-509 (1974)
38. Saletu, B.: Psychopharmaka, Gehirntätigkeit und Schlaf. Bibliotheca Psychiatrica no. 155. Basel-München-Paris-London-New York-Sydney: Karger 1976
39. Varley, A.B.: Ethical and legal considerations in experimental therapeutics; the problem from the point of view of an industry investigator. In: Efron, D.H. (Ed.) a.a.O. Psychopharmacology. A Review of Progress 1957-1967. Public Health Service Publication no. 1836 (1968). US Government Printing Office, Washington, D.C., 20402, USA
40. Weizsäcker, V. von: „Euthanasie" und Menschenversuche. Psyche 1, 68-102 (1947)
41. Wing, J.K.: The etchics of clinical trials. J. med. Ethics 1, 174-175 (1975)
42. Wittenborn, J.R. (Ed.): Guidelines for clinical trials of psychotropic drugs. I. Historical background. II. Guideline statement. Pharmakopsychiat. **10**, 205-231 (1977)

Wissenschaftliche Prüfung der sozialen Aspekte psychiatrischer Therapie *

J. K. WING

1. Das Wesen soziotherapeutischer Verfahren

Diese Arbeit beschäftigt sich hauptsächlich mit jenen relativ gut definierten psychiatrischen Krankheiten, für die es prüfbare Theorien der Verursachung, der Krankheitserscheinungen und der Behandlung gibt. Diese Störungen – zu denen ich die endogenen Psychosen und Neurosen, die symptomatischen und organischen Psychosen und die verschiedenen Formen von Schwachsinn rechne – haben viel mit somatischen Krankheiten gemein, die wie Diabetes oder Parkinsonismus einen chronischen Verlauf haben. Die Diagnose ist überwiegend eine Angelegenheit der Erkennung von Syndromen; Theorien der Pathogenese basieren hauptsächlich auf biochemischen Effekten palliativ wirkender Medikamente; die Ätiologie ist mehr oder weniger unbekannt; psychologische und soziale Methoden der Behandlung, Rehabilitation und Versorgung sind oft ebenso wichtig wie die Verordnung von Medikamenten.

Schizophrenie ist ein gutes Beispiel. Der Patient zeigt oft Symptome ersten Ranges, wie sie Schneider beschrieben hat. Beim Fehlen einer organischen Hirnkrankheit oder toxischer Substanzen wie Amphetamin oder Alkohol werden Psychiater in der ganzen Welt sehr wahrscheinlich zu dieser Diagnose gelangen, allein auf der Basis des klinischen Bildes (1, 2). Oft haben kurz zurückliegende Veränderungen in der sozialen Umgebung des Patienten stattgefunden, oder es mögen die familiären Beziehungen gestört worden sein (3, 4, 5). In einigen Fällen kann einer einfachen Änderung der sozialen Umgebung, z.B. durch Aufnahme in das Krankenhaus, die Remission akuter Symptome folgen, während der Rückkehr des Patienten in eine belastende Umgebung ein weiterer Rückfall folgt. In einigen Fällen kann ein zu enthusiastischer Rehabilitationsversuch zu einem Rückfall führen (6, 7, 8). Andere Patienten benötigen eine Behandlung mit Phenothiazin-Medikamenten. Wieder andere jedoch erleiden einen Rückfall trotz aller Erhaltungsmedikation in adäquater Dosierung (9, 10). Es gibt keine einfache Theorie der Behandlung, die alle diese Tatsachen erklärt.

Neben den akuten Syndromen der Schizophrenie gibt es chronische Syndrome. Eines von ihnen umfaßt Symptome, die mit einem Rückzug aus den sozialen Beziehungen verknüpft sind: Aktivitätsmangel, psychomotorische Verlangsamung, Spracharmut, fehlende Motivation, flacher Affekt, schlechter averbaler Kontakt. Ein anderes ist mit Denkstörungen verknüpft: ungewöhnliche Assoziationen, Schwierigkeiten, einen Gedanken zum Abschluß zu bringen, Inkohärenz der Rede, Unmöglichkeit, das Verhalten vorauszusagen. Diese chronischen Syndrome, besonders das erste, werden durch Umgebungsfaktoren

---

* Übersetzung aus dem Englischen: H. Helmchen.

gebessert oder verstärkt, letzteres vor allem durch einen Mangel an sozialer Anregung. Schizophrene Patienten, die lange Zeit in einem Krankenhaus mit einer reizarmen Umgebung gelebt haben, sind wahrscheinlich stärker zurückgezogen und apathisch als jene in einem Krankenhaus mit guten Rehabilitations- und Resozialisations-Einrichtungen (11, 12).

Der Ausdruck „soziale Behandlung" kann deshalb mit exakt der gleichen Bedeutung benutzt werden wie der Ausdruck „medikamentöse Behandlung", und gewöhnlicherweise müssen beide Arten der Behandlung sowohl bei der akuten als auch bei der chronischen Schizophrenie zusammen betrachtet werden. Aber das therapeutische Problem ist noch komplexer, da zwei andere Arten von Faktoren berücksichtigt werden müssen. Viele Patienten sind schon vor dem ersten Schub einer Schizophrenie sozial benachteiligt. Manch einer, der aus einer Welt voll Armut und Vorurteilen kommt und der während der Kindheit keine stabile Familie hatte, dessen Erziehung unangemessen war, der weder soziale noch berufliche Fähigkeiten erworben hat, ist sozial benachteiligt, auch wenn er keine chronische Krankheit entwickelt. Solche äußeren Nachteile tragen zu dem Ausmaß an sozialer Behinderung bei, das der Arzt beobachtet, und sie rufen nach rein sozialen Methoden des Ausgleiches.

Als Antwort auf die Erfahrung der akuten und chronischen Syndrome und der äußeren Benachteiligung entwickelt der Patient sekundäre Persönlichkeits-Rektionen, die ihrerseits Selbstbehinderungen darstellen können. Das klarste Beispiel ist der „Institutionalismus"; ein Zustand, in dem der Patient allmählich abhängig geworden ist von einer geschützten Umgebung wie einem Krankenhaus, obwohl die Symptome lange verschwunden sind, die für seine Aufnahme verantwortlich waren (11, 12). In solch einem Fall mag der Patient nicht länger wünschen, das Krankenhaus zu verlassen oder mit einem Rehabilitations-Kursus einverstanden zu sein, obwohl der Arzt ihn dafür für durchaus geeignet hält. Unerwünschte sekundäre Reaktionen entwickeln sich auch aus vielen anderen Gründen: besonders heute, wo nur wenige Patienten lange genug im Krankenhaus bleiben, um einen Institutionalismus zu entwickeln. Sie sind abhängig von den Reaktionen wichtiger Menschen in ihrer sozialen Umgebung – ihren Verwandten, ihren Freunden, ihren Arbeitgebern, denjenigen, die ihnen beruflich zu helfen versuchen – und von der öffentlichen Meinung.

Aus all diesen Gründen ist es unmöglich, ausschließlich soziale Faktoren in der Behandlung der Schizophrenie oder irgendeiner anderen psychiatrischen Erkrankung herauszugreifen, genauso, wie dies auch beim Diabetes mellitus unmöglich ist. Dies gilt natürlich auch für biologische oder psychologische Behandlungen: Immer gibt es eine Wechselwirkung zwischen biologischen, psychologischen und sozialen Faktoren. Jede Diskussion der Ethik sozialer Behandlungen und deshalb auch der Ethik der Erforschung sozialer Behandlungen muß diese Grundtatsache in Rechnung stellen.

Wenn wir diese „Behandlung" anderer Zustände betrachten, für die Menschen den Rat des Psychiaters suchen – wie etwa Hysterie, exzessiven Alkoholgenuß, ungewöhnliche sexuelle Neigungen, „Persönlichkeitsstörungen" und anhaltendes soziales Abweichen – werden die Probleme noch viel komplexer. Da annehmbare Krankheitstheorien bisher noch nicht vorgelegt werden können, ist der Ausdruck „Behandlung" nicht streng anwendbar. Dessen ungeachtet ist jeder dieser Zustände durch Psychiater behandelt worden, indem sie soziale Methoden benutzten und brauchbare Ergebnisse behaupteten.

Ethische Probleme treten meist dann auf, wenn die Behandlung auf Theorien basiert, die nur ungenügend im Hinblick auf schädliche Folgen geprüft wurden, oder wenn die Theorien tatsächlich unprüfbar sind, weil sie zu unklar und zu undifferenziert formuliert sind. Die wissenschaftliche Prüfung therapeutischer Ziele ist deshalb ein moralischer Imperativ.

2. Ethische Probleme der klinischen Praxis

Das grundlegende ethische Prinzip klinischer Praxis besteht darin, daß ein Arzt wissentlich nie gegen die Interessen seines Patienten handeln darf und daß er in vernünftigen Grenzen alles unternehmen muß, um sicherzustellen, daß er dies auch nicht unwissentlich tut. Dies hat die Beachtung von drei Grundregeln zur Folge:

1. Der gut informierte Arzt. Der Arzt muß zu allererst entscheiden, ob sein Fachwissen auf alle Probleme angewandt werden kann, mit denen der Patient zu ihm kommt. Wenn eines dieser Probleme tatsächlich auf dem Boden einer oder mehrerer medizinischer Theorien erklärbar erscheint, dann muß er die Konsequenzen abschätzen, wenn er dem Patienten zu einer weiteren Untersuchung oder Behandlung rät, die auf den Voraussagen jener Theorien basiert. Dies bedeutet, die Vorteile und die Nachteile einer solchen Empfehlung abzuwägen – im Lichte unseres Wissens, das selten vollständig ist und widersprüchlich sein mag – und im Bewußtsein der Alternative, nämlich keine solche Empfehlung zu geben. Es ist die Pflicht des Arztes, so gut wie möglich informiert zu sein. Einige der berechtigtsten kritischen Einwendungen gegen medizinische Praxis beruhen darauf, daß psychiatrisches Fachwissen auf Menschen angewandt wurde, die nicht psychisch krank waren, oder weil (somatische, psychologische und soziale) Behandlungen angewandt wurden, ohne daß der Psychiater sich darüber im klaren war, daß sie schädliche Wirkungen haben könnten. Dies war oft eine Folge der Tatsache, daß die notwendige Forschung nicht durchgeführt worden war. Je mehr die relevanten Theorien strengen Prüfungen unterzogen worden sind, um so besser kann der Arzt informiert sein.

2. Informed Consent: Einwilligung nach Aufklärung. Das zweite Prinzip besteht darin, daß der Arzt – soweit es sinnvoll ist – die Einwilligung des Patienten nach Aufklärung erhalten muß, bevor er irgendeine der von ihm empfohlenen Maßnahmen durchführt. Auch hier muß es einen Spielraum für den Irrtum geben. Nicht immer kann der Arzt eine korrekte Beurteilung abgeben. Er kann dem Patienten nicht alles sagen, was er weiß. Er muß auswählen. Auch in Ausnahmefällen, wenn etwa der Patient selbst ein Arzt ist, eine zweite Meinung eingeholt hat, in Lehrbücher hineingeschaut hat, die Originalarbeiten gelesen hat, die besten Statistiken über Heilungsraten und Nebenwirkungen eingeholt hat usw., wird er gewöhnlicherweise doch einen Rat benötigen, wie nun am besten vorzugehen sei. Tatsächlich wünschen die meisten Patienten nicht, in solche Einzelheiten zu gehen. Sie wünschen einfach einen Rat. Selbst wenn man viel Zeit für einen Patienten zur Verfügung hätte, um ihm all das Für und Wider einiger komplexer klinischer Probleme erklären zu können, wäre dies aus ethischen Gründen oft sehr wenig wünschenswert, da der Patient den Eindruck gewinnen könnte, daß der Arzt nicht bereit sei, Verantwortung zu übernehmen, und daß ihm deshalb Zweifel am Wert des ärztlichen Rates kommen könnten. Schließlich gibt es die schwierige Frage danach, wie weit ein Patient mit einer psychiatrischen Störung eine Erklärung verstehen kann, warum ihm eine bestimmte Behandlung oder Maßnahme eher als eine andere vorhandene Alternative empfohlen wird. Wenn der Patient erheblich schwachsinnig oder akut psychotisch ist, dann ist der Handlungsspielraum enger, und die Kriterien zur Risikoabschätzung sind strenger. Beratung mit den Angehörigen des Patienten wird erforderlich sein und, in schwierigen Fällen, können sie eine Entscheidung zu treffen haben. Aber in jedem Fall muß der Arzt seine Meinung darlegen. Letztlich kommt es immer auf die Frage hinaus, ob Patient und Angehörige dem Arzt vertrauen können oder nicht (13).

3. Vertraulichkeit. Das dritte Prinzip ist, daß der Arzt im Rahmen des Möglichen alle Vorkehrungen getroffen haben muß, um die Vertraulichkeit der Information, die ihm der Patient gegeben hat, zu gewährleisten. Manchmal kann und sollte diese Information nicht ausschließlich im Kontext der persönlichen Arzt-Patienten-Beziehung benutzt werden. Aber im allgemeinen wird die Information in erster Linie nur deswegen gegeben, weil der Patient einen Rat haben möchte; und beide Seiten nehmen an, daß die Vertraulichkeit gewahrt wird. Ein Gutachten, das im Namen der British Medical Association für einen Regierungsausschuß zum Schutz der Privatsphäre erstattet wurde, enthält die folgende Feststellung:

> „Es ist nicht länger praktikabel, bei irgendeiner schweren Krankheit den einzelnen Arzt als den einzigen Vertrauten des Patienten anzusehen, und es wird sowohl durch die Öffentlichkeit als auch den Berufsstand angenommen, daß irgendein Kontakt mit der komplexen medizinischen Maschinerie unserer Tage die Einwilligung in eine in bestimmtem Umfange erweiterte Form des Berufsgeheimnisses einschließt."

Dieses Konzept der erweiterten Vertraulichkeit ist wesentlich für eine Diskussion über den Schutz der Privatsphäre. Es wird als ausgemacht angenommen, daß die unmittelbaren medizinischen und nicht-medizinischen, beruflichen und kirchlichen Mitglieder eines klinischen Teams, die als Gruppe tätig werden, Zugang zur vertraulichen Information haben müssen und daß sie dieses Vertrauen nicht mißbrauchen. Der leitende Arzt des Teams ist dem General Medical Council verantwortlich, falls irgendein ethisches Fehlverhalten auftritt. Aber Ärzte und Schwestern sprechen miteinander über ihre Patienten und haben oft leichten Zugang zu anderen Krankengeschichten, ohne daß dies notwendigerweise dem Patienten einen klaren Vorteil bringt, abgesehen von der allgemeinen medizinischen Ausbildung. Es ist dem Arzt infolge seiner beruflichen Erfahrung geläufig, manches über den Patienten zu erfahren, das diesem mitzuteilen ihm widerstrebt, z.B. das Vorliegen einer tödlichen Krankheit. Dieses Dilemma ist sowohl in der medizinischen als auch in der Laienpresse sehr ausführlich ohne irgendeine andere Lösung als diejenige diskutiert worden, daß der Arzt selbst beurteilen muß, ob er dem Patienten etwas sagt oder nicht. Ein üblicher Ausweg in dieser Situation ist es, einen nahen Verwandten zu informieren und damit die Verantwortung, dem Patienten etwas zu sagen, auf jenen zu verlagern. Dieses Verfahren scheint den unausgesprochenen Vertrag über die Vertraulichkeit zwischen dem Patienten und seinem Arzt aufzuheben. Es könnte entschuldigt werden, indem man sich auf eine Unterscheidung zwischen einer Information, die der Patient freigegeben hat, und Schlußfolgerungen, die der Arzt auf der Grundlage dieser Information gezogen hat, beruft. Die hierin liegende Haarspalterei stimmt jedoch nicht mit einer ethischen Forderung überein, und es muß gebilligt werden, daß der Arzt manchmal seine vertrauliche Beziehung zu seinem Patienten willentlich und einseitig bricht, ohne daß es einen Aufschrei in der Öffentlichkeit und der Fachwelt gibt. Dies liegt sicherlich daran, daß unter diesen Umständen den Interessen der Patienten am besten gedient ist, wenn dem Arzt erlaubt ist, nach seinem klinischen Urteil zu verfahren.

Hinter der klinisch-medizinischen Praxis besteht stillschweigend mit einbegriffen eine vertrauensvolle Bindung zwischen der Öffentlichkeit und dem medizinischen Berufsstand, die dem Vertrauen des Patienten zu seinem eigenen Arzt entspricht.

Es wird vorausgesetzt, daß die Maßnahmen des verantwortlichen Arztes auf eine Besserung zielen und daß aus ihnen kein Schaden erwächst. Diese Maßnahmen schließen die Weitergabe vertraulicher Daten an andere Menschen ein, die auch ihrerseits verantwortlich handeln werden, da man ihnen andernfalls die Information nicht gegeben hätte. In praxi wird von beiden Seiten voll gebilligt, daß eine spezielle Erlaubnis nicht jedesmal eingeholt werden kann, wenn eine vertrauliche Information weitergegeben wird (14).

Keine dieser drei Leitlinien kann in vollem Umfang angewandt werden. Letztlich wird das individuelle oder kollektive Vertrauen der Bevölkerung in den medizinischen Berufsstand von der kumulativen Wirkung einer Myriade von Entscheidungen abhängen; und diese Entscheidungen werden von Ärzten getroffen, die ihrem eigenen Gewissen folgen. Dennoch handelt jeder Arzt innerhalb eines Rahmens ethischer Richtlinien. Einige von ihnen haben Gesetzeskraft, andere wurden durch anerkannte öffentliche und berufliche Körperschaften niedergelegt. Die Praxis des „peer review" (kollegiale Kontrolle), die öffentliche Selbstdarstellung von Interessengruppen, die Möglichkeit von Maßnahmen durch die Gerichte und die schiedsrichterliche Entscheidung von Körperschaften wie dem General Medical Council im Vereinigten Königreich, alle haben ihren einschränkenden Einfluß. Ein Schutz, der der Diskussion bedarf, ist die Einrichtung unabhängiger ethischer Komitees, an die sich Ärzte in der Armee, der Polizei und im Strafvollzug wenden können, wenn immer sie im Zweifel sind.

Die Frage eines Kodex der ethischen Praxis für forschende Ärzte wird später diskutiert.

3. Erforschung soziotherapeutischer Verfahren

Die meisten neuen Ideen über soziotherapeutische Verfahren stammen aus der klinischen Praxis. Auf diese Art entwickelte sich das Konzept der „moralischen Behandlung" in der Mitte des 19. Jahrhunderts in Britannien und Amerika (15). Die analoge Idee der „therapeutischen Gemeinschaft" hat einen ähnlichen Ursprung (16); niemand dachte daran, sie wissenschaftlich zu überprüfen; dies geschah erst Jahre später, und dann waren die Ergebnisse nicht sehr ermutigend (17). Viele Faktoren wirken bei der Entscheidung zusammen, welche soziotherapeutischen Verfahren beliebt werden und welche nicht. Dies bedeutet, daß viele, wenn nicht alle, sozialen Behandlungskonzepte in die Routine-Therapie eingeführt werden, bevor sie sorgfältig getestet wurden. Da Soziotherapie, wie wir bereits gesehen haben, nicht nur „Behandlung" im strengen Sinne (z.B. die Veränderung der sozialen Umgebung, um akute oder chronische Symptome zu verringern) umgreift, sondern auch die Entwicklung kompensatorischer sozialer Fähigkeiten und Bemühungen, persönliche Einstellungen und Gewohnheiten zu ändern, die durch Krankheit oder Behinderung beeinträchtigt wurden, ist die Aufgabe eines Wissenschaftlers besonders kompliziert, der an einer wissenschaftlichen Prüfung dieser Behandlungsform interessiert ist. Es gibt eine Parallele in der Bevorzugung bestimmter psychotroper Medikamente und besonders in der Einführung einer „präventiven" Behandlung mit den Phenothiazinen, bevor angemessene kontrollierte Versuche über ihre Wirksamkeit durchgeführt worden waren (13). In der Tat haben wir noch eine große Lücke in unserem Wissen über die Langzeitwirkungen der Phenothiazine. Jedoch wird heutzutage ziemlich allgemein die Ansicht vertreten, daß neue Medikamente nicht ohne vorhergehende Prüfung eingeführt werden sollten. Der Schaden, zu dem die Anwendung irreführender sozialer Theorien oder die falsche Anwendung an sich vernünftiger Theorien führen kann, ist mindestens ebenso groß wie irgendein Schaden, der sich aus der Verschreibung eines differenten Medikaments oder einer unnötigen Psychotherapie ergeben kann. Tatsächlich kann er sogar viel größer sein, da schädliche soziale Maßnahmen in der Struktur eines vollständigen psychiatrischen Dienstes institutionalisiert werden können. Die „Custodiale Ära" der Psychiatrie illustriert – ungeachtet der Tatsache, daß sie nicht so schwarz war, wie sie manchmal ausgemalt wird – wie Maßnahmen, die dem Konzept der „totalen Institution" innewohnen, unkritisch übernommen werden können, obwohl viele von ihnen ganz unnötig und nachweisbar schädlich waren (18). Die Erkenntnis, daß soziotherapeutische Verfahren genauso wie Pharmakotherapien wissenschaftlich geprüft werden müssen, hat sich noch nicht durchgesetzt.

Die erste Aufgabe eines Forschers, der an soziotherapeutischen Verfahren interessiert ist, ist die gleiche wie die jedes anderen Wissenschaftlers. Er muß versuchen, so eindeutig wie möglich die Zustände festzulegen, die er zu untersuchen wünscht, so daß er sich anderen Wissenschaftlern mitteilen und ihre Ergebnisse benutzen kann, und er muß seine Arbeitshypothesen in einer Form vorlegen, in der sie geprüft werden können, nicht nur durch ihn selbst, sondern auch durch andere. Dieses Verfahren zur Klärung würde über viele allgemein anerkannte klinische Theorien enscheiden, nachdem deutlich geworden ist, daß sie keine voraussagbaren Konsequenzen haben und deshalb vom Standpunkt der Behandlung irrelevant sind. Die Hauptgründe für das Versagen von Theorien soziotherapeutischer Verfahren sind, daß sie nicht genau festlegen, welche Krankheiten für die Behandlung geeignet sind, welches die spezifischen Methoden der Behandlung sein sollen oder wie ein erfolgreiches Ergebnis erkannt werden soll. Ein Fortschritt wurde jüngst dadurch erzielt, daß die Syndrome der großen psychiatrischen Störungen derart definiert werden, daß forschende Psychiater überall in der Welt weitgehend sicher sein können, die gleichen Zustände zu untersuchen (1, 2, 19). Dies wird dabei helfen, alle Arten von Therapie-Forschung voranzubringen.

Die brauchbarsten Methoden soziotherapeutischer Verfahren sind wahrscheinlich auf gültige Theorien sozialer Verursachung zu gründen. Die meiste Forschung auf diesem Gebiet war epidemiologischer Art: Untersuchungen von Bevölkerungen, um die Beziehungen zwischen sozialen Faktoren und psychiatrischen Störungen zu prüfen. So wurde z.B. gefunden, daß Schizophrenie mit Auswanderung, niedrigem sozialen Status und Ledigsein verknüpft ist (20-22). Anschließende Arbeiten haben darauf hingewiesen, daß diese Faktoren Schizophrenie nicht verursachen, sondern eher ihren Verlauf anzeigen (23-25). Es wurde gefunden, daß soziale Faktoren wie Armut, Verlust eines Partners und Eintritt in den Ruhestand mit der Häufung unspezifischer „neurotischer" Störungen in der allgemeinen Population verknüpft sind, und es scheint sehr wahrscheinlich, daß Angst, Depression und Symptome wie Selbstquälerei oder muskuläre Spannung hochempfindlich auf Umweltbelastungen reagieren (26-31). Aber spezifischere, prospektive und epidemiologische Untersuchungen, z.B. des Eintritts in den Ruhestand und des Partner-Verlustes, weisen nicht darauf hin, daß irgendeiner dieser Faktoren als spezifisch ursächlich angesehen werden kann (32, 33).

So gibt es bis jetzt nur wenige Theorien sozialer Verursachung, aus denen soziotherapeutische Verfahren verläßlich abgeleitet werden können. Dies hat nicht verhindert, daß viele Theorien entwickelt und als Grundlagen für die praktische Therapie benutzt wurden. Ein allbekanntes Beispiel ist die Theorie, daß Schizophrenie durch die Art verursacht wird, in der bestimmte Eltern sich gegenüber einem oder mehreren ihrer Kinder verhalten, eine Theorie, die großen Einfluß auf das psychiatrische Handeln hatte, obwohl es kaum einen Beweis dafür gibt, daß sie wahr ist oder daß ihre Anwendung in der Behandlung mehr hilft als den Patienten oder ihren Angehörigen schadet (34-37). Das gleiche gilt für den frühkindlichen Autismus (38, 39).

Weitaus vielversprechender ist jene, bereits früher zusammengefaßte Forschungsarbeit über die sozialen Faktoren, die eine akute schizophrene Erkrankung auslösen oder die zur Persistenz chronischer Symptome beitragen. So gibt es erfolgreiche experimentelle Untersuchungen über Rehabilitation, die auf einer Theorie basieren, welche die schädlichen Wirkungen von sozialer Unterforderung auf chronisch negative Symptome betrifft (40, 41). Schon schwieriger war es, außerdem eine positive Wirkung durch bestimmte Rehabilitationstechniken nachzuweisen. Für die schwerstbehinderten schizophrenen Patienten mag eine Theorie der Beschützung nützlicher sein als eine Theorie der Rehabilitation (42). Die Theorie auslösender sozialer Faktoren ist bisher nicht geprüft worden; aber diese Theorie ist jetzt in einer Weise formuliert, die genau genug ist, um sie prüfen zu können (43).

Die Beschäftigung mit unerwünschten Sekundär-Reaktionen auf die Krankheit verlangt eine andere Art des Zuganges und wirft eine andere Art von ethischen Problemen auf. Ein Patient, der solange in einem Krankenhaus (oder einer anderen beschützenden Umgebung) gewesen ist, daß er diese nicht mehr zu verlassen wünscht, braucht überhaupt keine wirkliche Behinderung zu haben. Der Hauptfaktor, der ihn daran hindert, ein unabhängiges Leben zu führen, ist sein eigener Mangel an Selbstvertrauen. Indem man ihm mittels abgestufter Rehabilitationstechniken zeigt, daß er Fähigkeiten erwerben kann, von denen er dachte, daß sie jenseits seines Vermögens liegen, kann man eine brauchbare Rücksiedlung außerhalb des Krankenhauses erleichtern. Dies ist ein Prozeß der Einstellungsänderung, der aber nur gelingt, indem die Zahl der Wahlmöglichkeiten, die dem Patienten offenstehen und die er je nach Belieben annehmen kann oder nicht, vergrößert wird. Dennoch wird die Beziehung, die er mit dem Therapeuten entwickelt, einen beträchtlichen Einfluß in den frühen Phasen der Behandlung haben. In den späteren Phasen gewinnt der Gruppeneinfluß an Bedeutung, und der Prozeß ist ähnlich jenem, der in der Rehabilitation von körperlich Kranken oder Behinderten eingeführt wurde. Festingers Theorie der Modifikation sozialer Einstellungen ist hier bedeutsam, und die hier angewandten Techniken sind mehr edukativer als medizinischer Art (44).

Gesundheitserziehung, die sicher auf geprüften Theorien gegründet ist, muß eine wichtige Rolle im psychiatrischen Handeln spielen, aber die dafür notwendige Forschung wurde bisher kaum unternommen. Sie umfaßt die Unterrichtung des Patienten und seiner Angehörigen darüber, wie mit einem Zustand wie Schizophrenie zu leben ist, mit der Anfälligkeit für Rückfälle unter bestimmten Arten von Belastung und mit zurückbleibenden Behinderungen wie soziale Zurückgezogenheit, Langsamkeit oder Denkstörungen. Obwohl solche Erziehung als Teil des breiten Prozesses soziotherapeutischer Verfahren angesehen werden kann, schließt sie ein Verständnis des Wertes und der Grenzen medikamentöser Behandlung mit ein und verlangt außerdem eine beträchtliche psychologische Einsicht (37, 43). Das gleiche Beispiel ist anwendbar auf alle chronischen psychiatrischen Krankheiten.

Schließlich muß die Erforschung von Gesundheitsdiensten auf das Wissen begründet sein, das durch all die erwähnten Untersuchungsarten erworben wird. Einer der Nachteile von Forschung, die auf Gesundheitsdienste gerichtet ist, bestand darin, daß sie nicht auf einer epidemiologischen Basis beruhen. Nur die Patienten einer bestimmten Einrichtung wurden untersucht, obwohl eine so beträchtliche Selektion der Patienten vorliegen kann, daß die Ergebnisse nicht verallgemeinert werden können. Deshalb sind Fallregister so nützlich, weil sie ein repräsentativeres Bezugssystem für die Bildung von Stichproben bieten (45, 46). Andere Nachteile waren, daß die Hauptfunktion eines Dienstes, nämlich spezifische Arten von Behandlung oder Versorgung Patienten mit bestimmten Krankheiten oder Behinderungen anzubieten, vergessen wurde, so daß die Einrichtung schließlich nach Gesichtspunkten der Organisation oder Verwaltung definiert wird und das Ergebnis nach Maßzahlen, z.B. die Liegedauer, beurteilt wird, die für den klinischen Zustand bedeutungslos sind. Nur wenn Zustände, Behandlungen und erwünschte Ergebnisse insgesamt spezifiziert werden, kann eine sinnvolle Kosten-Nutzen-Forschung durchgeführt werden. Dies gilt noch mehr für Versuche, den „Bedarf der Gemeinde" an psychiatrischen Diensten zu messen. Jemand, der eine erkennbare psychiatrische Krankheit hat, für die eine wirksame und annehmbare Art der Behandlung oder Versorgung vorhanden ist, kann als „potentieller Bedarf" angesehen werden. Ob nach der Behandlung gefragt wird („Bedarf") oder ob sie durchgeführt wird („Nutzung"), hängt von einer Menge von Faktoren ab, die hier nicht betrachtet werden können (45). Diese Art von Forschung ist noch am Anfang.

4. Ethische Probleme bei der Erforschung soziotherapeutischer Verfahren

Aus dem bisher Gesagten dürfte klargeworden sein, daß es nach meiner Meinung eine ethische Forderung ist, wissenschaftliche Forschung über die Wirksamkeit und Annehmbarkeit soziotherapeutischer Verfahren durchzuführen. Ohne sie kann der klinische Praktiker nicht gut informiert sein und deshalb auch zu keinen Entscheidungen kommen, die den Nutzen maximieren und den Schaden minimieren. Es dürfte jedenfalls klar sein, daß die ethischen Probleme, die aus der Forschung mit Menschen entstehen, gewöhnlich mit jenen identisch sind, die während der üblichen klinischen Tätigkeit auftreten. In der Tat, man kann sagen, daß jede Entscheidung für ein Stück klinischer Beratung ein kleines Forschungsprojekt darstellt, aus dessen Ergebnissen der Praktiker lernen kann. Wissenschaftliche Forschung formalisiert nur diesen Lernprozeß und macht die Ergebnisse jedermann zugänglich. Drei ethische Probleme bedürfen indessen einer ziemlich eingehenden Beschäftigung, weil sie in besonders klarer Form bei der Erforschung soziotherapeutischer Verfahren auftreten.

Das erste betrifft die „Einwilligung nach Aufklärung" (47). Wie wir gesehen haben, ist dies ein erstrebenswertes Ideal, nicht jedoch eine absolute Forderung. Es ist gewöhnlich möglich, die Gründe zu erklären, warum z.B. eine nicht behandelte Kontrollgruppe zu einem Versuch gehört, mit dem daraus folgenden Risiko, daß der Patient möglicherweise keine Behandlung erhält. Dies trifft auch zu, wenn eine Behandlung üblicherweise nicht verfügbar ist, so daß der unbehandelten Gruppe nichts vorenthalten wird, das sie andernfalls erhalten hätte. Das Risiko, daß manche Patienten nicht teilzunehmen wünschen, muß eingegangen werden. Praktisch tauchen jedoch zwei schwierige Situationen auf. Die erste besteht in der Frage, wieweit ein Patient gedrängt werden kann, wenn er es schwierig findet, solch eine Erklärung zu verstehen. Die zweite Schwierigkeit entsteht dann, wenn eine Behandlung schon anerkannt ist, obwohl ihre Wirksamkeit und ihre Gefahren noch unbekannt sind. Dies war vor einigen Jahren der Fall mit der prophylaktischen Phenothiazin-Medikation, und die gleiche Frage besteht noch im Hinblick auf eine extreme Langzeitmedikation, z.B. länger als 10 Jahre. Ich habe mich damit in einiger Ausführlichkeit anderswo beschäftigt (13). Insofern soziotherapeutisches Verfahren betroffen ist, tritt eine gleichartige Schwierigkeit auf, wenn Einstellungen gegenüber einer Langzeithospitalisierung sich verändern und ein Patient, der früher als befriedigend untergebracht betrachtet worden wäre, plötzlich als ein Entlassungskandidat angesehen wird. Das Problem ist ähnlich jenem eines Patienten, der es schwierig findet, die Erklärung über ein Stück Forschung zu verstehen. In jedem Fall besteht die Gefahr darin, daß, gibt man dem Patienten die Erklärung, er das Vertrauen in den Arzt, in die Behandlung, die er erhalten hat, und in jede andere Behandlung, die ihm angeboten werden soll, verlieren könnte. Aber mit dieser Art von Problemen haben Ärzte an jedem Tag zu tun, wenn sie entscheiden, wieviel sie dem Patienten darüber erzählen, warum sie ihn gerade so beraten, wie sie es tun. Das kann nur durch den eigenen Arzt des Patienten gelöst werden (nicht den Leiter des Forschungsteams), der die Entscheidung im Lichte der Anleitung durch ein ethisches Komitee auf der üblichen Grundlage trifft, unter Berücksichtigung aller Umstände zu versuchen, den Nutzen zu maximieren und den Schaden zu minimieren. Ich glaube nicht, daß die Tatsache der Einbeziehung eines Forschungsprojektes irgendeinen Unterschied hinsichtlich des ethischen Problemes macht, das grundsätzlich immer den einzelnen Patienten und seinen Doktor betrifft.

Die zweite ethische Schwierigkeit betrifft die Vertraulichkeit (14). Es ist einfach nicht durchführbar, von einem Patienten eine Erlaubnis für alle spezifischen Vorgänge des Informationsaustausches zwischen einem Arzt und einem anderen, die im Zusammenhang der modernen klinischen Praxis notwendig ist, zu erhalten (s.S. 30). Selbst wenn der Patient eine solche Blankovollmacht gegeben hat, würde dies den Arzt vor keiner rechtlichen Maßnahme schützen, wenn aus solch einer Weitergabe irgendein Schaden erwachsen sollte. Nach dem Gesetz kann ein Patient nicht darin einwilligen, geschädigt zu werden. Die Frage ist deshalb, auch in der rein klinischen Praxis, nicht, ob Information durch den verantwortlichen Arzt oder ein ihn vertretenden Arzt ohne die ausdrückliche Einwilligung des Patienten weitergegeben werden kann; die Frage ist vielmehr, unter welchen Umständen eine solche Weitergabe stattfinden sollte? Die wahrscheinlichste Quelle eines Informations-Lecks ist fehlende Sicherheit im klinischen Krankenblattsystem. Beachtung der Sicherheit auf diesem Niveau ist wahrscheinlich ebenso wichtig wie irgendeine andere. Das öffentliche Interesse wurde jedoch wesentlich durch die Möglichkeit unberechtigten Zuganges zu medizinischen Informationssystemen geweckt, nachdem hierfür Möglichkeiten der Datenzusammenführung durch den Computer gegeben sind. Wir beschäftigen uns hier nicht mit dem administrativen Gebrauch solcher Register, aber die Sicherheitsfragen sind fast dieselben wie für Forschungsregister.

Eine Feststellung des Medical Research Council des Vereinigten Königreiches besagt:

> „Die systematische Sammlung und Analyse medizinischer Information war immer ein wichtiges Erfordernis jener Ärzte, besonders der medizinischen Verwaltungsbeamten, die eher mit der Untersuchung und Kontrolle der Gesundheit einer ganzen Population als mit derjenigen eines individuellen Patienten befaßt sind . . . Die Kontrolle von Epidemien mit Infektionskrankheiten gelang zu einem Teil durch die Meldung ihres Beginns bei einzelnen Patienten durch die Hausärzte an die medizinischen Verwaltungsbeamten. Ähnlich kann die Kontrolle nicht-infektiöser Erkrankungen durch den Austausch medizinischer Information zwischen Ärzten unterstützt werden. Die Ursprünge vieler dieser nicht-infektiösen Krankheiten mögen im früheren Leben liegen, ihre Entwicklung ist langsam und trügerisch, und die Beziehung zwischen Ursache und Wirkung ist oft dunkel und verwickelt. Die wechselnden sozialen Gewohnheiten und Lebensbedingungen in einer überfüllten Stadtgesellschaft, zusammen mit Änderungen industrieller Prozesse, schaffen ständig neue Gesundheits-Gefahren, wie etwa die toxischen Gefahren von Nahrungsmittelzusätzen, von Verbrennung von Brennstoffen in einem neuen Maßstab oder einer neuen Art von Umweltverschmutzung. Fortschritte in der Erzeugung neuer mächtiger therapeutischer und prophylaktischer Substanzen haben ein Bedürfnis nicht nur zur Feststellung ihrer Wirksamkeit im Vergleich mit vorhandenen Medikamenten oder Behandlungsformen, sondern auch das Bedürfnis hervorgerufen, der Entwicklung von Nebenwirkungen kontinuierliche Aufmerksamkeit zu schenken" (48).

Es gibt drei Hauptkategorien der Nutzung von medizinischen Daten für Forschungszwecke: Kleine Forschungsprojekte, bei denen die Information aus medizinischen Krankengeschichten und beigefügten Dokumenten wie etwa Totenscheinen gesammelt wird; mittelgroße Datensammlungssysteme mit Nutzung der Zusammenführung von Krankengeschichten, wie etwa fortlaufende oder ad-hoc-Fallregister, die noch unter örtlicher medizinischer Kontrolle stehen; und regionale oder nationale Datensammlungssysteme, die die Zusammenführung von Krankengeschichten erlauben. Die aufgeworfenen Probleme sind einigermaßen unterschiedlich auf jedem Niveau, haben aber alle drei gemeinsam, daß es oft unmöglich ist, für jeden Vorgang des Datenaustausches eine Einwilligung des Patienten nach Aufklärung zu erhalten. Diesen drei Kategorien liegt eine einzelne Dimension wachsenden Maßstabes, Komplexität und Langlebigkeit des Systems der Datensammlung und Datenspeicherung zugrunde.

Deshalb ist der Arzt damit beschäftigt, die Wahrscheinlichkeit eines allgemeinen Nutzens, der aus jedem Datenaustausch erwächst, gegen die Möglichkeit eines Schadens für den Patienten abzuwägen. Von den drei oben erwähnten Arbeitsebenen ist die Übersicht von Krankengeschichten in kleinem Maßstab am stärksten anfällig für Sorglosigkeit; es ist aber auch am wenigsten wahrscheinlich, daß sie sorgfältig ausgenutzt wird, da wahrscheinlich nur wenige Mitarbeiter oder Assistenten einbezogen sind, und gewöhnlich ist nur ein Arzt persönlich verantwortlich, darauf zu sehen, daß keine verkehrte Verbreitung von Information erfolgt.

Auf der mittleren Ebene bringen im Vereinigten Königreich örtliche Fallregister die identifizierenden Daten (wie den Namen) nicht im Computerspeicher unter, und der ganze Vorgang ist klein genug, um unter der direkten Kontrolle des einen berechtigten medizinischen Beamten zu verbleiben. Kritik wurde besonders gegen jene Einrichtung auf der regionalen oder nationalen Ebene wegen der Möglichkeit gerichtet, daß sich kommerzielle oder andere Organisationen Zugang zu dem Computerspeicher (der Namen enthält) verschaffen könnten oder daß irgendeine Regierung in der Zukunft korrupt sein könnte.

Ein Ausschuß des Royal College of Psychiatrists untersuchte diese Probleme und schlug eine Reihe von Schutzmaßnahmen vor, die die Genehmigung von Registern, die Ernennung eines namentlich genannten medizinischen Beamten, der für die Vertraulichkeit verantwortlich ist, Aufsicht über jedes Register durch ein ethisches Komitee mit nicht-medizinischen wie auch medizinischen Mitgliedern einschließlich einiger Experten in diesen Fragen, die Annahme eines strengen Kodex zur praktischen Durchführung der Datensicherung und die Schaffung einer nicht-staatlichen Körperschaft, wie sie schon in Schottland besteht, um die nationalen Register von England und Wales zu betreiben. Es wurde angenommen, daß diese Maßnahmen sowohl die Vertraulichkeit des Patienten schützen (soweit Register betroffen sind) als es auch erlauben, nützliche wissenschaftliche Forschung fortzuführen (14).

Die dritte Art ethischer Probleme tritt auf, weil Forscher dazu neigen, an den Grenzen des zeitgenössischen Wissens zu handeln. Die Ergebnisse ihrer Untersuchungen können sowohl in schädlicher als auch in nützlicher Weise benutzt werden. Forschung über Techniken zur Einstellungsänderung ist ein hierher gehörender Fall. Wenn sie benutzt werden, dem Patienten dabei zu helfen, mehr Selbstvertrauen zu gewinnen, würde niemand vermuten, daß irgendein ethisches Problem dabei im Spiel ist. Wenn sie aber in einem nicht-medizinischen Zusammenhang gebraucht werden, um die Einstellung von Menschen mit abweichenden politischen Überzeugungen zu ändern, dann wären die Nachteile aus ethischen Gründen klar. Tatsächlich wurde bisher noch nicht gezeigt, daß abweichende Einstellungen oder Verhaltensweisen geändert werden können, es sei denn, man benutzt Techniken, die in sich selbst aus ethischen Gründen fragwürdig sind. Der Gebrauch „pathologischer" Techniken beim Verhör mutmaßlicher Terroristen oder der sensorischen Deprivation, um aggressives Verhalten in Gefängnissen zu kontrollieren, wirft ethische Fragen auf, die nicht mit jenen der wissenschaftlichen Forschung durcheinandergebracht werden sollten. Dessen ungeachtet ist es wichtig, die Frage zu beachten, wie medizinische Forschung vom ethischen Standpunkt aus am besten zu beaufsichtigen ist.

5. Bewahrung der ethischen Grundsätze medizinischer Forschung mit Menschen

Der beste Schutz bleibt das Gewissen des medizinischen Forschers, der innerhalb der Richtlinien handelt, die durch autorisierte öffentliche und berufliche Körperschaften niedergelegt wurden. Im Vereinigten Königreich hat jedes Krankenhaus sein ethisches Komitee. Das Komitee an meinem eigenen Krankenhaus ist aus Ärzten, Psychologen und einem Anwalt zusammengesetzt. Es verlangt von jedem, der Forschung am Menschen durchzuführen vorschlägt, vorab einen skizzenhaften Vorschlag einzusenden, aus dem zu ersehen ist, daß alle möglichen Gefahren berücksichtigt worden sind, und der überzeugend darlegt, daß dem Kranken aus der Forschung wahrscheinlich kein Schaden erwachsen wird. Es gibt spezifische Fragen der Einwilligung nach Aufklärung und zur Vertraulichkeit. Wenn die Vorschläge des Royal College of Psychiatrists anerkannt werden, werden alle computer-gebundenen medizinischen Informationssysteme durch ein ähnliches Komitee genehmigt werden, das die Sicherheitsvorkehrungen und die Berechtigung jedes Datenaustausches über identifizierte Patienten prüfen wird. (Die Vorschriften, die die Informationsweitergabe regeln, sind schon jetzt sehr streng.) Das Vorhandensein betroffener öffentlicher Gruppen ist ein nützlicher Faktor, der zu besonderer Vorsicht mahnt. Mediziner, die diesem ethischen Standard zuwiderhandeln, sind bereits verpflichtet, sich vom General Medical Council des Vereinigten Königreiches, das die Praxisgenehmigung erteilt, prüfen zu lassen. Schließlich gibt es die Möglichkeit rechtlicher Maßnahmen, wenn ein Patient infolge ethischen Versagens einen Schaden erlitten hat.

Es wäre natürlich möglich, diese Schutzmaßnahmen bis zu einem Punkt zu verschärfen, an dem keine schöpferische Forschung mehr möglich ist, da jede Forschung wie jegliche klinische Tätigkeit ein bestimmtes Maß an Risiko in sich trägt. Es wäre dann notwendig zu fragen, ob irgendeine Einrichtung, die entworfen wurde, um die Rechte des Individuums zu schützen und auch minimale Risiken zu verhindern, nicht tatsächlich andere Rechte verletzen und selbst größere Gefahren hervorruft (49). Wenn wir, auch wenn alle vernünftigen Vorkehrungen getroffen worden sind, das Gefühl haben, daß man unseren Ärzten nicht trauen kann, dann sind wir in Wirklichkeit dabei, eine Beurteilung über das politische System, in dem wir leben, abzugeben (50). Nach meiner Ansicht ist es möglich, wirksame Schutzmaßnahmen zu erreichen, ohne die Struktur kreativer Forschung zu zerstören; dies ist das Gleichgewicht, auf das wir zielen sollten.

6. Zusammenfassung

Es wird begründet, daß es keinen wesentlichen Unterschied zwischen der Ethik klinischer Forschung, besonders Forschung unter Einschluß von Menschen, und der Ethik der üblichen klinischen Tätigkeit gibt, obwohl es natürlich im einzelnen Unterschiede gibt. Darüber hinaus leiten sich, mit geringgradigen Ausnahmen, die großen ethischen Probleme, mit denen wir neuerdings zu tun haben, weniger aus der klinischen Forschung als aus der klinischen Anwendung von Theorien her, die nicht ausgiebig geprüft worden sind, so daß das Verhältnis von Schaden und Nutzen größtenteils unbekannt ist. Dies trifft zwar für alle Arten psychiatrischer Behandlung zu, läßt sich aber mit größtem Nachdruck auf soziotherapeutische Verfahren anwenden, seitdem nun allmählich anerkannt wird, daß neue somatische Methoden sorgfältig geprüft werden müssen, bevor sie allgemein eingeführt werden. Die Durchführung weiterer wissenschaftlicher Forschung ist deshalb selbst ein moralischer Imperativ. Genügend Schutzmaßnahmen können festgelegt werden, um zu sichern, daß ethische Richtlinien ohne unverhältnismäßige Einschränkung schöpferischer wissenschaftlicher Arbeit beachtet werden.

Literatur

1. The International Pilot Study of Schizophrenia. Geneva: WHO 1973
2. Wing, J.K., Cooper, J.E., Sartorius, N.: Description and Classification of Psychiatric Symptoms. London: Cambridge University Press 1974

3. Brown, G.W., Birley, J.L.T.: Social precipitants of severe psychiatric disorders. In: Psychiatric Epidemiology, Hare, E.H., Wing, J.K (Eds.). London: Oxford University Press 1970
4. Brown, G.W., Birley, J.L.T., Wing, J.K.: Influence of family life on the course of schizophrenic disorders: a replication. Brit. J. Psychiat. 121, 241-258 (1972)
5. Vaughn, C.E., Leff, J.P.: The influence of family and social factors on the course of psychiatric illness. Brit. J. Psychiat. 129, 125-137 (1976)
6. Stone, A.A., Eldred, S.H.: Delusion formation during the activation of chronic schizophrenic patients. Arch. gen. Psychiat. 1, 177-179 (1959)
7. Wing, J.K., Bennett, D.H., Denham, J.: The Industrial Rehabilitation of Long-stay Schizophrenic Patients. Medical Research Council memo. No. 42, London: H.M.S.O. 1964
8. Stevens, B.: Evaluation of rehabilitation for psychotic patients in the community. Acta psychiat. Scand. 49, 169-180 (1973)
9. Hirsch, S.R., Gaind, R., Rohde, P.D., Stevens, B.C., Wing, J.K.: Outpatient maintenance of chronic schizophrenic patients with long-acting fluphenazine: double-blind placebo trial. Brit. Med. J. 1973 I, 633-637
10. Leff, J.P., Wing, J.K.: Trial of maintenance therapy in schizophrenia. Brit. Med. J. 1971 III, 599-604
11. Wing, J.K., Brown, G.W.: Institutionalism and Schizophrenia. London: Cambridge University Press 1970
12. Wing, J.K.: Institutional influences on mental disorders. Psychiatrie der Gegenwart, Band III, 2. Aufl. Berlin-Heidelberg-New York: Springer 1975
13. Wing, J.K.: The ethics of clinical trials. J. med. Ethics 1, 174-175 (1975)
14. Baldwin, J.A., Leff, J.P., Wing, J.K.: Confidentiality of psychiatric data in medical information systems. Brit. J. Psychiat. 121, 417-427 (1976)
15. Jones, K.: A History of the Mental Health Services. London: Routledge 1972
16. Main, T.F.: The hospital as a therapeutic institution. Bull. Menninger Clinic. 10, 66-70 (1946)
17. Rapoport, R.N.: Community as Doctor. London: Tavistock Publications 1960
18. Goffman, E.: Asylums: Essays of the Social Situation of Mental Patients and other Inmates. New York: Doubleday 1961
19. Wing, J.K., Mann, S.A., Leff, J.P., Nixon, J.M.: The concept of a ‚case' in psychiatric population surveys. To be published. Psychol. Med. (1978)
20. Ødegaard, Ø.: Emigration and insanity: a study of mental disease among Norwegian born population in Minnesota. Acta psychiat. Neurol. scand. Suppl. 4 (1932)
21. Faris, R.E.L., Dunham, H.W.: Mental Disorders in Urban Areas. Chicago: Hafner 1939
22. Norris, V.: Mental Illness in London. Maudsley Monographs No. 6. London: Chapman an Hall 1956
23. Dunham, H.W.: Community and Schizophrenia: An Epidemiological Analysis. Detroit: Wayne State University Press
24. Hare, E.H.: Mental illness and social conditions in Bristol. J. Ment. Sci. 102, 349-357 (1956)
25. Goldberg, E.M., Morrison, S.L.: Schizophrenia and social class. Brit. J. Psychiat. 109, 785-802 (1963)
26. Brown, G.W., Harris, T.O., Peto, J.: Life events and psychiatric disorders. Psychol. Med. 3, 159-176 (1973)
27. Brown, G.W., Bhrolchain, M., Harris, T.O.: Social class and psychiatric disturbance among women in an urban population. Sociology 9, 225-254 (1975)
28. Cooper, A.B., Sylph, J.: Life events and the onset of neurotic illness: an investigation in general practice. Psychol. Med. 3, 421-435 (1973)
29. Hare, E.H., Shaw, G.K.: Mental Health on a New Housing Estate. London: Oxford University Press 1965

30. Paykel, E.S., Myers, J.K., Dienelt, M.N., Klerman, G.L., Lindenthal, J.J., Pepper, M.P.: Life events and depression: a controlled study. Arch. gen. Psychiat. 21, 753-760 (1969)
31. Srole, L., Langner, T.S., Michael, S.T., Opler, M.K., Rennie, T.A.C.: Mental Health in the Metropolis: The Midtown Manhattan Study. New York: McGraw-Hill 1962
32. Clayton, P.J.: Mortality and morbidity in the first year of widowhood. Arch. gen. Psychiat. 30, 747-750 (1974)
33. Streib, G.F.: Changing perspectives on retirement: role crises or role continuities. In: Life History Research in Psychopathology, Vol. 4. Wirt, R.D., Winokur, G., Roff, M. (Eds.). Minneapolis: University of Minnesota Press 1975
34. Laing, R.D.: The schizophrenic experience. In: The Politics of Experience. London: Penguin Books 1967
35. Lidz, T., Fleck, S., Cornelison, A.R.: Schizophrenia and the Family. New York: International Universities Press 1965
36. Hirsch, S.R., Leff,J.P.: Abnormality in Parents of Schizophrenics: A Review of the Literature and an Investigation of Communication Defects and Deviances. London: Oxford University Press 1975
37. Wing, J.K.: Schizophrenie in Selbstzeugnissen. Die andere Seite der Schizophrenie: Patienten zu Hause. Katschnig (Hrsg.). München: Urban & Schwarzenberg 1977
38. Bettelheim, B.: The Empty Fortress. London: Collier-Macmillan 1967
39. Wing, J.K.: Frühkindlicher Autismus: Klinische, pädagogische und soziale Aspekte. Weinheim-Basel: Beltz 1973
40. Wing, J.K.: A pilot experiment on the rehabilitation of long-hospitalised male schizophrenic patients. Brit. J. prev. soc. Med. 14, 173 (1960)
41. Wing, J.K., Bennett, D.H., Denham, J.: The Industrial Rehabilitaiton of Long-stay Schizophrenic Patients. Medical Research Council memo No. 42. London: H.M.S.O. 1964
42. Wing, L., Wing, J.K., Griffith, D., Stevens, B.: An epidemiological and experimental evaluation of industrial rehabilitation of chronic psychotic patients in the community. In: Evaluating a Community Psychiatric Service. Wing, J.K., Hailey, A.M. (Eds.). London: Oxford University Press 1972
43. Wing, J.K.: Eine praktische Grundlage für die Soziotherapie bei Schizophrenie. Therapie, Rehabilitation und Prävention schizophrener Erkrankungen. G. Huber (Hrsg.). Stuttgart: Schattauer 1976
44. Wing, J.K.: Social and psychological changes in a rehabilitation unit. Soc. Psychiat. 1, 21-28 (1966)
45. Wing, J.K., Hailey, A.M. (Eds.): Evaluating a Community Psychiatric Service: The Camberwell Register 1964-1971. London: Oxford University Press 1972
46. Wing, J.K., Häfner, H. (Eds.): Roots of Evaluation: The Epidemiological Basis for Planning Psychiatric Services. London: Oxford University Press 1973
47. Medical Research Council: Responsibility in Investigations on Human Subjects: Report of the MRC for 1962-1963 (Cmnd 2382) 1962
48. Medical Research Council: Responsibility in the Use of Medical Information for Research. Statement by the Medical Research Council 1972
49. Cronkhite, L.W.: The medical and scientific community and big government. J. med. Educ. 52, 19-24 (1977)
50. Wing, J.K.: Reasoning about Madness. London-New York: Oxford University Press 1978

Probleme der wissenschaftlichen Prüfung von Psychotherapie unter besonderer Berücksichtigung ethischer Fragen

S. O. HOFFMANN

Mit Psychotherapie wurde und wird etwas ziemlich Uneinheitliches bezeichnet. Mindestens drei große Richtungen sind es, die gewöhnlich erfaßt werden: Psychoanalyse, Gesprächstherapie und Verhaltenstherapie. Ich selbst bin Psychoanalytiker, d.h. ich werde unsere Fragestellung besonders unter dem Gesichtspunkt der Psychoanalyse sehen, weil er mir der vertrauteste ist. Das sollte nicht darüber hinwegtäuschen, daß der Löwenanteil methodenorientierter Psychotherapieforschung von Verhaltenstherapeuten oder Gesprächstherapeuten stammt.

In der Psychoanalyse gibt es eine auf Freud zurückgehende Auffassung, die besagt, daß Therapie und Forschung innerhalb des gleichen Arbeitsprozesses erfolgten – eben der Psychoanalyse – und deshalb gemeinsame Aspekte hätten bzw. streckenweise identisch seien. Diese Sicht hat für einen Teil der Psychotherapieforschung innerhalb der analytischen Orientierung Gültigkeit behalten, daneben gibt es aber heute eine breite Arbeitsrichtung, die eine Auffassung der Identität von Therapie und Forschung nur noch begrenzt zuläßt: z.B. Ergebnisforschung, Verlaufsforschung, vergleichende Psychotherapieforschung. Wenn ich aber im folgenden immer wieder an die ethischen Probleme des Therapeuten und nicht des Forschers gerate, dann ist es ganz gut, sich an die Freudsche Auffassung in dieser Sache zu erinnern. Die künstliche Isolierung von Therapie und Forschung kann nur für beide von Nachteil sein.

Psychotherapieforschung meint heute besonders zwei Gebiete: die *Erfolgs*forschung und die *Prozeß*forschung. Die Untersuchung gilt jeweils den Fragen: „Wie ist die Wirkung? " und „Was wirkt? ".

In der Psychoanalyse ist angesichts der unbefriedigenden Ergebnisse der Erfolgsforschung zunehmend eine Verlagerung des Interesses hin zur Prozeßforschung festzustellen. Hoch und Zubin (15) sprachen schon 1964 von einem „flight from outcome into process". Kiesler (18, 19), dem ich in dieser Frage stärker zuneige, hält diese Alternative für verfehlt und betrachtet – „to some extent" – Prozeß und Erfolg als äquivalent. Die Änderung, um die es geht, muß unter beiden Aspekten nachweisbar sein.

Was ist das eigentliche therapeutische Interesse in der Psychotherapie? Ich glaube, ohne allzu großen Widerspruch der drei Hauptrichtungen läßt es sich etwa so umreißen: Die *Verhaltenstherapie* ist fast ausschließlich an der Verhaltensänderung interessiert, ihr Therapieziel ist Beseitigung der Symptome – und damit der Neurose, wie Eysenck und Rachmann (6) es sehen. Die *Gesprächstherapie* strebt so etwas wie eine Selbst-Realisierung an. Ihre Standardmethode der Erfolgskontrolle („Q-Sort") bestimmt, inwieweit sich das Real-Selbst und das Ideal-Selbst infolge der Therapie annäherten. Bühler hat die Selbstrealisierung für das allgemeinste Ziel einer großen Gruppe von Psychotherapien angesehen. Das Therapieziel der *Psychoanalyse* schließlich scheint noch komplexer. Der basale Anspruch ist der einer „Strukturänderung" in Richtung zu größerem Lebensgenuß, größerer Ich-Stärke, generell zu größerer seelischer Gesundheit. Genußfähigkeit, Liebesfähigkeit und Arbeitsfähigkeit sind Radikale des psychoanalytischen Gesundheitsbegriffs. Das Interesse an Verhaltensänderung tritt demgegenüber stark zurück.

Hier ergibt sich ein erster Einstieg in das übergeordnete Thema. Die differierenden Ansprüche und Erwartungen, die von verschiedenen Schulen an den Therapieerfolg gerichtet werden, enthalten fraglos moralische und ethische Zielvorstellungen. In der Regel werden diese kaum hintergefragt. Gegenwärtig beobachtet man insbesondere eine weitgehende Übereinstimmung darüber, daß das Ziel aller Therapie Verhaltensänderung sei (siehe unten). Aber schon die Gesundheitsdefinition der WHO bezieht sich auf anzustrebende Qualitäten des Lebens.

Die Problematik, die sich für die Verhaltenstherapie daraus ergibt, ist, daß sie praktisch für alle Ziele eingesetzt werden kann. Die Technologie der Verhaltensänderung ist völlig unabhängig von den Zielen, für die sie eingesetzt wird. Einer der nicht sehr zahlreichen Autoren, der sich als sehr sensibel gegenüber den daraus resultierenden Gefahren zeigt, ist Holland (17), ein langjähriger Mitarbeiter von Skinner. Holland ist der Verhaltenstherapie intensiv verpflichtet, aber in gleicher Weise besorgt über die Naivität der Meinung vieler Fachkollegen, die weiterhin glauben, daß die Psychologie, die ein so wirksames Instrument zur Verfügung stelle, in bezug auf deren Anwendung neutral bleiben könne. Aber das Problem ist das *aller* Psychotherapien. Ruth Macklin (23) zeigt in ihrer Studie über die Werte in Psychoanalyse und Psychotherapie, daß innerhalb des therapeutischen Prozesses Wertvorstellungen von drei Seiten eingebracht werden: 1. vom Therapeuten, 2. vom Patienten und 3. von der angewandten Theorie. Die a priori-Wertvorstellungen des Therapeuten und des Patienten verstehen sich von selbst. Die Wertvorstellungen der Theorie sind problematischer. Immerhin besitzt die Psychoanalyse drei stark rezipierte Standardwerke zu dieser Frage. Es sind dies die Bücher von Hartmann (14), Erikson (7) und das des der Jungschen Tradition verpflichteten Neumann (26). Ich will auf keine der darin vertretenen Positionen eingehen, da dies den Rahmen meines Referats überschreiten würde. Auch wäre dies eine Bevorzugung gegenüber anderen Autoren, wie Fenichel, Reich oder Jones, die sich ebenfalls zu dieser Fragestellung äußerten. – In der Psychotherapieforschung sind die Wertvorstellungen des Forschers selten reflektiert worden. Strupp (28) erörtert in diesem Zusammenhang den Gesellschaftsbezug der Frage, was man als „Besserung" oder „Gesundheit" ansehen kann, bzw. wie ein solcher Bezug sich in den Stellungnahmen der Beurteiler niederschlägt.

Mir scheint, daß in der Therapieforschung – Unterbereich Psychotherapie – die Frage, ob eine Therapieform wirkt und wie sie wirkt, deutlich vor der Frage rangiert, ob sie überhaupt wirken *soll*. Das ist die Frage danach, was man eigentlich an Gesellschaftsrelevantem tut, wenn man psychotherapiert und was die einzelnen Therapieformen für politische Implikationen im weitesten Sinne haben (Matson (25), S. 79: „In unserer Gesellschaft zeigen die Mittel der Psychologie, wie die aller Wissenschaften, eine Neigung mehr den Interessen der Mächtigen als denen der Machtlosen zu dienen."). In der Praxis tritt die Frage nach der Sittlichkeit einer Therapie regelmäßig hinter die Frage nach ihrer Funktionalität zurück. Und hat sich eine Therapieform erst einmal als funktionell zufriedenstellend erwiesen, ist die Frage nach ihren ethischen Implikationen kaum mehr zu stellen, bzw. bleibt, wird sie doch gestellt, ohne Konsequenzen. Ich möchte in diesem Sinne eine erste These formulieren.

These 1: In der gegenwärtigen Psychotherapieforschung wird nur ein Bruchteil des Interesses Fragen der ethischen Implikation von Psychotherapie zugewandt. Fragen der Funktionalität, insbesondere der Erfolgsforschung, bestimmen die Gesamtaktivität.

Ein zweiter Punkt hängt vielleicht mit dem vorausgehenden zusammen: Sichtet man die Arbeiten zur methodenorientierten Prüfung von Psychotherapie, so fällt auf, daß die Unschädlichkeit von Psychotherapie quasi vorausgesetzt ist. Erfolgsforschung verfällt in die Alternative: Nutzen oder kein Nutzen. Der mögliche Schaden von Psychotherapie wurde meist gering eingeschätzt. In der Regel wurde er um so scharfsichtiger wahrgenommen, je mehr die Konkurrenzmethode betroffen war. Bergin (1) ist 1971 in seinem bekannten Artikel meines Wissens zum ersten Mal ausführlicher auf das Problem eingegangen. Die jüngste und beste Analyse auf diesem Gebiet stammt von Hadley und Strupp (13). Die Autoren geben eine differenzierte und kritische Übersicht über die möglichen Arten von Schäden. Wie komplex auch diese Fragestellung ist, mag ein Beispiel verdeutlichen. Für den Verhaltenstherapeuten ist jedes Auftreten neuer Symptome während der Therapie ein negativer Effekt. Demgegenüber geht die Erwartung von Psychoanalytikern geradezu davon aus, daß neue Symptome im Verlauf einer Therapie – soll sie als grundlegend angesehen werden – auftreten müssen. Das gilt insbesondere für depressive Symptome. Die Annahme dabei ist: Erst wenn der Patient in der Behandlung auch eine Auseinandersetzung mit seiner abgewehrten Depressivität durchgemacht hat, kann er mit Recht erwarten, nach der Behandlung mit dem Problem einigermaßen fertig zu sein. Auch bei der Behandlung von Charakterneurosen sieht die analytische Technik einen ersten Schritt in der Umwandlung der pathologischen Charakterstruktur in eine Symptomneurose und einen zweiten Schritt in der Behandlung der Symptomneurose nach den üblichen Regeln. Hier wird also explizit das angestrebt – nämlich das Auftreten von Symptomen in der Therapie –, was verhaltensorientierte Therapieformen als negativen therapeutischen Effekt ansehen würden. Es handelt sich hier um eine der Stellen, wo das ethische Problem nach der Klassifikation von Macklin über die zugrundeliegende Theorie der jeweiligen Therapie eingeführt wird.

Nun zur eigentlichen Prüfung von Psychotherapieresultaten:

1. Das Problem des Erfolgskriteriums

Hier sollen nun ebenfalls inhaltliche Probleme den methodischen vorangestellt werden. Was will man als Psychotherapieerfolg ansehen? Die Schwierigkeit dieser Frage klang bereits in den oben dargestellten kontroversen Ansichten an. Ist die Änderung der Persönlichkeitsstruktur des Patienten *das* angestrebte Ziel der dynamisch orientierten Psychotherapie, so erscheint eben dies der Verhaltenstherapie als „extravagant erscheinender Anspruch" (27, S. 181). Strupp und Bergin (29) hatten in ihrem Ansatz zur interdisziplinären Forschung sachlich festgestellt, daß in der zeitgenössischen Psychotherapieforschung – einigermaßen ungerechtfertigt – die Beachtung der intrapsychischen Veränderung zugunsten von Verhaltensänderung in den Hintergrund trete. Als Psychoanalytiker kann man diese Entwicklung nur bedauern. Malan (24) sieht hinter solchen Divergenzen im speziellen und der von manchen Forschern beklagten Malaise im allgemeinen eine gemeinsame Ursache: *Das Fehlen von Erfolgskriterien, die der Komplexität der menschlichen Persönlichkeit gerecht werden.* [Eine ausgezeichnete Analyse der Komponenten des therapeutischen Einflusses, die auch ausführlich auf die Frage des Erfolgskriteriums eingeht, stammt von Strupp (28)]. Zur weiteren Diskussion dieser Frage siehe auch (12, 22, 24). Von den der Psychoanalyse verpflichteten Autoren wie Luborsky und Spence oder Malan selbst sowie von so anerkannten Therapieforschern wie Bergin, Strupp, Truax oder Kiesler wird über diesen Punkt wohl noch eher Einigkeit zu erzielen sein. Rein verhaltenstherapeutisch orientierte Autoren wie Eysenck, Rachman, Wolpe oder Lazarus werden in einer solchen Forderung kaum mehr als eine Ablenkung von der therapeutischen Insuffizienz der dynamischen Methode sehen. Malan schreibt über Erfolgskriterien, bei denen das Therapieergebnis sich in Abständen ausdrücken läßt, auf welche sich z.B. ein Phobiker einer Schlange nähern kann: „Mit solchen Kriterien gibt es kein Reliabilitäts- und kein Validitätsproblem. Sie sind Anlaß zum Neid für uns alle" (24, S. 720). An dieser Stelle möchte ich meine zweite These formulieren:

> *These 2:* Die inhaltlichen Erfolgskriterien der Psychotherapie sind von einem bestimmten Menschenbild abhängig. Die Frage der Ethik findet über dieses Menschenbild Eingang in die Erfolgskriterien der Psychotherapie.

Dieser Punkt ist implizit bei manchen Autoren enthalten, explizit wird er nur von wenigen zur Sprache gebracht. Cremerius (3) z.B. erklärt die merkwürdige Tatsache, daß in der Untersuchung der Frage der Spontanverläufe von Neurosen verhaltensorientierte Forscher auf sehr hohe Selbstheilungsraten kommen (Eysenck: 70%), während die psychoanalytisch orientierten Autoren immer viel niedrigere Ergebnisse einbrachten (Cremerius: 30%) aus solchen Kriteriumsdifferenzen: Der „Spontanheilungsbegriff der Verlaufsforscher" sei nicht mit dem „Heilungsbegriff der Psychoanalytiker" vergleichbar. Er zitiert Bleuler: „Je sorgfältiger die Untersuchung, desto seltener die Heilung". Damit ist nur gesagt, daß die analytischen Idealvorstellungen über Therapieziel und Wesen des Menschen unter methodischem Gesichtspunkt ein offenbar enger geknüpftes Netz sind als der verhaltensorientierte Krankheitsbegriff (Krankheit = Symptom). Dieser Punkt leitet bereits zu den Methodenfragen über.

2. Methodische Probleme in der Psychotherapieforschung

Eysenck fordert drei unerläßliche Bedingungen für die Kontrolle psychotherapeutischer Resultate: Vergleichsdaten (baseline data), Kontrollgruppe und Nachuntersuchung. Ohne weiter zu untersuchen, ob dieses gute oder schlechte Forderungen sind, will ich nachstehend von ihnen ausgehen, da sie auch von anderen Autoren vertreten werden. Aus allen drei Forderungen erwachsen ethische Implikationen. [Auf das besondere Problem, das die Ausgangsdaten als „baseline data" bei Eysenck darstellen, soll hier nicht näher eingegangen werden. Ich befasse mich nur mit allgemeinen Fragen der Datenerhebung. – Generelle Ausführungen zum Prüf-Design in der Psychotherapieforschung machen Strupp und Bergin (29), Kiesler (18) und – besonders geglückt – Fiske und Mitarbeiter (11)].

a) Zur Datenerhebung. Der instrumentelle Aspekt. Ein Patient, der ein emotionales Problem hat, begibt sich zum Psychotherapeuten und erwartet eine Therapie. An methodenbewußten Institutionen bekommt er aber nach Stellung von Diagnose und Indikation keineswegs eine Therapie, sondern es werden Daten erhoben: Gespräche, Tests, Fragebögen – Gespräche eher weniger, Tests und Fragebögen eher mehr. In der Regel ist er um seine Zustimmung zur Wichtigkeit klinischer Forschung gebeten worden, und da 90% der Menschen in dieser Situation nur zustimmen können, hat er „ja" gesagt. Damit ist das ethische Problem für die meisten Untersucher vom Tisch. Dringlich wird die Frage nach der Sittlichkeit bei Tonband- und Fernsehaufnahmen. Der Patient kommt mit dem Problem, das er eigentlich mit *einem* Therapeuten besprechen wollte, und erhält („Sie sind doch einverstanden? !") zu Lehr- und Forschungszwecken ein gutes Stück Öffentlichkeit. Hier läuft meines Erachtens ein böses Spiel, das deswegen besonders perfide ist, weil die Untersucher – Psychotherapeuten – besser über die Unfähigkeit des Patienten zum „Nein" informiert sind (oder sein sollten) als andere. Wir führen jahrelange Psychoanalysen mit dem Ziel durch, daß Menschen in sozialen Situationen endlich ein „Nein" wagen können, ohne schwere Ängste vor Anerkennungs- und Liebesentzug zu haben. Es geht um den Sachverhalt, den die Amerikaner „informed consent" nennen (zu deutsch etwa: „Zustimmung nach erfolgter Aufklärung"). Für das von mir beschriebene und kritische Verfahren gibt es in den USA ebenfalls einen Terminus: „informed consent under duress" (etwa: „Zustimmung nach erfolgter Aufklärung unter Nötigung"). Ich vermute, daß der Zwang vom Psychotherapieforscher gar nicht bewußt ausgeübt wird, sondern eher Ergebnis einer unbewußten Interaktion ist. Anders ist die große Bereitwilligkeit vieler Patienten vor einer Kamera über ihre intimsten Probleme zu sprechen, schwer vorstellbar. (Ich übersehe auch nicht, daß es eine Reihe erstaunlich „exhibitionistischer" Patienten gibt.) – Fraglos besteht eine gewisse Berechtigung, das „Ja" des Patienten zur Mitarbeit an der Prüfung als gegeben anzunehmen und nicht weiter zu hinterfragen. Ich würde das für jede Art von Therapieforschung auch akzeptieren – mit Ausnahme der Psychotherapieforschung. Hier muß (zumindest theoretisch) die kritische Frage erlaubt sein, ob man die Kenntnisse, die man sonst über die soziale Unsicherheit seines Patienten hat, bei der entscheidenden Frage zur Zustimmung am Beginn der Therapieprüfung außer Acht lassen will.

These 3: Das Einverständnis des Patienten mit dem psychotherapeutischen Forschungsvorhaben ist unter strengen Maßstäben sehr oft eine Farce. Der Patient wird am Beginn der (zu „beforschenden") Therapie zur Anpassung und Unterwerfung gezwungen. Er darf diese Unterwerfung unter die Forschungsinteressen des Therapeuten praktisch nicht in Frage stellen, will er seine Therapie nicht gefährden.

Die Einzelfragen, denen hier nachzugehen wäre, kann ich nur andeuten. Das Phänomen der „Testangst" ist eine davon. Hier soll nicht auf das meßbare und vieluntersuchte Phänomen „Testangst" eingegangen, sondern nur auf das allgemeine Problem der dem Patienten durch das Prüfverfahren zugemuteten Belastung abgehoben werden. Man kann die Frage auch so formulieren: Wieviel muß ein Patient an Forschung geduldig über sich ergehen lassen, bevor er durch Widerspruch die Therapie gefährdet? In allen Argumentationen mit dem Arzt oder Therapeuten sitzt der Patient logisch am kürzeren Hebel. Was soll er auch gegen das Argument sagen, daß die Forschung dem Fortschritt der Wissenschaft dient? Fortschritt ist in unseren Breiten fast ein Wert an sich. Die emotionalen Bedürfnisse des Patienten müssen sich diesem Wert weitgehend unterordnen.

Abgesehen von der Angst und dem emotionalen Druck, in die ein Patient z.B. bei Videoaufzeichnungen gerät, erscheint mir noch eine Schwierigkeit erwähnenswert. Es ist dies die Frage nach der Wahrung der *„Intimität" des Patienten.* Im Grunde geht es dabei um zwei Bereiche:

1. Die *personabhängige Intimität*, die sich etwa mit dem Begriff der *Anonymität* überschneidet. Es ist keine Frage, daß die Publikation von Videoaufzeichnungen die Anonymi-

tät des Patienten deutlich schlechter schützt als der zur schriftlichen Veröffentlichung ausgewählte Bericht. (Auf vielen Bandaufzeichnungen kann man sehen, daß die höflichen Exploratoren oder Interviewer die Patienten sogar mit Namen anreden.) Aber auch von schriftlich publiziertem Material ist mancher Mißbrauch (oder Mißgriff des Autors) gesichert.

2. Die *personunabhängige Intimität* ist schwerer zu fassen. Unsere (psychoanalytisch-) psychotherapeutische Interaktion mit dem Patienten ist ja von erheblicher Intimität – auch schon im Erstinterview. Hier ist zu fragen, in welchem Maße überhaupt die integrale Sphäre der Persönlichkeit zu Forschungszwecken „publiziert" werden darf. Das impliziert übergeordnete anthropologische Fragen, die auf Grenzen abzielen, welche unter allen Umständen gewahrt bleiben müssen. Grenzen, die den forschenden Zugriff von einer moralisch-humanitären Position her zurückweisen.

Zurück zur Methodenfrage: Welche Prüfverfahren am Beginn und während einer Therapie auch immer angewandt werden – die Frage, ob sie ethisch bedenklich sind, hängt weitgehend von der Sensibilität des Untersuchers in diesen Dingen ab. Eine negative Korrelation möchte ich hierbei vermerken.

These 4: Jeder Untersucher wird dazu neigen, gerade die von ihm selbst verwandten Prüfverfahren für ethisch unbedenklich zu halten.

Ich möchte hier ein neueres Beispiel aus der Gruppenpsychotherapieforschung herausgreifen. Ich tue das mit Bedacht, weil in der Forschung an Gruppen die oben angeschnittenen Fragen nach Wahrung der Intimität des Patienten weniger bedeutsam sind. Gruppen implizieren per se immer ein größeres Moment an Öffentlichkeit. Das ethische Problem ist unter diesem Gesichtspunkt deutlich weniger gravierend. Insofern sollten meine nachstehenden Bemerkungen auch nicht als Kritik bestimmter Autoren interpretiert werden. – Es geht um die Untersuchung des Prozesses in einer Selbsterfahrungsgruppe im psychophysiologischen Labor unter Ableitung von Biosignalen (Herzfrequenz und Atmung) und audiovisueller Aufzeichnung (9). Die analytisch orientierten Verfasser hatten sich zu einer Voruntersuchung entschlossen, die prinzipiellen Fragen gilt (8). Die Untersuchungssituation wird folgendermaßen beschrieben: „Das Zentrum der Laboreinheit bildet der Gruppenraum mit den beiden durch Einwegscheiben davon getrennten Beobachtungsräumen und das audiovisuelle Labor. Um einheitliche Untersuchungsbedingungen zu gewährleisten, ist der Gruppenraum fensterlos, voll klimatisiert und durch in der Leuchtkraft standardisiertes Neonlicht beleuchtet. Für die Gruppenteilnehmer sichtbar sind die in den vier Ecken des Gruppenraumes angebrachten Fernsehkameras, das in der Mitte des Raumes von der Decke herunterhängende Mikrophon und die für die elektrophysiologischen Ableitungen notwendigen Vorverstärker unter den Stühlen, die von den Vorverstärkern ausgehenden Kabel sowie zwei Einweg-Spiegelscheiben. Trotz der Ausgestaltung des Raumes durch farbigen Anstrich und Bildschmuck herrscht eine sachliche, von der technischen Ausstattung bestimmte Atmosphäre. Um Störungen bei der Registrierung der Biosignale durch elektrostatische Ströme, wie sie durch Kunstfasern entstehen, zu verhindern, ist es erforderlich, daß die Gruppenteilnehmer (und immer auch der Gruppenleiter bzw. Therapeut) vor den Gruppensitzungen in einem Umkleideraum den Oberkörper entblößen und sich mit in verschiedenen Farben zur Verfügung gestellten bunten Baumwollkitteln bekleiden. Die drei für die Registrierung von Herz- und Atemfrequenzen notwendigen Elektroden werden im Vorbereitungsraum an die Brustwand angelegt.

Danach betreten die Gruppenteilnehmer den Gruppenraum, wo die freien Enden der Elektrodenkabel an die Vorverstärker angeschlossen werden" (S. 268 f). Die prinzipiellen Fragen der Autoren angesichts dieser Vorgehensweise sind folgende:

1. Werden Mitglieder von Selbsterfahrungsgruppen durch die Laborbedingungen erheblich gestört?

2. Nehmen anfängliche Störungen im Verlauf der Gruppenarbeit ab?

Das sind Fragen, die sich jeder methodenbewußte Forscher stellt, nämlich ob die Ergebnisse durch die Methode beeinflußt werden. Was eine derartige Untersuchung bei den Versuchspersonen über die experimentelle Fragestellung hinaus bewirkt, klingt nirgends an. Mich beschäftigten bei Lektüre dieser und anderer Arbeiten eher Fragen, die sich auf die Dynamik des Experiments und die Sittlichkeit solcher Untersuchungen bezogen, wie sie zunehmend häufiger werden. Was mag das für eine Selbsterfahrungsgruppe gewesen sein, die freiwillig dieses Spiel mitmachte? Von den Gruppen, die ich seit Jahren leite, hätte mit Sicherheit keine jemals zugestimmt. Wie mag es um die Fähigkeit der Gruppe zum Neinsagen ausgesehen haben? Welche Arbeit leistete der Gruppenleiter in puncto Analyse der Gruppenabhängigkeit von seinem Forschungsinteresse? Welche Probleme wird er nie mehr bearbeiten können, weil die Gruppe ihm in dieser für ihn so wichtigen Frage zugestimmt hat (das ist seine Abhängigkeit von der Gruppe)? Wie sahen die unbewußten Phantasien und Ängste dieser Leute bezogen auf die Experimentalsituation aus? Wie mögen die Auswirkungen für die Teilnehmer außerhalb der Sitzungen gewesen sein? (Auf die beiden letzten Fragen wird von den Untersuchern kurz, aber meines Erachtens unbefriedigend eingegangen.) – Die Beschreibung der Laborsituation führt mich damit zu einer weiteren These über die Annahme von Unbedenklichkeit von Untersuchungsmethoden.

These 5: Je finanziell aufwendiger das angewandte Prüfinstrumentarium ist, desto weniger wird die Frage nach den ethischen Implikationen gestellt.

Das psychophysiologische Labor im Werte von einigen 100.000 DM kann nicht einfach leer stehen gelassen werden. Mit dieser These hängt eng etwas zusammen, was man den *Trend der Wissenschaft* nennen könnte. Psychophysiologische Laboratorien sind „in". Sie kosten viel, wer etwas auf sich hält, hat eines, oder sehnt sich nach einem. Ergebnisse aus solchen Laboratorien werden anerkannt. – Was ich andeuten möchte ist eine *Eigendynamik, die bestimmte Forschungsmethoden entwickeln können:* Wer mit ihnen arbeitet, braucht ihre Verwendung nicht mehr zu rechtfertigen, denn sie stellen die anerkannten Speerspitzen moderner Forschungsmethodik dar.

These 6: Bestimmte Methoden im zeitgenössischen Trend wissenschaftlicher Forschung haben nach dem consensus omnium den Fortschritt auf ihrer Seite. Ihre Kritik ist problematisch, weil die mit ihnen zu erreichenden Erfolge den Kritiker selbst als „rückständig" erscheinen lassen.

Um Mißverständnisse zu vermeiden, möchte ich noch einmal nachdrücklich betonen, daß es hier nicht um die Kritik bestimmter Methoden oder Autoren geht. Es geht ausschließlich um die Schwierigkeit, ethische Überlegungen da einzuführen, wo bestimmte Methoden im Aufwind zeitgenössischer Psychotherapieforschung liegen. Daß z.B. im Handbuchartikel über psychophysiologische Methoden in der Psychotherapieforschung von Lang (20) jeder Hinweis auf ethische Implikation fehlt, verwundert demnach überhaupt nicht.

b) Die Frage der Kontrollgruppe. Die ethische Problematik der Kontrollgruppe ist mehr im Bewußtsein als die Methodenfragen, welche sich für viele von selbst verstehen. Letztlich läuft die Forderung nach einer der Experimentalgruppe in jeder Bedingung vergleichbaren Kontrollgruppe auf den entscheidenden Punkt der allgemeinen ärztlichen Verantwortung hinaus:

These 7: Ist es vertretbar, einer leidenden Gruppe von Menschen Psychotherapie vorzuenthalten, um vergleichbare Bedingungen für die Erfolgsforschung zu schaffen?

Cremerius (3), Ernst (10) und andere haben die Frage aus ärztlicher Sicht verneint. Diese Autoren halten die Aufstellung einer absolut vergleichbaren Kontrollgruppe auch schon aus methodischer Sicht für unmöglich [siehe dazu vor allem Le May und Christensen (21); kurze Darstellung der Schwierigkeiten bei Hoffmann und Gebhardt (16)]. Im Bereich der psychoanalytischen Therapie ist es vor allem Dührssen und Jorswieck (4) gelungen, aus Karteimaterial eine (ethisch und methodisch) einwandfreie Kontrollgruppe zu konstruieren. Hier wird der Psychoanalysekritiker Rachman (27) plötzlich wach und fragt verwundert, was denn das wohl für Patienten gewesen seien, die man 5 Jahre auf eine Psychotherapie warten lassen könne. Die Frage ist berechtigt. Sie verliert nur dadurch ihre kritische Schärfe, daß Rachman die betreffende Arbeit offenbar gar nicht gelesen hat. Für alle Fragen der Prüfungsmethodologie, auf die ich hier nicht eingehe, sei auf die bereits angegebene Literatur verwiesen.

c) Zur Katamnese. Hier soll ebenfalls nur noch auf ein Problem eingegangen werden. Viele Autoren großer katamnestischer Studien haben beobachtet, daß ehemals psychisch kranke Patienten dem Ansinnen einer Katamnese oft sehr unlustig gegenüberstehen. Es liegt nahe, daran zu denken, daß die Erinnerung an das „beschämende" psychische Leiden oder dessen anhaltende Präsenz, Gründe für die Ablehnung sind. So stellt sich hier die Frage, ob die Katamnese nicht etwa einen psychischen Restitutionsversuch der ehemaligen Patienten stört, quasi „alte Wunden aufreißt". Wieder ist der Respekt vor der Integrität der Persönlichkeit des Patienten angesprochen. Der Katamnestiker ist daran interessiert, möglichst viele Patienten des ehemaligen Kollektivs zu erreichen und wird durch erneutes Nachfragen auf Rücksendung der Fragebögen oder Gewährung eines Gesprächstermins dringen – geht es doch um den Fortschritt der Wissenschaft. Der Patient wird resignieren oder seine trotzige Verweigerung der Mitarbeit wird vom Untersucher als „offensichtlich anhaltend psychotisch" (so ein Nebensatz in einer Katamnese) klassifiziert werden.

These 8: Gewöhnlich stellt sich die Frage nach dem Schaden einer Katamnese nicht, weil ihr Nutzen von jedermann einsehbar ist.

Diese Überlegung soll den Abschluß meiner kritischen Auswahl von Problempunkten in der Psychotherapieforschung darstellen. Versucht man, zu einem *zusammenfassenden Gesichtspunkt* zu kommen, so läßt sich vielleicht folgendes formulieren: In der Psychotherapieforschung sind die ethischen Probleme auf den ersten Blick nicht von jener Brisanz, wie sie für die Prüfung von Psychopharmaka besteht. Bei genauerer Betrachtung treten aber die gleichen Probleme ins Gesichtsfeld – Freiwilligkeit, Aufklärung, möglicher Schaden u.a. – und dazu noch einige ganz spezifische, die um vieles schlechter faßbar sind, weil sie mit Fragen der Weltanschauung, des Bildes vom Menschen und der wissenschaftlichen Ideologie zu tun haben. Zentrales Problem scheint die Frage nach dem Erfolgskriterium und dem expliziten wie impliziten Ziel von Psychotherapie.

Literatur

1. Bergin, A.E.: The evaluation of therapeutic outcomes. In: Bergin/Garfield (Eds.), Handbook of Psychotherapie and Behavior Change. New York: Wiley 1971, pp. 217-270
2. Bühler, C.: Values in Psychotherapy. New York: Free Press of Glencoe 1962
3. Cremerius, J.: Zur Prognose unbehandelter Neurosen. Z. Psychosom. Med. 12, 106-111 (1966)
4. Dührssen, A., Jorswieck, E.: Eine empirisch-statistische Untersuchung zur Leistungsfähigkeit psychoanalytischer Behandlung. Nervenarzt 35, 166-169 (1965)
5. Eysenck, H.-J.: The effects of psychotherapy. J. Consult. Psychol. 16, 319-324 (1952)
6. Eysenck, H.-J., Rachmann, S.: Neurosen – Ursachen und Heilmethoden: Berlin: VEB Deutscher Verlag der Wissenschaften 1967
7. Erikson, E.H.: Einsicht und Verantwortung. Die Rolle des Ethischen in der Psychoanalyse (1964). Frankfurt/M.: Fischer 1971
8. Ermann, G., Enke, H., Ermann, M., Böhme, W.: Gruppenarbeit im psychophysiologischen Laboratorium. Empirische Untersuchungen zum Einfluß der Labor-Situation auf das subjektive Erleben von Gruppenteilnehmern. Gr. Ther. Gr. Dyn. 9, 267-284 (1975)
9. Ermann, G., Enke, H., Theil, S.: Interventionen, Interaktionen und Herzfrequenz-Veränderungen in einer Selbsterfahrungsgruppe. Gr. Ther. Gr. Dyn. 11, 23-32 (1976)
10. Ernst, K.: Verlaufsforschung bei Neurosen und Indikation zur Psychotherapie. Z. Psychsom. Med. 12, 89-97 (1966)
11. Fiske, D.W., Hunt, H.F., Luborsky, L., Orne, M.T., Parloff, M.B., Reiser, M.F., Tuma, A.H.: Planning of research on effectiveness of psychotherapy. Am. Psychologist 25, 725-737 (1970)
12. Garfield, S.L., Prager, R.A., Bergin, A.E.: Evaluation of Outcome in Psychotherapy. J. Consult. Clin. Psychol. 37, 307-313 (1971)
13. Hadley, S.W., Strupp, H.H.: Contemporary Views of Negative Effects in Psychotherapy. Arch. Gen. Psychiat. 33, 1291-1303 (1976)
14. Hartmann, H.: Psychoanalyse und moralische Werte (1960). Stuttgart: Klett 1973
15. Hoch, P.H., Zubin, J.: The Evaluation of Psychiatric Treatment. New York: Grune & Stratton 1964
16. Hoffmann, S.O., Gebhardt, R.: Möglichkeiten der Kontrolle psychotherapeutischer Ergebnisse. Prax. Psychoth. 18, 241-252 (1973)
17. Holland, J.G.: Ethical Considerations in Behavior Modification. J. Humanist. Psychol. 16, 71-78 (1976)
18. Kiesler, D.J.: Experimental Designs in Psychotherapy Research. In: Bergin/Garfield (Eds.): Handbook of Psychotherapy and Behavior Change. New York-London-Sidney-Toronto: Wiley 1971, pp. 36-74
19. Kiesler, D.J.: The Process of Psychotherapy. Empirical Foundations and Systems of Analysis. Chicago: Aldine Publ. Co. 1973
20. Lang, P.J.: The Application of Psychophysiological Methods to the Study of Psychotherapy and Behavior Modification. In: Bergin/Garfield (Eds.): Handbook of Psychotherapy and Behavior Change. New York-London-Sidney-Toronto: Wiley 1971, pp. 75-125
21. Le May, M.L., Christensen, O.G.: The uncontrollable nature of control groups. J. Counsel. Psychol. 15, 63-67 (1968)
22. Luborsky, L.: Perennial mystery of poor agreement among criteria for psychotherapy outcome. J. Consult. Clin. Psychol. 37, 316-319 (1971)
23. Macklin, R.: Values in psychoanalysis and psychotherapy. A survey and analysis. Am. J. Psa. 33, 133-149 (1973)
24. Malan, D.: The outcome problem in psychotherapy research. Arch. Gen. Psychiat. 29, 719-729 (1973)

25. Matson, F.W.: Comment on Holland's Article. J. Humanist. Psychol. 16, 79-80 (1976)
26. Neumann, E.: Tiefenpsychologie und neue Ethik (1948). München: Kindler 1964
27. Rachman, S.: Wirkungen der Psychotherapie (1971). UTB. Darmstadt: Steinkopf 1974
28. Strupp, H.H.: Toward a reformulation of the psychotherapeutic influence. Int. J. Psychiat. 11, 263-327 (1973)
29. Strupp, H.H., Bergin, A.E.: Some empirical and conceptual bases for coordinated research in psychotherapy. Int. J. Psychiat. 7, 18-90 (1969)

Recht

Ethische und rechtliche Probleme des medizinischen Experiments am Menschen

Eine vergleichende Betrachtung der amerikanischen „human experimentation" und des deutschen Heilversuchs

E. DEUTSCH

Der Eid des Hippokrates, der wahrscheinlich aus einem alten Tempeleid hervorgegangen ist, verpflichtet den Arzt, jedem Patienten die beste Behandlung angedeihen zu lassen. Wenn auch diese geläufige Form ärztlicher Ethik unmittelbar nichts über den Versuch aussagt, so findet sich doch in den Aphorismen des Hippokrates eine Anspielung auf die experimentelle Situation. Wenn dort stichwortartig die Schattenseiten des ärztlichen Berufs aufgezeigt werden, so wird auch vom „gefährlichen" Versuch geredet (1). Auch damals wurde also schon probiert und das Risiko der Schritte ins Ungewisse erkannt. Freilich wurden lange Zeit die Gefahren der versuchsweisen Behandlung von Ärzten getragen: Bereits im Jahre 1767 hatte ein englisches und noch im Jahre 1902 ein amerikanisches Gericht den Rechtssatz formuliert, daß der Mediziner von einer herkömmlichen Behandlung abweichend das Risiko des Versuchs übernimmt, d.h. für sein Gelingen einzustehen hat (2).

Zunächst sollten wir uns die Frage vorlegen, wann mit Fug von einem medizinischen Experiment gesprochen werden kann. Ausgangspunkt jeglicher Definition hat die Unterscheidung zwischen therapeutischem und rein wissenschaftlichen Versuch zu sein. Als Therapie sehen wir ein Experiment dann an, wenn es dazu geeignet und bestimmt ist, die Gesundheit des Patienten unmittelbar zu fördern. Das rein wissenschaftliche Experiment mag zwar in späterer Zeit der Versuchsperson gesundheitlich nützen und schon jetzt den Stand der Wissenschaft heben, von unmittelbarem Vorteil für das Objekt des Versuchs ist es nicht. Es ist also eine rein subjektive Betrachtung anzuwenden und gewissermaßen eine Momentaufnahme von dem Zeitpunkt der Behandlung anzufertigen. Die modernen Beispiele drängen sich geradezu auf: Um die Gefahr eines Reinfarktes zu dämpfen, wird Aspirin gegeben; ein inoperables Karzinom wird chemo-therapeutisch behandelt; im Herbst des Jahres 1976 wurde der Amerikaner Randall, der Marihuana angebaut und geraucht hatte, von der Anklage des Rauschgiftbesitzes freigesprochen, da er an einem Glaukom litt und hoffte, auf diese Weise den übermäßigen Augendruck zu lindern. Mittlerweile nimmt er an einem Versuch teil, den das amerikanische Institut für Drogenmißbrauch über den Einfluß von Marihuana auf Glaukome veranstaltet (3).

Den Gegensatz zum Heilversuch stellt das wissenschaftliche Experiment dar, das entweder am Gesunden oder unspezifisch Kranken vorgenommen wird. Beispiele bilden die Versuchsreihen, den Blutdruck gesunder Personen zu senken oder Blut für Zwecke der Grundlagenforschung zu entnehmen. Das Berufungsgericht der kanadischen Provinz Saskatchewan hatte im Jahre 1965 einen fehlgegangenen derartigen Versuch zu beurteilen. Ein Student hatte sich für ein Entgelt von 50 Dollar zur Mitarbeit an einem Forschungsprojekt anwerben lassen, und ihm war gesagt worden, daß man ein neues Medikament ausprobieren wolle und daß ein Katheter in eine Armvene eingeführt werden würde. In Wirklichkeit wurde in der Universitätsklinik an dem Studenten ein neues Narcoticum Fluoromar erprobt und der Katheter bis ins Herz vorgeschoben. Dabei kam es zum vorübergehenden Herzstillstand. Der Student hatte zwar schriftlich seine Zustimmung erklärt und auf alle Ersatzansprüche von vornherein verzichtet; dennoch wurde die Universität verurteilt, da die Versuchsperson nicht über den Gang des Experiments und seine Risiken zutreffend aufgeklärt worden war (4).

Als therapeutische Versuche gelten auch Experimente auf dem Gebiet der Diagnose und der Immunisierung. So ist kürzlich in Kalifornien eine neue Früherkennung der Hodgkins-Krankheit entdeckt worden, die darauf basiert, daß sich bei den Patienten die T-Lymphocyten nicht mit den roten Blutkörperchen von Schafsblut binden (5). Auch der Test, ob Patienten mit multipler Sklerose die neuen Grippeimpfungen (gegen swineflu) vertragen, bezog sich auf ihre Erkrankung und diente den Versuchspersonen selbst. Man befürchtete im Falle der Ansteckung mit Grippe eine Verschlimmerung der Krankheit. Das Bild des medizinischen Experiments weist auch Mischformen auf. So etwa im Fall des Doppelblindversuchs, mit dem ein neues Medikament gegen die bisherige Standardbehandlung oder ein Placebo getestet wird. Der Unterschied zum therapeutischen Versuch und wissenschaftlichen Experiment zeigt sich in der deutschen Sprache schon in der Verwendung unterschiedlicher Bezeichnungen. Während die Amerikaner alle Versuchspersonen einheitlich als „experimental subjects" bezeichnen, sprechen wir von Patienten einerseits und Probanden andererseits.

Humanmedizinische Forschung tut not. Sie dient der Menschheit ebenso wie dem einzelnen Menschen (6). Der Nutzen für die Gesamtheit spiegelt sich wieder in der Verdopplung der Lebenserwartungen, in der Reduzierung der Kindersterblichkeit, im Erlöschen der großen Epidemien, in der Kontrolle des Bevölkerungszuwachses und in der präventiven Medizin. So deutlich sind die Vorteile für das Einzelindividuum, daß es genügt, wenige hervorragende aufzuzeigen: Schmerzkontrolle in der Anaesthesie, Diagnose- und Therapiehilfe durch Radioaktivität, medikamentöse Bekämpfung der Krankheitserreger durch Sulfonamide und Antibiotika, symptomatische Behandlung von geistig-seelischen Störungen durch Psychopharmaka und die Vielzahl operativer Eingriffe, von der gewöhnlichen Mandel- und Blinddarmoperation bis zu Gefäßoperationen und Transplantationen. Alle diese Therapien sowie viele Diagnosemaßnahmen haben das Stadium des Versuchs durchlaufen, bis sie als Standardmaßnahme anerkannt wurden. Hinzugekommen ist die sog. investigative Medizin, welche im klinisch kontrollierten Experiment die Behandlung auf ihre reale Wirksamkeit oder ebenso reale Gefährlichkeit überprüft. In dieses Gebiet etwa gehörte die Erkenntnis, daß das Antibiotikum Chloramphenicol vom kindlichen Metabolismus so langsam abgebaut wurde, daß die wiederholte Dosis bis zur letalen Ansammlung führen konnte. Damit wurde die Entstehung des sog. „grauen Baby-Syndroms" erkannt.

Umgekehrt wäre es vermessen zu behaupten, daß medizinische Versuche am Menschen erst eine Erscheinung der Neuzeit sind. Experimente am Menschen mit neuen Behandlungen hat es schon immer gegeben, ebenso die Nachprüfung der Wirksamkeit von Standardbehandlungen. Sind also Versuche in der Medizin an sich nichts Neues, so ist doch die Anerkennung des eigenständigen Gebiets der experimentellen Medizin eine Erscheinung der letzten Jahrzehnte. Diese Entwicklung ist nur zum Teil das Ergebnis der sich auch andernorts zeigenden Tendenz zur Spezialisierung. Vielmehr spiegeln sich in der Begründung, aber auch in den Regelungen der experimentellen Medizin abwechselnde geistige Zeitströmungen wider: Von der Wissenschaftsgläubigkeit zu Beginn des Jahrhunderts über den Wissenschaftsskeptizismus der sechziger Jahre bis hin zum Relativismus der heutigen Zeit spannt sich dieser Bogen. Man könnte, wenn man wollte, den Unterschied zwischen Behandlung und Versuch als eine Frage der Definition abtun. So haben einige amerikanische Psychiater betont, daß es von der Umschreibung des „Versuchs" abhängen könne, ob der Patient zu sehr oder zu wenig behandelt wird. Verwende man einen engen Forschungsbegriff, so setze man den Patienten manchen angeblichen Standardbehandlungen aus, deren Wirksamkeit bzw. Gefährlichkeit nicht feststehe. Es handele sich dabei um einen Versuch in jeglicher Beziehung, nur nicht im Wortsinn. Wenn man umgekehrt einen weiten Begriff der Forschung verwende, setze man die Geisteskranken dem Risiko aus, eine möglicherweise wirksame Therapie nicht zu erhalten, da deren Wirksamkeit noch nicht amtlich anerkannt worden sei (7).

Gegen die Unterscheidung von Behandlung und Versuch wird oft eingewendet, daß jede Therapie ein Versuch sei. Angesichts der unendlichen Kompliziertheit des Behandlungsobjekts „Mensch", ist der intendierte Erfolg einer Therapie stets ungewiß. In der Tat stufen auch die Juristen die ärztliche Behandlung regelmäßig als Dienstvertrag und nicht als Werkvertrag ein. Ein Erfolg wie beim Werkvertrag wird vom Arzt regelmäßig nicht versprochen (8). Indes handelt es sich bei der angeblichen Identität von Versuch und Behandlung um ein Scheinproblem. Die Grenze ist nicht zwischen sicheren und unsicheren Behandlungsmethoden zu ziehen, sondern zwischen anerkannten einerseits und noch in der Entwicklung bzw. Erprobung befindlichen andererseits. Das Gegensatzpaar heißt nicht Versuch und Erfolg, sondern Versuchsbehandlung und Standardbehandlung. Allerdings gibt es auch hier Übergänge: Während generell Organtransplantationen noch den therapeutischen Versuchen zugerechnet werden, gilt die Nierentransplantation bereits als Standardbehandlung. Auch hier hat sich allerdings erst kürzlich durch Statistiken und im Tierversuch der Verdacht erhärtet, daß das Transplantat vom Empfänger wesentlich besser angenommen wird, wenn dieser früher mehrere Bluttransfusionen erhalten hat.

Während man in früheren Zeiten Versuche nicht selten an Todkranken, zum Tode Verurteilten oder sozial Schwachen ausführte, hat sich das Bild heute vollständig gewandelt. So wird z.B. berichtet, daß sich im Jahre 1722 zum Tode Verurteilte im Londoner Newgate-Gefängnis freiwillig gemeldet hatten, um versuchsweise gegen Pocken geimpft zu werden. Alle Probanden überlebten und wurden entlassen (9). Bekannt ist auch der Test, der unter dem Titel „Reis und Beri-Beri" in die Medizingeschichte eingegangen ist.

Nach dem Ausbruch einer Beri-Beri-Epidemie in einer Heilanstalt für Geistesgestörte in Kuala Lumpur im Jahre 1905 ließ der Anstaltsleiter die Insassen antreten und teilte sie in zwei gleichgroße Gruppen. Die eine Gruppe wurde mit ungeschältem, die andere mit geschältem und poliertem Reis ernährt. Das erstaunliche Ergebnis war, daß von 120 Personen, die mit geschältem Reis ernährt wurden, 34 Beri-Beri entwickelten, von denen wiederum 18 starben. Die Testgruppe, die ungeschälten Reis vorgesetzt erhielt, umfaßte 123 Patienten, von denen nur zwei Beri-Beri entwickelten; möglicherweise hatte hier die Krankheit schon vor Aufnahme in die Heilanstalt begonnen (10).

Seit einigen Jahrzehnten ist man sich im großen und ganzen einig über die ethischen Grenzen der Menschenversuche. Die Versuchspersonen müssen nach erfolgter Aufklärung ihre Zustimmung abgegeben haben. Die Versuchsleiter müssen gewiß sein, daß der zu erwartende Vorteil das mögliche Risiko übersteigt.

Zweifel in der ethischen Diskussion werden jedoch immer wieder an der Art der Auswahl der Versuchspersonen laut. Insbesondere was das rein wissenschaftliche Experiment angeht, hat man vorgetragen, daß in erster Linie forschungsnahe Personen, also Forscher selbst und ihre Mitarbeiter, als Probanden herangezogen werden sollten, und vor allem übt man immer wieder daran Kritik, daß eine Vergütung für Probanden gezahlt wird (11). Indes zeigt schon ein Blick in eine amerikanische Universitätszeitung und dort in die Spalte „Versuchspersonen" sofort, daß die Praxis der bezahlten Versuchspersonen eher um sich greift. Ja, ein bekannter amerikanischer Forscher hat sich öffentlich über die Einfalt der Ethiker gewundert, die annehmen könnten, die Zustimmung der Versuchspersonen würde jedermann gegeben, der nur danach frage (12).

Das Recht der experimentellen Medizin wird heute von zwei großen internationalen Dokumenten bestimmt: dem Nürnberger Kodex und der Revidierten Deklaration von Helsinki. Der Nürnberger Kodex ist in einem Strafurteil enthalten, welches ein amerikanisches Militärgericht nach dem Kriege gegen deutsche Ärzte und medizinische Verwaltungsbeamte gefällt hat. Gegenstand der Verurteilung waren insbesondere die Grausamkeiten, die von Ärzten in Konzentrationslagern durchgeführt wurden. Es darf heute rückschauend gesagt werden, daß die Taktik der Verteidigung, alle diese Brutalitäten als medizinische Versuche darzustellen und auf diese Weise zu legitimieren, nicht erfolgreich für die Angeklagten gewesen ist. Denn eine nicht geringe Zahl von ihnen, darunter der Präsident des Deutschen Roten Kreuzes, wurde schließlich hingerichtet. Nicht ganz glücklich war diese Argumentation auch für die weitere Entwicklung des Rechts der experimentellen Medizin, wenn man die nicht zu leugnenden Schwächen des Nürnberger Kodex betrachtet. Wahrscheinlich hat es wegen der Konfrontationssituation, nämlich daß Mediziner vor einem Gericht der Juristen standen, an der weiterführenden Diskussion gefehlt. Jedenfalls leiden die zehn Punkte von Nürnberg darunter, daß kein Unterschied zwischen dem therapeutischen und dem rein wissenschaftlichen Versuch gemacht wird sowie daß Experimente an Kindern und Geisteskranken dadurch ausdrücklich ausgeschlossen erscheinen, daß die freiwillige Zustimmung der geschäftsfähigen Versuchsperson zur Voraussetzung des Experiments gemacht wird. Schon im Jahre 1959 wollte deshalb eine amerikanische Arbeitsgruppe fünf der zehn Punkte des Nürnberger Urteils umformulieren und erneuern (13).

Das zu tun ist jedoch überflüssig geworden, da in der Revidierten Deklaration von Helsinki des Weltärtzebundes nunmehr ein Instrument bereitsteht, das sich auf der Höhe der Zeit befindet. Zuerst in den Jahren 1962/1964 erlassen und zuletzt im Jahre 1975 in Tokio revidiert, enthält die Revidierte Deklaration von Helsinki die wesentlichen Regeln für den Menschenversuch. Sie hält zwar an der Einwilligung nach Aufklärung fest, legt aber den Akzent mehr auf das Verhältnis von Vorteil und Gefahr. Damit ist der Übergang vom individualistischen Ansatz zur objektiven Sorge vollzogen. Dieses Dokument erwähnt den Doppelblindversuch, schützt die Persönlichkeit der Versuchsperson und führt zum ersten Mal auf internationaler Ebene Ausschüsse ein, denen die Versuchspläne zur Beratung vorzulegen sind. Leider fehlt auch der Revidierten Deklaration von Helsinki eine Norm, nach welcher auch zufällig verletzte Versuchspersonen eine Entschädigung erhalten sollen (14).

In der Vereinigten Staaten von Amerika hatte sich seit einem halben Jahrhundert das Recht der medizinischen Experimente dahin gewandelt, daß nicht mehr der Arzt, sondern nunmehr der Patient das Risiko des zufälligen Mißlingens trug. In diese wissenschaftsfreundliche Atmosphäre brach zunächst der Sturm des Nürnberger Urteils herein, das zusammen mit zwei anderen auslösenden Faktoren die heutige Rechtssituation bestimmt. Dabei ist zwischen der Arzneimittelforschung einerseits und sonstigen Versuchen am Menschen andererseits zu unterscheiden. Die Arzneimittelschäden, die an ungeborenen Kindern durch thalidomidhaltige Schlafmittel hervorgerufen wurden, gaben im Jahre 1962 den Anstoß zu einer neuen Arzneimittelregelung. Seitdem ist jedes Arzneimittel nicht nur auf seine mögliche Schädlichkeit, sondern auch auf seine Wirksamkeit zu prüfen (15). Die öffentliche Diskussion um die ethischen Grenzen der medizinischen Experimente und Versuche am Menschen wurde erneut entfacht durch den 1965 entschiedenen Fall des jüdischen Krankenhauses für chronische Krankheiten.

Es ging darum, daß im Jahre 1963 ohne deren Zustimmung 22 schwerkranken Patienten Karzinomzellen unter die Haut gespritzt wurden, um festzustellen, ob diese Zellen ebenso schnell wie von Gesunden abgestoßen wurden. Erste Berichte, wonach bezweckt gewesen sei, in den Patienten Krebs zu erzeugen, hatten sich als unwahr herausgestellt. Allerdings waren die Patienten nur gefragt worden, ob sie an einem Test teilnehmen wollten, der ihre Widerstandskraft prüfen sollte. Den Patienten erschien dies als therapeutisches Experiment, zudem war ihnen verschwiegen worden, daß die Einspritzung mit virulenten Krebszellen erfolgen sollte. Die beteiligten Ärzte wurden schließlich geringen disziplinarischen Maßnahmen unterworfen. Einer der beiden Hauptbeteiligten wurde sogar schon 5 Jahre später zum Präsidenten der amerikanischen Krebsforschung gewählt (16).

Etwa um die gleiche Zeit veröffentlichte Beecher seine berühmte Untersuchung über ethische Grenzen medizinischer Versuche. Darin teilte er mit, daß die Durchsicht von 100 Veröffentlichungen von Forschungen am Menschen, die in einer hervorragenden Fachzeitschrift während des Jahres 1964 erschienen waren, zu dem Ergebnis geführt habe, daß volle 12 Veröffentlichungen als unethisch anzusehen seien. Entweder sei Kranken eine wirksame Therapie vorenthalten worden, der Versuch habe nur dem besseren Verständnis einer Krankheit gegolten, es habe sich um eine rein rechnerische Studie oder gar um eine – wie er es nannte – bizarre Untersuchung gehandelt (17). Somit war der Boden vorbereitet, der das heutige System der Forschungskontrolle in Amerika hervorbrachte. Seit dem Jahre 1970 besteht die Vorschrift, daß an allen Forschungsstätten Nachprüfungsausschüsse (Institutional Review Boards) gebildet werden müssen, denen jeder Versuch am Menschen vorweg zur Billigung vorzulegen sei (18). Diese Prüfung anhand der besonderen Umstände des Einzelfalles entspricht dem anglo-amerikanischen Rechtsdenken, das auf der Methode des Fallrechts basiert. Indes sind die Nachprüfungsausschüsse nicht völlig frei in ihrer Entscheidung. Eine nationale Kommission zum Schutz der Menschenrechte arbeitet Richtlinien aus, die für die Nachprüfungsausschüsse verbindlich sind. Diese Richtlinien betreffen z.B. Versuche an Kindern, Gefangenen und Anstaltsverwahrten. An sich besteht die Verpflichtung zur Genehmigung durch einen Nachprüfungsausschuß nur insoweit, als das Projekt vom nationalen Gesundheitsinstitut finanziert wird. Jedoch haben viele Universitäten im Interesse der Gleichbehandlung alle Versuche, also auch solche, die nicht mit Bundesmitteln finanziert werden, der gleichen Genehmigungspflicht unterworfen. In der Praxis sieht das so aus: Der Nachprüfungsausschuß, der für die medizinische Fakultät der Universität von Kalifornien in Los Angeles zuständig ist, hat im vergangenen Jahr etwa 800 Vorschläge überprüft, von denen knapp 1/4 zurückgenommen und etwa 1% abgelehnt wurden.

In der Bundesrepublik Deutschland ist das Recht der medizinischen Forschung am Menschen (19) in einer wenig bekannt gewordenen Entscheidung des III. Zivilsenats des Bundesgerichtshofs vom 13.5.1956 niedergelegt worden.

Dabei ging es um die versuchsweise Verwendung des Kontrastmittels „Thorotrast". Der klagende frühere Soldat erlitt während des Krieges infolge einer Verwundung eine Blutgefäßerweiterung am rechten Oberschenkel. Bei der Behandlung wurde eine Arteriographie der Beinschlagader unter Verwendung dieses radioaktiven Mittels durchgeführt. Der Versuch wurde von einem griechischen Oberarzt an der Heidelberger Universitätsklinik vorgenommen. Sein Hauptzweck war es, die in der wissenschaftlichen Literatur geäußerten Bedenken gegen Thorotrast zu zerstreuen. Zu diesem Zweck wurden ihm Verwundete zugeführt, zu deren Behandlung keine Zustimmung notwendig war, da für sie eine öffentlich-rechtliche Pflicht zur Wiederherstellung der Gesundheit bestand. Der klagende Soldat erlitt als Folge der Thorotrast-Injektion eine Leberzirrhose, für die er eine Beschädigtenrente erhält; er verlangt nun für seinen weiteren Schaden Ersatz. Der Bundesgerichtshof unterscheidet zwischen Behandlung, therapeutischem Versuch und wissenschaftlichem Experiment und ordnet den Sachverhalt unter das Experiment ein, da „die Anwendung einer . . . objektiv gefährlichen Behandlungsmethode nicht entscheidend im Blick auf die Heilung des Kranken, sondern entscheidend im Blick auf die damit verbundenen Forschungszwecke erfolgt ist." Das Gericht sprach dem Soldaten wegen des Behandlungszwanges eine Aufopferungsentschädigung zu. Bei dieser Gelegenheit führte es nebenbei aus, daß normale Voraussetzung eines solchen Versuchs die Einwilligung nach Aufklärung des Probanden gewesen wäre (20).

Am 1.1.1978 trat das Gesetz zur Neurodnung des Arzneimittelrechts in Kraft. Es enthält in den §§ 40 und 41 eine ausführliche Regelung des Schutzes des Menschen bei der klinischen Prüfung von Arzneimitteln (s. Anhang S. 171 f). Dieser Schutz war notwendig geworden, weil das deutsche Gesetz sich dem Vorbild des amerikanischen anschließt und den Wirksamkeitsnachweis für neue Arzneimittel verlangt. Die klinische Prüfung wird also häufiger werden. § 40 stellt in der richtigen Reihenfolge darauf ab, daß nur ein maßvolles Risiko mit Zustimmung der informierten Versuchsperson erlaubt ist. Versuche an Insassen einer Straf- oder Heilanstalt sind untersagt. Grundsätzlich sollen auch nur geschäftsfähige Personen an einem Versuch teilnehmen können. Allerdings sind eingeschränkt auch Experimente an Kindern zulässig, wenn nur auf diese Weise eine Krankheit von Minderjährigen bekämpft werden kann. § 41 erweitert die Möglichkeiten des therapeutischen Versuchs dadurch, daß u.U. auf die Information des Patienten zu seinem eigenen Wohl verzichtet werden kann und auch geschäftsunfähige Personen dem Heilversuch unterworfen werden können, allerdings nur mit Zustimmung des gesetzlichen Vertreters. Besonders bemerkenswert ist, daß für Zufallschäden des Probanden oder Patienten eine Versorgung gewährt wird. Das geschieht durch den obligatorischen Abschluß einer Versicherung zugunsten der Versuchsperson, die über eine Summe von wenigstens 500.000,– DM für Tod oder die dauernde Erwerbsunfähigkeit geht.

Damit ist ein oft geäußerter Wunsch im Recht der experimentellen Medizin in Erfüllung gegangen, nämlich auch dem Opfer eines zwar ordnungsgemäß durchgeführten, aber schadenstiftenden Versuchs eine Kompensation zu verschaffen. Diese Bestimmung gibt noch einige Rätsel auf, von denen hier nur eins genannt werden soll: Wer hat den Anspruch im Falle eines Doppelblindversuchs? Nur der Angehörige der Testgruppe oder auch der Angehörige der Kontrollgruppe, dem zu Vergleichszwecken die Standard- oder Placebobehandlung zuteil wird?

Die bisherigen Ausführungen haben gezeigt, daß in den USA und in der Bundesrepublik jeweils ein anderer möglicher Weg zur Kontrolle der medizinisch-wissenschaftlichen Forschung am Menschen eingeschlagen wird. In Amerika gewährt man keine Kompensation im Falle des ordnungsgemäßen Versuchs, dafür wird aber vor Beginn des Experiments seine ethische und rechtliche Zulässigkeit geprüft. Auch hier bleibt ein Erdenrest zu tragen. Als Ethik wird nicht selten auch die sog. Situations-Ethik verstanden, deren utilitaristischer Zug selbstzerstörend wirken kann. Man denke an das berühmte Beispiel der Situations-Ethik: Als im Jahre 1942 bei den amerikanischen Streitkräften in Afrika eine beschränkte Lieferung Penicillin eintraf, stand der Generalarzt vor der Frage, ob er dieses Antibiotikum an Verwundete zur Bekämpfung ihrer Infektion oder an Solden zur Bekämpfung von Geschlechtskrankheiten ausgeben sollte. Er entschloß sich, venerische Krankheiten zu bekämpfen, einmal weil sie ansteckend sind und sodann weil ihre Heilung der Armee neue Soldaten zuführte. Die Versorgung der Verwundeten hatte zurückzustehen. Der Krieg als wesentlicher Umstand nahm auch hier unheilvollen Einfluß auf ethische Entscheidungen (22).

In Deutschland ist man noch weit entfernt von einer Pflicht, vor Beginn des Experiments die Erlaubnis eines Nachprüfungsausschusses einzuholen. Dafür bieten wir in jedem Falle den Versuchsopfern eine Entschädigung. Es steht übrigens zu hoffen, daß die Entschädigungspflicht auch außerhalb des Arzneimittelrechts analog angewandt wird.

Die menschliche Unzulänglichkeit läßt es nicht zu, auf die Verhinderung aller ethischen oder übermäßig gefährlichen Versuche zu hoffen. Ebensowenig wird der Wirksamkeits- und Ungefährlichkeitstest stets schlüssig sein. Das zeigt schon die Meinung der Fachleute, daß Contergan auch unter den neuen verschärften Prüfungsbestimmungen als Schlafmittel zugelassen werden würde. Aspirin hingegen würde wegen seiner mannigfachen und wenig aufgeklärten Nebenwirkungen wenig Aussicht haben, überhaupt auf den Markt zu kommen, würde es heute erstmals geprüft.

Literatur und Anmerkungen

1. Zur Herkunft des Eides des Hippokrates vgl. Garrison, Footnote on Hippocratic Oath, History of Medicine (1914) 67. Hippocrates, Aphorismus 1
2. Slater, v. Baker & Stapelton 95 English Reports 860 (1767); Carpenter v. Blake 60 Barb. 488 (N.Y. Supr. Ct. 1871) 50 N.Y. 696 (1872); Jackson v. Burnham 20 Colo. 532, 39 P. 577 (1895); Allen v. Voje 114 Wisc. 1, 89 N.W. 924 (1902)
3. U.S. v. Randall berichtet in Newsweek 8.11.1976 und Los Angeles Times 25.11.1976
4. Halushka v., University of Saskatchewan 52 Western Weekly Reports 608 (Court of Appeal, Saskatchewan 1965)
5. Laut Bericht der Los Angeles Times v. 28.10.1976
6. Vgl. Fried, Medical experimentation: personal integrity and social policy (1974); Calabresi, Reflections on medical experimentation in humans, 98 Daedalus (1969) 387; Burger, Reflections on law and experimental medicine 15 UCLA Law Review (1968) 436
7. Goldstein, Gallant, London & Klerman in National Commission for the protection of human subjects: Research involving the institutionalized mentally infirm (Draft, 6.10.1976) S. 33
8. Larenz, Schuldrecht, Bes. Teil 11, § 52 I; Staudinger-Nipperdey-Mohnen 11/12, § 611, Anm. 185

9. Moore: Ethical Boundaries in Initial Clinical Trials, Daedalus 98 (1969) 504, 506; Beecher, Research and the individual (1970) 517
10. Rice and Beri-Beri, Preliminary Report on an experiment conducted at the Kuala Lumpur Lunatic Asylum by William Fletcher, The Lancet 29.6.**1907 I**, 1776 ff.
11. Jonas, Philosphical Reflections on Human Experimentation. Daedalus **98** (1969) 233 ff.
12. Beecher, Research and the individual (1970) 229: „Consent is there for the asking".
13. Trials of war Criminals before the Nuernberg military tribunals under control council law No. 10, The Medical Case (Washington 1949) Bd. 1 und 2. Zur Kritik der 10 Punkte von Nürnberg vgl. Beecher, Research and the individual (1970) S. 229 ff. Zur geplanten Revision des Nürnberger Kodex, vgl. Ladimer-Newman, Clinical Investigation in Medicine (1963) 140
14. Texte in deutscher Übersetzung abgedruckt im Dt. Ärzteblatt 1964, 2533; Dt. Ärzteblatt 1975, 3163
15. Federal Food, Drug, and Cosmetic Act, 52 Stat. 1040 (1938), in der Fassung des Drug Amendment von 1962, 76 Stat. 784. Vgl. dazu von Loesch, Lebens- und Arzneimittelrecht in den Vereinigten Staaten von Amerika, Studium zum Internationalen Wirtschaftsrecht und Atomenergierecht, Bd. 56, Göttingen 1975
16. Hyman v. Jewish Chronic Disease Hospital 248 N.Y.S. 2d 245 (Sp.Ct. 1964), aufgehoben in 251 N.Y.S. 2d 818 (App. Div. 1964), aufgehoben und erstinstanzliche Entscheidung wiederhergestellt 15 N.Y. 2d. 317 = 206 N.E. 2d 338 (Court of Appeals 1965). Auszüge bei Katz, Experimentation with human beings (1972) 10-65
17. Beecher: Ethics and clinical research. New Engl. J. of Med. **274**, 1354 (1966)
18. 40 Federal Register (1975) 11854; Public Law 93-348 v. 12. Juli 1974
19. Zum deutschen Recht vgl. Böth, Das wissenschaftliche Humanexperiment NJW 1968, 1495; Deutsch, Rechtliche Aspekte des klinischen Experiments, Beiträge zur gerichtlichen Medizin 33, 18 (1975); Giesen, Die zivilrechtliche Haftung des Arztes bei neuen Behandlungsmethoden und Experimenten (1976); Grahlmann, Heilbehandlung und Heilversuch (1977); Fincke, Arzneimittelprüfung, Strafbare Versuchsmethoden (1977)
20. BGHZ 20, 61
21. AMG v. 24.8.1976 BGBl. 1976 I 2445
22. Die Entscheidung wurde von Oberst Edward D. Churchill getroffen, vgl. Beecher, Daedalus 98 (1969) 280 f

Die internationale Interdependenz des neuen deutschen Arzneimittelrechts

H. HASSKARL

Einführung

Am 19. November 1976 ließ das amerikanische Department of Health, Education and Welfare, vertreten durch die Food and Drug Administration, den Entwurf von „Regulations for Good Laboratory Practice" veröffentlichen (1). Diese Good Laboratory Practice Regulations stellen Regeln für die Durchführung nicht-klinischer Laborstudien auf. Der Entwurf dieser Regulations, die inzwischen unter der Abkürzung GLP bekannt sind, stellt eines der großen gegenwärtigen Anliegen der FDA dar. Der FDA Commissioner begründet diesen Verordnungsentwurf wie folgt:

> „Recent FDA experiences have identified significant problems in the manner in which nonclinical laboratory studies are being performed. Deficiencies were found during inspections of the testing facilities of major pharmaceutical firms, inspections of several private contract testing facilities, and internal reviews of toxicity studies of color additives conducted by FDA. How widespread or serious the problems are is not known at this time. The agency is concerned, however, that significant deviations in the quality and integrity of reported data might be of a greater magnitude and scope than had previously been assumed." (2)

Die FDA bringt in der Begründung zu den GLP zum Ausdruck, daß das Fehlen industrieweiter Standards zur Durchführung von Tierversuchen, deren Ergebnisse im Rahmen von Zulassungsverfahren für Arzneimittel benötigt werden, einen gravierender Mangel darstellt (3). Aufgrund der festgestellten Mängel bei der Durchführung von Tierversuchen hat die FDA nunmehr ein Normenwerk vorgeschlagen, das die systematisch-methodische Verläßlichkeit der tierexperimentellen Untersuchungen im Rahmen von Arzneimittelprüfungen sicherstellen soll. Unter anderem soll durch die GLP eine unabhängige Quality Assurance Unit geschaffen werden. Diese im bisherigen Arzneimittelrecht unbekannte Kontrollinstanz hat die Aufgabe, „to be responsible for assuring that the facilities, equipment, personnel (including personnel safety), methods, practices, records, and controls are in conformance with the regulations of this part and for assuring the quality and integrity of the data obtained from a nonclinical laboratory study." (4)

Kurz nach ihrer Veröffentlichung wurden die GLP auch bereits in der Bundesrepublik Deutschland intensiv diskutiert. Der Bundesverband der Pharmazeutischen Industrie ließ durch ein Expertengremium eine Stellungnahme erarbeiten, die er der FDA zuleitete. Die Beschäftigung mit den GLP, die in den Vereinigten Staaten von Amerika noch gar nicht in Kraft sind, hat die deutsche pharmazeutische Industrie veranlaßt, eine analoge Regelung auch für Deutschland zu fordern. Experten sind dem Vernehmen nach bereits dabei, GLP für die Bundesrepublik Deutschland zu konzipieren. Aus Japan hört man, daß die japanische Regierung ähnliche Bestimmungen für die Durchführung nicht-klinischer Laborstudien einführen will. Andere Länder werden möglicherweise folgen.

Die GLP stellen meines Erachtens ein klassiches Beispiel für die Internationalität von Bestimmungen dar, die sich mit der Sicherheit von Arzneimitteln befassen: In Amerika festgestellte Mißstände haben, nachdem sie behördlich aufgegriffen wurden, einen weltweiten Ausstrahlungseffekt. Damit bin ich bei dem Thema meiner Ausführungen. Wenn von der internationalen Interdependenz des künftigen deutschen Arzneimittelrechts die Rede ist, dann soll damit die internationale wechselweitige Abhängigkeit und Beeinflussung der einzelnen nationalen Staaten auf dem Gebiet der Arzneimittelgesetzgebung von den gesetzlichen Regelungen anderer Staaten, von internationalen Empfehlungen und von supranationalen Regelungen gekennzeichnet werden, dargestellt am deutschen Recht.

1. Das neue deutsche Arzneimittelrecht in seinem internationalen Bezug

a) Allgemeines

Verantwortungsbewußte Gesetzgebung auf dem Gebiet des Arzneimittelrechts kann heute in der Regel nur stattfinden, wenn der nationale Gesetzgeber über den Zaun nationaler Begrenztheit hinaussieht und sich der Tatsache bewußt ist, daß die Gewährleistung der Arzneimittelsicherheit zum Schutze der Patienten ein weltweites Anliegen ist. Die nationalen Gesetzgeber werden sich also zum Beispiel darüber informieren, wie in anderen Staaten mit einem ausgeprägten Bewußtsein für Arzneimittelsicherheit versucht wurde, die Sicherheit der Arzneimittel zu erhöhen. Das neue deutsche Arzneimittelrecht gibt ein sehr aktuelles Beispiel für die Einbettung nationalen Arzneimittelrechts in internationale Strömungen. Wörtlich führte die Bundesregierung in dem Entwurf eines Gesetzes zur Neuordnung des Arzneimittelrechts folgendes aus (5):

> „Die aus dem Contergan-Prozeß gewonnenen Erkenntnisse sind ausgewertet und die erforderlichen Konsequenzen gezogen worden. Das Gesetz bringt eine weitgehende Angleichung an internationale Standards. So leistet es einen beachtlichen Beitrag zur Schaffung eines einheitlichen europäischen Arzneimittelrechts und bedeutet einen ersten Schritt auf dem Weg zu einem gemeinsamen europäischen Arzneimittelmarkt. Das Gesetz überführt die erste pharmazeutische EG-Richtlinie (6) in nationales Recht. Dabei werden Änderungen berücksichtigt, die der seit Anfang 1965 eingetretenen Entwicklung Rechnung tragen und sich vor allem in den beim EG-Ministerrat zur Entscheidung anstehenden Entwürfen einer zweiten pharmazeutischen EG-Richtlinie und einer EG-Prüfrichtlinie für Arzneimittel abzeichnen. Das Gesetz schafft zudem die Grundlage für die Übernahme einer EG-Farbstoffrichtlinie für Arzneimittel, deren Verabschiedung in absehbarer Zeit zu erwarten ist. Das Gesetz schafft zugleich die Voraussetzungen für die Transformierung der Richtlinien der Weltgesundheitsorganisation, insbesondere der Richtlinie über die Grundregeln für die Herstellung von Arzneimitteln und die Sicherung ihrer Qualität (7). Schließlich trifft das Gesetz Vorsorge, daß die Monographien des Europäischen Arzneibuches nunmehr kurzfristig übernommen werden können.

Nach allem wird den vielfältigen internationalen Entwicklungen und den nationalen Erfordernissen Rechnung getragen. Diese sind systematisch umgesetzt und zu einer neuen Gesamtkonzeption vereinigt worden."

Die Mitglieder des Bundestagsausschusses für Jugend, Familie und Gesundheit hielten es für erforderlich, sich im Laufe der etwa 1 1/2 jährigen Beratungen des neuen deutschen Arzneimittelgesetzes über verschiedene ausländische nationale Regelungen auf diesem Gebiet persönlich zu informieren. Im Bericht des Ausschusses für Jugend, Familie und Gesundheit (8) heißt es dazu:

„Die Mitglieder des Unterausschusses (9) informierten sich außerdem über die Ausgestaltung der Arzneimittelkontrolle und über Fragen der Arzneimittelsicherheit im Ausland. In der Zeit vom 1. bis 9. September 1975 führte eine Delegation von sieben Abgeordneten Gespräche mit Vertretern einschlägiger Behörden, Institute und Verbände in den Vereinigten Staaten. Besucht wurden unter anderem die Food and Drug Administration, die Federal Trade Commission, die National Consumers League, eine Universitätsklinik und das Food and Drug Law Institute. Die Abgeordneten führten Gespräche mit Kongreßmitgliedern, mit Repräsentanten der amerikanischen Pharma- und Heilmittelindustrie.

Vom 7. bis 13. Dezember 1975 hielt sich eine andere Delegation von sieben Unterausschußmitgliedern in Großbritannien und Schweden auf. In Großbritannien unterrichteten sich die Abgeordneten vor allem in der Arzneimittelabteilung des Department of Health and Social Security und trafen dort auch mit Mitgliedern verschiedener Sachverständigenkommissionen zusammen. Es folgten Gespräche mit Vertretern der britischen Pharma- und Heilmittelindustrie sowie der Besuch einer Arzneimittelfirma. In Schweden standen Informationsgespräche mit Angehörigen der Arzneimittelabteilung des Gesundheits- und Sozialministeriums (Socialstyrelsen) sowie mit Repräsentanten der Arzneimittelindustrie (LIF und RUFI) im Vordergrund. Außerdem wurde auch hier ein Arzneimittelunternehmen besucht.

Die Erkenntnisse, die durch diese Informationsreisen und Gespräche gewonnen wurden, waren für die Beratung des Gesetzentwurfs sehr wertvoll. Gerade weil die Arzneimittelgesetzgebung in den besuchten Ländern weiter fortgeschritten ist als in der Bundesrepublik Deutschland, war es den Abgeordneten möglich, die positiven wie auch die negativen Erfahrungen dieser Staaten bzw. Regierungen mit bestimmten Regelungen für die Prüfung, Zulassung, Nachzulassung, Kontrolle usw. in den eigenen Entscheidungsprozeß einfließen zu lassen . . . Darüberhinaus informierten sich einzelne Mitglieder des Unterausschusses über Fragen des Arzneimittelrechts und der Arzneimittelsicherheit in verschiedenen westeuropäischen Staaten."

Das neue deutsche Arzneimittelgesetz, das am 1. Januar 1978 in Kraft trat, ist damit nachweislich international orientiert. Die Abhängigkeit der im neuen deutschen Arzneimittelgesetz gefundenen Lösungen von internationalen Strömungen, Empfehlungen oder Richtlinien wird jedoch bei der Lektüre des Gesetzes dem nicht informierten Leser nicht ohne weiteres klar. Das Gesetz macht einen in sich geschlossenen „deutschen" Eindruck. Ziel der nachfolgenden Ausführungen ist es, diese Internationalität des deutschen Arzneimittelrechts deutlich zu machen.

b) Topik und Arzneimittelgesetzgebung

Zuvor soll jedoch auf einen Aspekt der neuen deutschen Arzneimittelgesetzgebung aufmerksam gemacht werden, der sich möglicherweise selbst dem Kenner arzneimittelrechtlicher Materien nicht ohne weiteres erschließt. Es handelt sich darum, daß man das neue Arzneimittelgesetz zugleich auch unter dem Blickwinkel rechtswissenschaftlicher Grundlagenforschung sehen kann, und zwar in der Weise, daß das neue Recht mehr oder weniger unbewußt den Niederschlag spezieller juristischer Hermeneutik darstellt.

Problemorientiertes Durchdenken möglicher Regelungen auf dem Gebiet der Arzneimittelgesetzgebung führt nach dem gegenwärtigen Stand der Erkenntnisse in allen Staaten mehr oder weniger zum Herausschälen ähnlicher oder gleicher Probleme. Bei dem Versuch, Lösungen für diese Probleme zu finden, bieten sich verschiedene Gesichtspunkte an. Diese Gesichtspunkte oder Beurteilungshilfen möchte ich in Anlehnung an die aristotelische Logik als „topoi" bezeichnen (10). Haupttopos ist dabei die Sicherheit des Arzneimittels in seiner Anwendung am Menschen. Das systematische Sammeln dieser Topoi kann als Voraussetzung für problemadäquate Lösungen, hier zum Beispiel im Bereich des Arzneimittelrechts, angesehen werden. Die Topik hat demzufolge gerade dort eine besondere Bedeutung, wo es sich um besondere Problemkreise handelt, in „deren Natur es liegt, nie ganz ihren Problemcharakter zu verlieren" (11). Gesetzgebung allgemein und so auch Arzneimittelgesetzgebung im besonderen ist für topische Jurisprudenz ein zumindest interessanter, wenn nicht wichtiger Anwendungsfall.

Wir haben es zunächst mit folgendem Ausgangssachverhalt zu tun. Der Mensch ist krank. Er soll wieder gesund werden. Zu diesem Zweck muß die Krankheit geheilt werden. Eine der denkbaren Methoden, dieses Ziel zu erreichen, besteht darin, dem menschlichen Körper Stoffe zuzuführen, die die Krankheit, das Leiden, den Schaden oder die krankhaften Beschwerden heilen oder lindern (12). Voraussetzung dafür ist das Herausfinden der spezifischen Stoffwirkungen im voraus. Zum Teil uraltes, tradiertes Erfahrungswissen hat einen Anfang gemacht. Die hochentwickelte Gesellschaft der Gegenwart, in der die Güter Leben und Gesundheit den höchstmöglichen Stellenwert besitzen (13), muß nach einer immer besseren, das heißt wirksameren und zugleich unbedenklichen Behandlung der Krankheit suchen. Damit ist unter anderem neben der Notwendigkeit der Vorsorge, der Diagnose usw. die Forderung nach systematischer Entwicklung neuer Stoffe zur Krankheitsbehandlung, also von Arzneimitteln gestellt. Aufgabe der Arzneimittelforschung und Entwicklung ist es also, unter Respektierung der genannten Rechtsgüter Leben und Gesundheit Wege und Möglichkeiten zu finden, die Krankheiten wirksamer und unbedenklicher als bisher zu behandeln.

Wenn nun einmal unterstellt wird, daß in einer geeigneten Weise die Systematisierung dieses Problems, dem wir uns anschließend vorrangig zuwenden wollen, gelungen ist, so ist damit erst ein Teil zurückgelegt auf dem Wege zu einem alle wesentlichen Probleme einer Arzneimittelgesetzgebung umfassenden System. Ich überspringe nun die einzelnen Problemerörterungen aus Gründen der Raffung. Im Ergebnis verdichtet sich dieses problemorientierte System dann jedenfalls zu einer folgerichtigen Auflistung von Einzelproblemen. In ihrer sachgerechten Zuordnung ergeben diese Probleme schließlich eine Gliederung, die ihrerseits bereits dem Gesetzgeber hilfreich sein kann. Ein solches am Postulat der Arzneimittelsicherheit orientiertes Schema kann etwa wie folgt aussehen:

1. Begriff des Arzneimittels
2. Inhaltliche Anforderungen an die Beschaffenheit von Arzneimitteln
3. Formale Anforderungen an Arzneimittel
   a) Kennzeichnung der Behältnisse und äußeren Umhüllungen
   b) Packungsbeilage
4. Herstellung und Kontrolle von Arzneimitteln
   a) Staatliche Genehmigung zur Herstellung einschließlich Überwachung
   b) Qualifikation des Herstellungsleiters
   c) Autonome Stellung des Kontrolleiters
   d) Anforderungen an die Herstellung von Arzneimitteln
   e) Anforderungen an die Kontrolle von Arzneimitteln
5. Voraussetzungen für das Inverkehrbringen von Arzneimitteln
   a) Staatliche Erlaubnis (Verbot mit Erlaubnisvorbehalt)
   b) Inhaltliche Voraussetzungen
      aa) Analytische Prüfung
      bb) Pharmakologisch-toxikologische Prüfung
      cc) Klinische Prüfung
      dd) Bedürfnisprüfung
6. Sammlung von Nebenwirkungen
7. Import von Arzneimitteln
8. Information über Arzneimittel
9. Strafvorschriften.

Diese Kernprobleme muß heute eine jede verantwortungsbewußte nationale Arzneimittelgesetzgebung lösen. So verlockend es wäre, hier im internationalen Vergleich aufzuzeigen, welche Lösungsmöglichkeiten die einzelnen Staaten beschritten haben, so ist es aus Gründen der Themabeschränkung im Rahmen dieses interdisziplinären Gesprächs doch leider nicht möglich, eine derartig weitgehende Rechtsvergleichung durchzuführen.

2. Zwei wichtige Beispiele für die internationale Interdependenz des neuen Arzneimittelgesetzes

Zwei für die Arzneimittelsicherheit besonders wichtige Bereiche, deren grenzüberschreitende Bedeutung und damit internationale Einbettung nicht bezweifelbar ist, sind die Anforderungen an die Herstellung und Kontrolle von Arzneimitteln und an das Inverkehrbringen von Arzneimitteln. Das erste Problem soll kurz, das zweite ausführlich behandelt werden.

a) Herstellung und Kontrolle von Arzneimitteln

Die Generalversammlung der WHO hatte 1968 (14) den Generaldirektor aufgefordert, Empfehlungen für die sachgerechte Herstellung und Kontrolle von Arzneimitteln zu erarbeiten. Im Jahre 1969 veröffentlichte eine Expertengruppe den Vorschlag von Good

Practices in the Manufacture and Quality Control of Drugs (GMP) (15). Eine überarbeitete Fassung der GMP erschien 1975 (16). Die GMP sind wie folgt gegliedert:

1. Vorbemerkung
2. Begriffsbestimmungen
3. Personal
4. Räumlichkeiten
5. Technische Ausrüstung
6. Hygiene
7. Ausgangsmaterialien
8. Herstellungsvorgänge
9. Etikettierung und Verpackung
10. Qualitätskontrollsystem
11. Selbstkontrolle
12. Aufzeichnung über den Vertrieb
13. Beschwerden und Berichte über unerwünschte Wirkungen.

Diese GMP wurden in amtlicher deutscher Übersetzung vom Bundesminister für Jugend, Familie und Geshundheit veröffentlicht (17). Im neuen Arzneimittelgesetz hat diese WHO-Empfehlung in der Weise Eingang gefunden, daß der Bundesminister für Jugend, Familie und Gesundheit ermächtigt ist, eine Rechtsverordnung zu erlassen, die praktisch den Inhalt der WHO-GMP in deutsches Recht transponiert (vgl. § 54 AMG 1976).

Der amerikanische Gesetzgeber hat GMP längst verbindlich vorgeschrieben, und zwar unter dem Titel „Current Good Manufacturing Practice for Finished Pharmaceuticals" (18).

Auch die EFTA-Staaten haben die WHO-GMP in nationales Recht transponiert. Sowohl der amerikanische als auch der EFTA-Wortlaut sind den in Deutschland veröffentlichten Regelungen sehr ähnlich. Die EFTA-Staaten haben darüberhinaus ein Abkommen zur gegenseitigen Anerkennung von Inspektionen betreffend die Herstellung pharmazeutischer Produkte geschlossen (19). Im Arzneimittelrecht der DDR gibt es bisher anscheinend noch keine GMP (20).

b) Voraussetzungen für das Inverkehrbringen von Arzneimitteln

Vorschriften des neuen AMG

§ 1 des AMG lautet:

Zweck des Gesetzes

Es ist der Zweck dieses Gesetzes, im Interesse einer ordnungsgemäßen Arzneimittelversorgung von Mensch und Tier für die Sicherheit im Verkehr mit Arzneimitteln, insbesondere für die Qualität, Wirksamkeit und Unbedenklichkeit der Arzneimittel nach Maßgabe der folgenden Vorschriften zu sorgen.

Diese Vorschrift steht in engem Zusammenhang mit der strafrechtlichen Zentralnorm des § 5. Diese Bestimmung lautet:

Verbot bedenklicher Arzneimittel

(1) Es ist verboten, bedenkliche Arzneimittel in den Verkehr zu bringen.

(2) Bedenklich sind Arzneimittel, bei denen nach dem jeweiligen Stand der wissenschaftlichen Erkenntnisse der begründete Verdacht besteht, daß sie bei bestimmungsgemäßem Gebrauch schädliche Wirkungen haben, die über ein nach den Erkenntnissen der medizinischen Wissenschaft vertretbares Maß hinausgehen.

Die eigentliche Kernvorschrift, die die Sicherheit des Arzneimittels jedoch gewährleisten soll und die damit meines Erachtens die bedeutendste Bestimmung des neuen Gesetzes überhaupt ist, ist § 25 AMG. Diese Vorschrift befindet sich im Rahmen der Zulassungsbestimmungen. In ihr hat das neu eingeführte materielle Zulassungsverfahren von Arzneimitteln seinen Niederschlag gefunden. An dieser Vorschrift werden künftig alle Arzneimittel, die neu in den Verkehr gelangen sollen, gemessen. Die Bestimmung läutet gewissermaßen für das Arzneimittel und damit für den beantragenden pharmazeutischen Unternehmer die Stunde der Wahrheit ein.

Der entscheidende Absatz 2 lautet:

Die zuständige Bundesoberbehörde darf die Zulassung nur versagen, wenn
1. die vorgelegten Unterlagen unvollständig sind,
2. das Arzneimittel nicht nach dem jeweils gesicherten Stand der wissenschaftlichen Erkenntnisse ausreichend geprüft worden ist,
3. das Arzneimittel nicht die nach den anerkannten pharmazeutischen Regeln angemessene Qualität aufweist,
4. dem Arzneimittel die vom Antragsteller angegebene therapeutische Wirksamkeit fehlt oder diese nach dem jeweils gesicherten Stand der wissenschaftlichen Erkenntnisse vom Antragsteller unzureichend begründet ist,
5. bei dem Arzneimittel der begründete Verdacht besteht, daß es bei bestimmungsgemäßem Gebrauch schädliche Wirkungen hat, die über ein nach den Erkenntnissen der medizinischen Wissenschaft vertretbares Maß hinausgehen,
6. . . .
7. . . .

Die Zulassung darf nach Satz 1 Nr. 4 nicht deshalb versagt werden, weil therapeutische Ergebnisse nur in einer beschränkten Zahl von Fällen erzielt worden sind. Die therapeutische Wirksamkeit fehlt, wenn feststeht, daß sich mit dem Arzneimittel keine therapeutischen Ergebnisse erzielen lassen.

Gerade diese beiden zuletzt zitierten Sätze des § 25 Abs. 2 AMG 1976 verdienten eine eingehende Würdigung, denn die Widersprüchlichkeit dieser Aussagen mit dem Wortlaut des § 25 Abs. 2 Nr. 4 AMG ist unübersehbar. Die in diesem Zusammenhang erforderliche Kritik muß ich mir an dieser Stelle ersparen (21). Der Kollege Stille wird jedoch teilweise darauf eingehen.

Die zitierte Vorschrift ist die Transponierung des Art. 5 der ersten EG-Richtlinie zur Angleichung der Rechts- und Verwaltungsvorschriften über Arzneispezialitäten aus dem Jahre 1965 (22). Diese Bestimmung lautet:

Die Genehmigung nach Art. 3 wird versagt, wenn sich nach Prüfung der in Art. 4 aufgeführten Angaben und Unterlagen ergibt, entweder, daß die Arzneispezialität bei bestimmungsgemäßem Gebrauch schädlich ist oder daß ihre therapeutische Wirksamkeit fehlt oder vom Antragsteller unzureichend begründet ist oder daß die Arzneispezialität nicht die angegebene Zusammensetzung nach Art und Menge aufweist . . .

Ich muß mir leider auch versagen, des näheren darauf einzugehen, daß Art. 5 der ersten EG-Richtlinie hinsichtlich des Wirksamkeitsnachweises die gefundene deutsche Fassung nicht ohne weiteres zu rechtfertigen vermag.

Grundlegende Empfehlungen der WHO

Die WHO Guidelines for Evaluation of Drugs for Use in Man aus dem Jahre 1975 beginnen – in deutscher Übersetzung – mit folgenden Worten:

„Der Mensch wird ständig durch seine eigenen Schöpfungen herausgefordert. Arzneimittel bilden keine Ausnahme von dieser Regel. Die Einführung einer großen Anzahl neuer Arzneimittel während der letzten Jahrzehnte hat sowohl hinsichtlich ihrer Sicher-

neuer Arzneimittel während der letzten Jahrzehnte hat sowohl hinsichtlich ihrer Sicherheit als auch ihrer Wirksamkeit bei der Ärzteschaft, bei den Wissenschaftlern der Arzneimittelforschung und in der Öffentlichkeit Besorgnis erregt. Aber erst angesichts der tragischen Auswirkungen im Falle des Thalidomids zu Beginn der 60-iger Jahre wurde man sich über die Unzulänglichkeit der bis dahin angewendeten Verfahren klar, die Beurteilung der Sicherheit und Wirksamkeit von Arzneimitteln den Arzneimittelherstellern und Klinikern zu überlassen. In vielen Ländern wurden inzwischen Gesetze zur Regelung der Beurteilung sowohl neuer als auch alter Arzneimittel erlassen.

Die Frage, wie die Weltgesundheitsorganisation zur Verbesserung der Beurteilung von Arzneimitteln beitragen kann, wurde auf verschiedenen Tagungen der leitenden WHO-Organe erörtert. Die 17. Weltgesundheitsversammlung (1964) nahm eine Resolution ... an, die den Generaldirektor ersuchte, „unter Mitwirkung der Beratenden Kommission für Medizinische Forschung die Formulierung von allgemein anerkannten Grundsätzen und Erfordernissen für die Beurteilung der Sicherheit und Wirksamkeit von Arzneimitteln vorzunehmen" ... Entsprechend diesem Ersuchen wurde mehrere wissenschaftliche Gruppen und Tagungen einberufen, und ihre Berichte wurden in der WHO Serie Technische Berichte veröffentlicht." (23)

Der beeindruckende Niederschlag der Tätigkeit dieser WHO-Ausschüsse waren eine Reihe von Richtlinien, die nachfolgend kurz aufgezählt werden sollen:

a) Principles for Preclinical Testing of Drug Safety aus dem Jahre 1966 (24)
b) Principles for Testing of Drugs for Teratogenicity aus dem Jahre 1967 (25)
c) Principles for the Clinical Evaluation of Drugs aus dem Jahre 1968 (26)
d) International Drug Monitoring – the Role of the Hospital aus dem Jahre 1969 (27)
e) Principles for the Testing and Evaluation of Drugs for Carcinogenicity aus dem Jahre 1969 (28)
f) Clinical Pharmacology – Scope, Organization, Training aus dem Jahre 1970 (29)
g) Evaulation and Testing of Drugs for Mutagenicity – Principles and Problems aus dem Jahre 1971 (30)
h) International Drug Monitoring – the Role of National Centers aus dem Jahre 1972 (31)
i) Pharmacogenetics aus dem Jahre 1973 (32)
j) Bioavailibility of Drugs – Principles and Problems aus dem Jahre 1974 (33).

Die Ergebnisse dieser Einzeluntersuchungen erschienen in den bereits eingangs erwähnten Guidelines. Diese Guidelines stellen ein WHO-Dokument dar, das man ohne Übertreibung in seiner Gesamtheit als die bedeutendste Veröffentlichung über die Probleme der Arzneimittelprüfung betrachten kann.

Qualität, Wirksamkeit und Unbedenklichkeit von Arzneimitteln als Forderung zahlreicher nationaler Rechte

Am Anfang der Entwicklung hin zu einer strengen modernen Arzneimittelsicherheit stand Contergan. Das ist ein unübersehbares Faktum. Der starke Einfluß auf die nationalen Rechte ist deutlich nachvollziehbar.

aa) Section 505 Abs. d des amerikanischen Federal Food Drug and Cosmetic Act verhindert eine Arzneimittelregistrierung unter anderem, wenn „the results of such tests show, that such drug is unsafe for use ... or do not show that such drug is safe for use ..." Ferner wird die Registrierung verweigert, falls „there ist a lack of substantial evidence that the drug will have the effect it purports or is represented to have under the conditions of use prescribed, recommended, or suggested in the proposed labeling thereof . . . The term ‚substantial evidence' means evidence consisting of adequate and well controlled investigations, including clinical investigations, by experts, qualified by scientific training an experience to evaluate the effectiveness of the drug involved" (34). Diese Formulierung ist zurückzuführen auf die sogenannten Drug Amendments aus dem Jahre 1962, die ihrerseits unmittelbar auf Contergan zurückgehen (35).

bb) § 14 AMG der DDR lautet wie folgt:

Wissenschaftliche Erforschung, Prüfung und Erprobung von Arzneimitteln

(1) Arzneimittel dürfen nur in den Verkehr gebracht werden, wenn sie nach den Erkenntnissen und Erfahrungen von Wissenschaft und Praxis ausreichend erforscht, pharmazeutisch und pharmakologisch geprüft sowie klinisch erprobt sind und sich dabei ihre Wirksamkeit und Unschädlichkeit erwiesen hat (36).

cc) Section 19 des englischen Medicines Act 1968 formuliert die Arzneimittelsicherheitserfordernisse in englischem Understatement so, daß „the licensing authority shall in particular take into consideration

a) the safety of medicinal products of each description to which the application relates;
b) the efficacy of medicinal products of each such description for the purposes for which the products are proposed to be administered; and
c) the quality of medicinal products of each such description, according to the specification and the method or proposed method of manufacture of the products, and the provisions proposed for securing that the products as sold or supplied will be of that quality (37)."

Besonders bemerkenswert am englischen Arzneimittelrecht ist noch eine zusätzliche Bestimmung, die der Lizenzbehörde, also der Zulassungsbehörde, es untersagt, eine Bedürfnisprüfung durchzuführen (38). Anders ist die Regelung insofern in der DDR. Dort wird über Anträge auf Erlaubnis, Arzneimittel in den Verkehr zu bringen, nach volkswirtschaftlichen Bedürfnissen im Rahmen der Volkswirtschaftsplanung entschieden (39).

dd) Ein besonderes System besteht in der Schweiz, wo zusätzlich zur eigentlichen Zulassung durch die Interkantonale Kontrollstelle für Heilmittel (IKS) in der Praxis häufig die Aufnahme vor Arzneimitteln in eine besondere Spezialitätenliste erfolgt. Für diese Kassenzulassung wird jedes Arzneimittel nach dem Bedürfnis, nach der Zweckmäßigkeit und der Zuverlässigkeit in Bezug auf Wirkung und Zusammensetzung eingeteilt und geprüft. Die therapeutische Wirksamkeit und Unbedenklichkeit gehören selbstverständlich auch dazu (40). Art. 6 der einschlägigen Verfügung des eidgenössischen Departments des Innern bezeichnet ein Arzneimittel dann als wirtschaftlich, wenn es die indizierte Heilwirkung mit möglichst geringem finanziellen Aufwand gewährleistet. Dabei kommen in Betracht die Wirkung im Verhältnis zu anderen Arzneimitteln gleicher Indikation oder ähnliche Wirkungsweise, die Kosten pro Tag oder Kur im Verhältnis zu anderen Arzneimitteln, die Forschungskosten sowie – und das scheint mir besonders interessant –, die Preisgestaltung im In- und Ausland (41).

ee) Auch in weiteren Staaten, so zum Beispiel in Irland, in Schweden, in den Benelux-Staaten, aber auch in Spanien und Jugoslawien, sind die Begriffe Qualität, Wirksamkeit und Unbedenklichkeit inzwischen Zentralbegriffe der Arzneimittelsicherheit und auch damit der jeweiligen Zulassungsverfahren geworden. Wir haben es daher insoweit mit einer außerordentlichen Harmonisierung der Zulassungsbedingungen zu tun. Es ist zu erwarten, daß die Staaten, die diese scharfen Anforderungen bisher noch nicht haben, im Laufe der Zeit dazu übergehen werden.

Wie nun im einzelnen Qualität, Wirksamkeit und Unbedenklichkeit nachgewiesen werden sollen, regeln teilweise besondere Empfehlungen. Hier sind zunächst wiederum die bereits erwähnten WHO-Empfehlungen zu nennen (42). Für die Bundesrepublik speziell ist auf die Richtlinie des Bundesgesundheitsministers über die Prüfung von Arzneimitteln aus dem Jahre 1971 zu verweisen, die allerdings lediglich eine Verwaltungsanweisung ist und also keine gesetzlichen Normen enthält (43). Ihr erster Teil befaßt sich mit der pharmakologisch-toxikologischen Erprobung von Arzneimitteln. Hinsichtlich dieser beiden Teile stimmt die EG-Richtlinie vom 20. Mai 1975 zur Angleichung der Rechts- und Verwaltungsvorschriften der Mitgliedsstaaten über die analytischen, toxikologisch-pharmakologischen und ärztlichen oder klinischen Vorschriften und Nachweise über Versuche mit Arzneispezialitäten überein (44). Dagegen enthält diese bedeutsame Richtlinie außerdem noch einen ersten Teil,der den physikalisch-chemischen, biologischen oder mikrobiologischen Versuchen mit Arzneispezialitäten gewidmet ist. Dieser Teil ist bisher noch nicht in deutsches Recht transponiert worden, obgleich dazu eine gemeinschaftsrechtliche Verpflichtung besteht (45).

Die Stufen, die die Entwicklung eines Arzneimittels typischerweise durchläuft, hat die WHO zusammengestellt. Unter Außerachtlassung der pharmazeutischen Entwicklung des Arzneimittels sind danach nach der Synthese der neuen Substanz folgende Stationen zu durchlaufen:

1. Biologisches Screening und akute Toxizität
2. Pharmakodynamische Studien am Tier
3. Pharmakokinetische Studien
4. Beginn der Langzeittoxizitätsstudien am Tier
5. Erste Untersuchungen am Menschen (klinische Phase I)
6. Abschluß der Studien der Langzeittoxizität am Tier
7. Kontrollierte klinische Prüfung (46).

3. Klinische Prüfung von Arzneimitteln

Im folgenden beschränke ich mich auf die Darstellung der klinischen Prüfung. Ich lasse also die übrigen Tätigkeiten, die der Erhöhung der Arzneimittelsicherheit dienen, nämlich die pharmazeutischen und tierexperimentellen Untersuchungen beiseite, obwohl auch bei ihnen ein einheitlicher internationaler Standard und damit die arzneimittelrechtliche Interdependenz nachgewiesen werden kann.

Nach Abschluß der pharmakologisch-toxikologischen Prüfung am Tier findet als letzte Stufe der Prüfung eines Arzneimittels die erstmalige Anwendung am Menschen statt. Die klinische Prüfung der Arzneimittel stellt unter rechtlichen Gesichtspunkten den schwierigsten Teil der Arzneimittelprüfung überhaupt dar. Zu den straf- und zivilrechtlichen Bedingungen, unter denen Arzneimittelprüfungen am gesunden und kranken Menschen überhaupt stattfinden können, hat der Kollege Deutsch bereits Stellung genommen (47). Im folgenden geht es darum, darzutun, in welch außerordentlichem Maße gerade die klinische Prüfung von Arzneimitteln internationalisiert wurde.

Wie bedeutsam die klinische Prüfung eines Arzneimittels am Menschen ist, kann darin ersehen werden, daß in einigen Staaten diese Prüfung erst stattfinden darf, wenn eine staatliche Behörde hierzu ihre Zustimmung gegeben hat. So sieht beispielsweise der englische Medicines Act von 1968 vor, daß derjenige, der eine klinische Prüfung durchführen will, im Besitze eines sogenannten Clinical Trial Certificate ist, in dem bestätigt wird, daß die Zulassungsbehörde der in Frage stehenden klinischen Prüfung ausdrücklich zugestimmt hat (48). In den USA muß vor Beginn einer klinischen Prüfung eine „Notice of Claimed Investigational Exemption for a New Drug" bei der FDA eingereicht werden. Die klinische Prüfung darf beginnen, wenn die Behörde sie nicht innerhalb von 30 Tagen untersagt hat (49). Diese sogenannte IND Erlaubnis ist ebenfalls unmittelbar auf die Einflüsse der Contergan-Katastrophe zurückzuführen. Diese Regelung stammt aus dem Jahre 1962 (50). In der DDR bedarf die Durchführung klinischer Prüfungen der Genehmigung durch die zuständige Sektion des Zentralen Gutachterausschusses für Arzneimittelverkehr (51).

In dem bisher geltenden deutschen Arzneimittelgesetz befanden sich keinerlei Hinweise auf die Bedingungen, von denen eine klinische Prüfung abhängt. Im AMG 1976 ist in § 40 Abs. 1 Nr. 6 lediglich vorgesehen, daß vor Beginn einer klinischen Prüfung die pharmakologisch-toxikologischen Unterlagen beim Bundesgesundheitsamt hinterlegt werden müssen. Einer behördlichen Genehmigung bedarf es daher auch nach künftigem Recht nicht. Allerdings müssen künftig Arzneimittel für die klinische Prüfung gekennzeichnet werden mit dem Hinweis „zur klinischen Prüfung bestimmt" (vgl. § 10 Abs. 10 AMG 1976).

a) Allgemeine Voraussetzungen für die klinische Prüfung

Die sogenannte Deklaration von Helsinki aus dem Jahre 1964 (52), die Empfehlungen als Richtschnur für Ärzte bei der Durchführung klinischer Forschungen enthält, darf als Grundgesetz für die Durchführung klinischer Prüfungen am Menschen angesehen werden. Sie liegt jetzt in einer revidierten Fassung aus dem Jahre 1975 vor. 60 Nationen, die dem Weltärztebund angehören, haben sie verabschiedet (53). Die Deklaration von Helsinki hat, indem sie den Schutz des gesunden und kranken Probanden in den Mittelpunkt gestellt hat, erhebliche Einflüsse auf nationale Gesetzgebungen ausgeübt. Unter dem genauen Titel „Declaration of Helsinki Recommendations Guiding Doctors in Clinical Research" hat diese Deklaration unveränderten Eingang in das amerikanische Arzneimittelrecht gefunden (54). Auch die WHO nimmt auf diese Deklaration Bezug und fordert, daß allen Prüfern dieses Dokument vertraut sein sollte (55). In den WHO Principles for the Clinical Evaluation of Drugs (56) wird ein Abschnitt ausdrücklich den ethischen und rechtlichen Problemen der klinischen Prüfung gewidmet. Folgende Probleme werden darin behandelt: Einwilligung des Probanden, Sicherheit des Probanden, Vergütung für Probanden, Kostentragung, Honorierung der klinischen Prüfer, Schadenersatz (57).

Die Deklaration von Helsinki hat in den § 40 und 41 AMG 1976 ihren deutschen Niederschlag gefunden (58). Die darin geregelten Probleme sind kurz aufgelistet folgende: Vertretbarkeit der klinischen Prüfung, Aufklärung des Probanden, Einwilligung des Probanden, Leitung durch einen erfahrenen Arzt, vorherige Durchführung einer pharmakologisch-toxikologischen Prüfung, Information des Leiters der klinischen Prüfung durch den Toxikologen und Abschluß einer Probandenversicherung. Auch die DDR hat diese Grundsätze von Helsinki der Sache nach übernommen und den Schutz des Probanden ebenfalls an die erste Stelle gestellt, wenngleich eine Heilbehandlung, die Einfluß auf die körperliche Integrität des Probanden hat, im Gegensatz zu unserem Rechtssystem dort in tatbestandlicher Hinsicht nicht als Körperverletzung angesehen wird, weil nur diese Auffassung der gesellschaftlichen Bedeutung der ärztlichen Tätigkeit gerecht werde (59).

Auch ein Blick in das amerikanische Arzneimittelrecht zeigt, wie stark der Probandenschutz im Vordergrund steht. Nach Section 505 I des Federal Food Drug and Cosmetic Act muß der klinische Prüfer „obtain the consent of such human beings of the representatives, except where they deem it not feasible or, in their professional judgement, contrary to the best interests of such human beings" (60). Bis auf Ausnahmefälle soll stets die Einwilligung des Probanden eingeholt werden. Ausnahmefälle werden definiert als die verhältnismäßig seltenen Fälle, in denen es nicht ratsam ist, die Einwilligung des Probanden oder seines gesetzlichen Vertreters zu erhalten oder wo es nach dem ärztlichen Urteil den wohlverstandenen Interessen des Patienten widerspräche. Nicht ratsam wird auf die Fälle beschränkt, in denen der klinische Prüfer die Einwilligung des Probanden nicht erhalten kann wegen der Unfähigkeit des Probanden, sich verständlich zu machen. Die Einwilligung des Probanden muß nach amerikanischem Recht in der klinischen Phase I und II schriftlich erfolgen. In der klinischen Phase III kann der klinische Prüfer mit Rücksicht auf den physischen und geistigen Zustand des Probanden eine mündliche Einwilligung ausreichen lassen. In diesem Fall muß er die Tatsache der mündlichen Einwilligung schriftlich festhalten (61).

Der Informed Consent spielt also auch in den USA eine zentrale Rolle. Es läßt sich daher feststellen, daß die §§ 40, 41 AMG 1976 internationales Gedankengut auf der Höhe der Zeit wiederspiegeln.

b) Doppelblindstudien

Nach der deutschen Richtlinie über die Prüfung von Arzneimitteln aus dem Jahre 1971 sind klinische Untersuchungen grundsätzlich als „controlled clinical trials" durchzuführen. Dabei kann der Wirkungsvergleich eines neuen Arzneimittels mit einem bereits bekannten einem Wirkungsvergleich mit einem Leepräparat (Placebo) vorzuziehen sein. Bei Untersuchungen, bei denen die Wirkung des Arzneimittels nicht objektiv meßbar ist, *muß* ein kontrollierter Versuch nach der „double-blind" Methode durchgeführt werden, soweit das möglich ist (62). Fast wörtlich stimmen diese Aussagen überein mit den entsprechenden Bestimmungen der EG-Richtlinie Normen und Protokolle aus dem Jahre 1975 (63). Ebenso hält die WHO die Doppelblindstudie grundsätzlich für geboten (64). Es stehen dabei grundsätzlich zwei Referenzstandards zur Verfügung. Ein Standard ist das Placebo,und die andere Vergleichssubstanz ist das Arzneimittel, das im allgemeinen als die beste bereits verfügbare Behandlung gilt. Nach Auffassung des Expertengremiums der WHO wird eine Prüfung gegen Standardpräparate häufig die Anwendung des Placebos überflüssig machen und ein klareres Bild von den Eigenschaften des neuen Arzneimittels verschaffen als eine durch Placebo kontrollierte Prüfung (65). Ähnlich heißt es in schwedischen Empfehlungen: „For purposes of comparison, it will as a rule be necessary to have a control population in which the patient is treated with another recognized drug and/or placebo. The investigations should as far as possible be performed with double-blind-technique (66)". In der DDR herrscht demgegenüber offenbar die Auffassung, daß man in den meisten Fällen mit einem einfachen Blindversuch auskommen kann (67). Demgegenüber geht das amerikanische Arzneimittelrecht ebenfalls von der Möglichkeit von Doppelblindstudien aus und hält sowohl die Placebo-Anwendung als auch die Prüfung gegen einen Standard für vertretbar (68). Ob § 41 Nr. 1 AMG 1976 Doppelblindstudien mit Placebos grundsätzlich überhaupt möglich macht, soll hier nicht weiter untersucht werden. Immerhin vertrat der Bundestagsausschuß für Jugend, Familie und Gesundheit die Auffassung, daß trotz der genannten Vorschrift die Prüfung am Kranken unter dem Gesichtspunkt des übergesetzlichen rechtfertigenden Notstandes möglich sein müsse (69). Zur Placebo-Anwendung im Rahmen der klinischen Prüfung führte der gleiche Ausschuß folgendes aus: „Vor allem tirfft das weithin verbreitete Vorurteil nicht zu, daß der sogenannte ‚Doppelblindversuch' im Rahmen der klinischen Prüfung die Verwendung eines Placebos für eine Gruppe von Patienten zwingend voraussetze. In der Regel wird vielmehr beim kontrollierten klinischen Versuch mit Kranken ein bereits erprobtes Präparat mit dem neuen zu prüfenden Arzneimittel verglichen (70)."

In einem Kommentar zum AMG der DDR heißt es zum gleichen Problem: „Ohne Unterschied, ob es sich um Vorprüfung oder Großfeldversuch handelt, darf die Einbeziehung Kranker in eine unwissentliche Versuchsanordnung und die damit verbundene Verabreichung von Falsumpräparaten nicht dazu führen, daß eine notwendige Arzneitherapie mit bekannten, in ihrer Wirkung gesicherten Mitteln vorenthalten wird. Die unwissentliche Versuchsanordnung ist auch in solchen Fällen nicht gefährdet, da der Wirkstoff mit einem in seiner Wirkung bereits bekannten Mittel verglichen werden kann. Die Einbeziehung eines kranken Probanden in einen Versuch mit Leerpräparaten ist deshalb nur denkbar, wenn dadurch solche Arzneimitel vorübergehend in Fortfall kommen, deren Weglassung überhaupt oder zumindest zeitweilig für den Krankheitsverlauf selbst ohne wesentlichen Einfluß ist (71)."

c) Klinische Prüfung am psychisch Kranken

Meine Ausführungen sollen zum Schluß dem Thema dieses interdisziplinären Gesprächs entsprechend sich dem Problem zuwenden, wie international die klinische Prüfung am psychisch Kranken rechtlich beurteilt wird. Das neue deutsche Arzneimittelgesetz läßt eine solche Prüfung grundsätzlich zu (vgl. § 41 Nr. 2, Nr. 3 und Nr. 4). Die besondere Schutzbedürftigkeit des psychisch Kranken, der geschäftsunfähig oder in seiner Geschäftsfähigkeit beschränkt ist, liegt auf der Hand. Die Einwilligung des gesetzlichen Vertreters gewährleistet hier grundsätzlichen Schutz. Die bereits zitierten Empfehlungen und Regelungen der WHO (72) und des amerikanischen Arzneimittelrechts bestätigen diese Auffassung (73).

Das für uns verbleibende Problem liegt darin, ob international bei psychisch Kranken eine Placebo-Anwendung im Rahmen von Doppelblindstudien anerkannt wird. Diese Frage ist zu bejahen. Nach DDR-Auffassung ist die Placebo-Anwendung an kranken Versuchspersonen möglich, wenn es ein sicher wirkendes Mittel für die Krankheit, an der sie leiden, nicht gibt oder ein vorhandenes Mittel beim Kranken aus bestimmten Gründen nicht angewandt werden kann oder nicht bzw. nicht mehr wirkt. Voraussetzung hierfür ist, daß die Placeobo-Gabe innerhalb von Versuchsanordnungen zur klinischen Erprobung eines neuen Mittels eben für diese Krankheit erfolgt. Die Anwendung von Placebos bedürfe danach in diesen Fällen weder der Aufklärung noch der Zustimmung des Patienten. Der Arzt schadet dem Patienten mit der Placebo-Gabe nicht. Er hilft ihm allerdings auch nicht, ohne indessen etwas zu versäumen, weil er den Patienten gegenwärtig in dieser Hinsicht überhaupt nicht gezielt behandeln kann (74). Daß hier ein ärztlich ethisches Problem verbleibt, ändert an der Berechtigung dieser Feststellung nichts. Der doppelte Blindversuch darf nach DDR-Auffassung nur bei objektiv schwer meßbaren Beurteilungskriterien und bei Problemen in der *Psychiatrie* eine Bedeutung haben (75). Auch das amerikanische Arzneimittelrecht hält die Prüfung am psychisch Kranken wohl grundsätzlich für möglich, weil ausnahmsweise auch auf die Zustimmung des Probanden, hier des psychisch Kranken, verzichtet werden kann (exceptional cases) (76).

In den bereits mehrfach zitierten WHO Principles for the Clinical Evaluation of Drugs (77) sind in Bezug auf unser Problem folgende Feststellungen nachzulesen: „In so far as consistent with the patient's best interest, his freely given consent should be obtained, if at all possible, and, in case of legal incapacity, consent should be procured from the legal guardian. For patients with major psychoses or severe mental retardation, some special procedure may have to be employed, such as consultation with the physician in charge, expert consultants and the family or official custodiance. The procedure may vary in different countries. At times, the physician may judge that to seek informed consent would be either impossible or not in the best interests of the patient; in such instances the patient's interests will be safeguarded by consultation with a review group of physicians and other medical scientists (peer-group)." Auch in den WHO-Guidelines for Evaluation of Drugs for Use in Man wird die Einbeziehung nichtbefragter Patienten, zum Beispiel solcher mit fortgeschrittener Geisteskrankheit, ausdrücklich als eine zulässige, wenn auch seltene Möglichkeit erwähnt. Gerade die psychiatrischen Patienten und geistig retardierten Personen bieten als Versuchspersonen nach Auffassung der WHO besondere Probleme (78). Auch in der deutschen Richtlinie über die Prüfung von Arzneimitteln aus dem Jahre 1971 (79) und in der EG-Richtlinie Normen und Protokolle aus dem Jahre 1975 (80) finden sich andeutungsweise Hinweise darüber, daß es bei der Durchführung klinischer Prüfungen und der Anwendung der Doppelblindmethode von Fall zu Fall verschiedene Voraussetzungen für die Durchführung geben kann.

4. Zusammenfassung

Das am 1. Janur 1978 in Kraft getretene Arzneimittelgesetz ist inhaltlich eingebettet in internationale arzneimittelrechtliche Strömungen und Entwicklungen und ohne diesen internationalen Bezug nicht voll zu würdigen. Die Contergan-Katastrophe war weltweit auslösender Faktor für den Erlaß verschärfter Bestimmungen und Empfehlungen zur Gewährleistung von Arzneimittelsicherheit. Das deutsche Arzneimittelgesetz zieht die im Ausland und in internationalen Organisationen gereiften Konsequenzen aus Contergan.

Wer unter dem Aspekt der Arzneimittelsicherheit heute problemorientierte Lösungen für gesetzliche Regelungen finden will und dabei topisch vorgeht, wird in jedem Land zu im wesentlichen ähnlichen oder gleichen Regelungen gelangen. Die Anforderung an die Herstellung und Kontrolle von Arzneimitteln sind ein Anwendungsfall international interdependenter Regelungen. Die GMP werden Bestandteil des künftigen deutschen

Arzneimittelrechts sein. Zentrale, hohen internationalen Standard darstellende Regelungen betreffen Qualität, Wirksamkeit und Unbedenklichkeit von Arzneimitteln. Die Einflüsse der WHO, des amerikanischen Arzneimittelrechts und der Europäischen Gemeinschaften insbesondere auf die Anforderungen bei Zulassung eines Arzneimittels sind nachweisbar. Die klinische Prüfung von Arzneimitteln am Menschen wird heute weltweit gefordert. Übereinstimmend werden hierfür unter anderem Aufklärung und Einwilligung des gesunden oder kranken Probanden gefordert. Doppelblindstudien sind grundsätzlich zulässig. Die Placebo-Anwendung ist allerdings nur unter einschränkenden Voraussetzungen möglich. Für die klinische Prüfung am psychisch kranken Menschen gelten weltweit Besonderheiten, die zu geringeren Anforderungen an Aufklärung und Einwilligung führen. Der Prüfer hat hier besonders verantwortungsvoll zu entscheiden. Dabei können zusätzlich auch Review oder Peer-Groups sinnvoll und hilfreich sein.

Literatur und Anmerkungen

1. In: Federal Register vom 19. November 1976, Teil II, S. 51205 ff.
2. a.a.O., S. 51207
3. a.a.O., S. 51208
4. Sect. 3 e 33 (a) GLP, a.a.O., S. 51222
5. Bundestagsdrucksache 7/3060 vom 7.01.1975, S. 43
6. v. 26. Januar 1965, Amtsblatt der Europäischen Gemeinschaften 1965, S. 369
7. WHO Technical Report Series No. 418 (1969); S. 17 (Annex 2) = Official Records of the WHO Twenty Second World Health Assembly No. 176 (1969), Part I, S. 99 (Annex 12)
8. Bundestagsdrucksache 7/5091 v. 28.4.1976, S. 2 f.
9. Gemeint ist der Unterausschuß „Arzneimittelrecht" des Bundestagsausschusses für Jugend, Familie und Gesundheit
10. Vgl. hierzu die grundlegende Arbeit von Theodor Viehweg, Topik und Jurisprudenz, 4. Aufl., München 1969, S.17: „Die Topik will Winke geben, wie man sich in einer solchen Situation (sc. Problemsituation) verhält, um nicht rettungslos steckenzubleiben. Sie ist daher die Techne des Problemdenkens."; und passim
11. Th. Viehweg, a.a.O., S. 22
12. Diese Formulierung ist angelehnt an den Arzneimittelbegriff des § 2 Abs. 1 Nr. 1 Arzneimittelgesetz (AMG) 1976 = Art. 1 des Gesetzes zur Neurodnung des Arzneimittelrechts v. 24. August 1976 (Bundesgesetzblatt Teil I, S. 2445)
13. Diese sind nicht nur durch strafrechtliche Normen geschützt, sondern sogar durch das Grundgesetz, vgl. Art. 2 Abs. 2 GG
14. Vgl. Resolution WHO 21.37 der 21. Weltgesundheitsversammlung, in: Official Records of the WHO Nr. 168
15. vgl. Fußnote 7
16. WHO Expert Committee on Specifications for Pharmaceutical Preparations – Twenty-fifth Report –, in: WHO Technical Report Series No. 567, S. 16 ff (Annex 1)
17. In: Bundesanzeiger Nr. 56 v. 21.3.1975
18. Vgl. Title 21 Part 211 des Code of Federal Regulations, Stand: 1. April 1977
19. Vgl. Document PH 1/72, Issued by the EFTA Secretariat Genera, September 1972
20. Allerdings hat das DDR-Institut für Arzneimittelwesen eine Reihe von die Herstellung und Kontrolle von Arzneimitteln betreffenden Aufgaben, vgl. Richter, Joachim, Keune, Hans Georg, Arzneimittelrecht der DDR, Kommentar, Teil I, Berlin 1972, S. 351 f.
21. Siehe hierzu jedoch meinen Aufsatz „Der amputierte Wirksamkeitsnachweis", in: Frankfurter Allgemeine Zeitung : Blick durch die Wirtschaft v. 9. und 11. September 1976

22. Siehe Fußnote 6
23. Report of a WHO Scientific Group, in: WHO Technical Report Series No. 563 (1975). Die deutsche Übersetzung ist erschienen unter dem Titel „Richtlinien für die Beurteilung von beim Menschen anwendbaren Arzneimitteln", herausgegeben von der Medizinisch-pharmazeutischen Studiengesellschaft, Aulendorf 1976. Das Zitat befindet sich auf S. 7
24. WHO Technical Report Series, No. 341
25. WHO Technical Report Series, No. 364
26. WHO Technical Report Series, No. 403
27. WHO Technical Report Series, No. 425
28. WHO Technical Report Series, No. 426
29. WHO Technical Report Series, No. 446
30. WHO Technical Report Series, No. 482
31. WHO Technical Report Series, No. 498
32. WHO Technical Report Series, No. 524
33. WHO Technical Report Series, No. 536
34. Federal Food, Drug, and Cosmetic Act as amended 1971, Public Law 92-387
35. Lutz Rüdiger von Loesch, Lebens- und Arzneimittelrecht der Vereinigten Staaten von Amerika, Göttingen 1975, S. 240, 250 (Bd. 56 der Studien zum internationalen Wirtschaftsrecht und Atomenergierecht)
36. Zitiert nach Richter-Keune, a.a.O. (Fußnote 20), S. 78
37. Section 19 Medicines Act 1968 (London, Her majesty's Stationary Office Reprinted 1974)
38. Section 19 Subsection 2
39. Vgl. § 21 Abs. 2 Buchstabe a AMG der DDR, zitiert bei Richter-Keune, a.a.O. (Fußnote 20), S. 139, 151
40. Vgl. Art. 4, 5 der Verfügung 10 des Eidgenössischen Deparments des Innern über die Krankenversicherung betreffend die Aufnahme von Arzneimitteln in die Spezialitätenliste vom 19. November 1968
41. Art. 6 der Verfügung a.a.O. (Fußnote 40)
42. Guidelines for Evaluation of Drugs for Use in Man, WHO Technical Report Series, No. 563 (1975)
43. Vgl. Fußnote 17; auf die verfassungsrechtlichen Bedenken gegen diese Richtlinie hatte der Verfasser an anderer Stelle bereits hingewiesen (Grundlagen des Arzneimittelrechts, in: Neue Juristische Wochenschrift 1972, S. 1497 ff.)
44. Amtsblatt der Europäischen Gemeinschaften 1975, Nr. L 147/1
45. Vgl. Art. 3 der Richtlinie in Verbindung mit Art. 189 des EWG-Vertrages
46. Vgl. Richtlinien etc., a.a.O. (Fußnote 23), S. 11
47. S. hierzu den in diesem Buch abgedruckten Beitrag von E. Deutsch, S. 53
48. Section 31 des Medicines Act 1968
49. Part 312.1 von Title 21 des Code of Federal Regulations, Stand: 1. April 1977
50. Vgl. v. Loesch, a.a.O. (Fußnote 35), S. 240 f.
51. § 8 Abs. 4 der 1. Durchführungsbestimmung zum Arzneimittelgesetz, abgedruckt bei Richter-Keune, a.a.O. (Fußnote 20), S. 79
52. Veröffentlicht in: Bundesanzeiger Nr. 113 vom 25.6.1971. Der Text ist auch abgedruckt bei Hasskarl, Horst, Kleinsorge, Hellmuth, Arzneimittelprüfung–Arzneimittelrecht, Nationale und Internationale Bestimmungen und Empfehlungen, Stuttgart 1974, S. 25 ff.
53. Abgedruckt in: Tätigkeitsbericht der Bundesärztekammer 75/76, S. 161 ff.
54. Section 312.20 von Title 21 des Code of Federal Regulations, Stand: 1. April 1977
55. Vgl. Richtlinien für die Beurteilung etc. a.a.O. (Fußnote 23), S. 45
56. Vgl. Fußnote 26; abgedruckt bei Hasskarl-Kleinsorge, a.a.O. (Fußnote 52), S. 181 ff.
57. a.a.O., S. 191 ff.
58. Siehe Bundestagsdrucksache 7/3060 v. 7.1.1975, S. 53
59. Keune, in: Richter-Keune, a.a.O. (Fußnote 20), S. 551 ff.

60. Vgl. Fußnote 34
61. Section 310.102 von Title 21 Code of Federal Regulations, Stand: 1. April 1977
62. S. Hasskarl-Kleinsorge, a.a.O. (Fußnote 52), S. 20
63. a.a.O. (Fußnote 44)
64. Principles for the Clinical Evaluation of Drugs, a.a.O. (Fußnote 26); abgedruckt bei Hasskarl-Kleinsorge, a.a.O. (Fußnote 52), S. 195 ff.
65. Richtlinie für die Beurteilung etc., a.a.O. (Fußnote 23), S. 58
66. Registration of Pharmaceutical Specialities, Instruction, herausgegeben vom National Board of Health and Welfare am 28.6.1973, Section 5, S. 2
67. S. Richter-Keune, a.a.O. (Fußnote 20), S. 84
68. Vgl. v. Loesch, a.a.O. (Fußnote 35), S. 255
69. Bundestagsdrucksache 7/5091 v. 28.4.1976, S. 9
70. a.a.O., S. 8 f.
71. Keune, in: Richter-Keune, a.a.O. (Fußnote 20), S. 560
72. Principles for the Clinical Evaluation of Drugs, a.a.O. (Fußnote 26); s. auch Hasskarl-Kleinsorge, a.a.O. (Fußnote 52), S. 192
73. Section 310.102 des Title 21 Code of Federal Regulations
74. Keune, in: Richter-Keune, a.a.O. (Fußnote 20), S. 560 f.
75. Vgl. Fußnote 74, S. 84
76. Section 310.102 (d) des Title 21 Code of Federal Regulations, Stand: 1. April 1976
77. S. Hasskarl-Kleinsorge, a.a.O. (Fußnote 52), S. 192
78. S. Richtlinien für die Beurteilung etc., a.a.O. (Fußnote 23), S. 50, 51
79. Bundesanzeiger Nr. 113 v. 25.6.1971
80. S. Fußnote 44

Haftungs- und versicherungsrechtliche Fragen bei der Prüfung von Arzneimitteln, insbesondere nach dem neuen Arzneimittelgesetz 1976

A. GRANITZA

1. Schon wenn man das noch geltende Recht betrachtet, gilt folgendes: Pflichtverletzungen bei der klinischen Prüfung können unabhängig von den Vorschriften des Arzneimittelgesetzes (AMG) sowohl strafrechtlich als auch zivilrechtlich relevant sein, d.h. entweder Strafe oder Schadensersatz zur Folge haben. Die Frage, ob eine Körperverletzung bzw. eine fahrlässige Tötung im strafrechtlichen Sinn vorliegt oder ob eine Schadensersatzpflicht nach Zivilrecht gegeben ist, ist danach zu beurteilen, ob und von wem bestimmte Sorgfaltspflichten verletzt wurden. Bei der klinischen Prüfung wirken nun der in der Klinik tätige Arzt und der Hersteller eines neuen Präparates eng zusammen. Beide erfüllen mit der klinischen Prüfung eigene Aufgaben und werden im eigenen Interesse tätig. Der heilende und zugleich forschende Arzt dient dem Wohl seines Patienten, wenn er dessen Gesundung nach der fortschrittlichsten und besten verfügbaren Methode zu erreichen sucht. Darüber hinaus nimmt er an dem Fortgang der medizinischen Wissenschaft teil und ermöglicht die Entwicklung besserer Arzneimittel zur Verwendung durch die Ärzteschaft. Der pharmazeutische Hersteller erhält durch die klinische Prüfung wichtigen Aufschluß über neuere Präparate, deren Einführung er anstrebt. Er ist aus eigener Verantwortung, aber auch von Gesetzes wegen aufgrund der Zulassungsbestimmungen zur Durchführung der klinischen Prüfung angehalten. Aus diesem auf gleichlaufendem Interesse beruhenden Zusammenwirken ergeben sich Pflichten sowohl für den Arzt als auch für den Hersteller. Die Frage nach der Haftung bei der klinischen Prüfung ist entsprechend nicht einseitig zu Lasten des klinischen Prüfers oder des Herstellers zu beantworten. Es kommt darauf an, wer von beiden oder ob evtl. beide ihre Sorgfaltspflichten verletzt haben.

Zu den Sorgfaltspflichten des prüfenden Arztes gehört beispielsweise die Verantwortung für die Durchführung der klinischen Prüfung.

In der Zustimmung der Staatsanwaltschaft zur Einstellung des Contergan-Verfahrens durch das Landgericht Aachen heißt es in diesem Zusammenhang z.B.:

„Die unmittelbare Verantwortung für die Durchführung der klinischen Prüfung trägt ausschließlich der prüfende Arzt. Der Arzneimittelhersteller hat demgegenüber die Pflicht, mit der klinischen Prüfung nur solche Ärzte zu betrauen, die die sichere Gewähr einer unabhängigen und fachlich sauberen Forschung bieten. Der Arzneimittelhersteller ist ferner für die Verwertung der so gewonnenen Ergebnisse einer klinischen Prüfung nach außen hin verantwortlich."

Zu den Pflichten des Arztes gehören ferner: Die Ausschöpfung aller Informationsquellen über das neue Präparat, die sachgemäße Planung und Überwachung der klinischen Prüfung, Übernahme der Prüfungen nur bei ausreichender eigener Vorbildung und Erfahrung, ausreichende Vorprüfung, ob das neue Mittel für den jeweiligen Fall geeignet ist, Abwägung des evtl. Risikos und der erwarteten Heilwirkung eines neuen Präparates, Aufklärung des Patienten etc.

Neben dem Arzt hat, wie erwähnt, auch der Hersteller eines Arzneimittels besondere Sorgfaltspflichten. Er hat z.B. den Arzt ausreichend zu unterrichten und mit ausreichenden Daten über die Prüfsubstanz zu versehen.

Der Hersteller hat ferner hinsichtlich des Prüfarztes auch gewisse Auswahlpflichten. Er hat ferner die Pflicht zur Auswertung der Prüfberichte und ggf. zur Rückinformation der Prüfärzte.

Diese Grundsätze galten also schon bisher. Das AMG beschritt daher bei seiner Regelung der klinischen Prüfung nicht völliges Neuland. Andererseits enthält das AMG zum ersten Male, abgesehen von den USA wohl ohne Beispiel, sehr detaillierte Regelungen über die klinische Prüfung.

2. Ich will in diesem Zusammenhang nicht alle Pflichten nennen, die das AMG 1976 (Arzneimittelgesetz vom 24.8.1976 – Bundesgesetzblatt I S. 2448) nun expressis verbis konstatiert, da in erster Linie ja auf die versicherungsrechtliche Problematik der §§ 40/41 des neuen AMG eingegangen werden soll. Da aber normalerweise ein Bedürfnis zur Versicherung bei einer Haftung besteht und da Haftung in der Regel bei einer Pflichtverletzung eingreift und da auch der strafrechtliche Aspekt nicht vernachlässigt werden soll (vgl. § 96 Ziff. 11 des AMG 1976), soll zumindest stichwortartig nicht nur auf die eingangs erwähnten allgemeinen, schon aus dem Strafrecht und Zivilrecht folgenden Pflichten hingewiesen werden, sondern auch auf die speziell in §§ 40/41 AMG 1976 genannten Pflichten.

Voranzustellen ist, daß diese Pflichten der §§ 40/41 dem Schutz des freiwilligen Probanden (insbesondere Phase I) und des Patienten (Phasen II und III) dienen. (Anzumerken ist in diesem Zusammenhang: Es gibt noch andere Pflichten bei der klinischen Prüfung, nämlich solche, die sicherstellen sollen, daß durch die klinische Prüfung aussagefähige Daten über Wirksamkeit und Unschädlichkeit eines Arzneimittels erlangt werden. Auch deren Verletzung kann haftungsrechtliche Folgen haben, z.B. den Eintritt der allgemeinen Produktenhaftung wegen Verletzung von Sorgfaltspflichten bei der Entwicklung eines Präparates. Dies ist im folgenden aber nicht gemeint.) Es handelt sich bei den Pflichten der §§ 40/41 um den Schutz des Probanden/Patienten im einzelnen:

a) Für jede Prüfung gilt: Daß Risiken, die mit der klinischen Prüfung für den Probanden bzw. Patienten verbunden sind, gemessen an der voraussichtlichen Bedeutung des Arzneimittels vertretbar sein müssen. – Vom prüfenden Arzt wird also die Vornahme einer Güterabwägung verlangt. Der Konflikt zwischen individuellen Freiheitsrechten und wichtigen Gemeinschaftsgütern wird hier angesprochen. Schutz des Individuums und Chance des wissenschaftlichen Fortschritts können miteinander kollidieren. Der Arzt wird in die Pflicht genommen, hier abzuwägen (vgl. § 40 Abs. 1 Ziff. 1).

Patient bzw. Proband müssen vom Arzt über Wesen, Bedeutung und Tragweite der klinischen Prüfung aufgeklärt werden, und sie müssen ihre Einwilligung geben, der Proband sogar schriftlich. Beim Patienten ist mündliche Einwilligung in Zeugengegenwart ausreichend. Bei Gefährdung des Behandlungserfolges kann eine Einwilligung auch entfallen (§ 41 Ziff. 7).

Die klinische Prüfung darf nicht an Patienten bzw. Probanden durchgeführt werden, die in einer Anstalt aufgrund gerichtlicher oder behördlicher Anordnung verwahrt sind. Ausnahmen sind trotz warnender Hinweise von Sachverständigen im Laufe des Gesetzgebungsverfahrens nicht vorgesehen. Gerade die Entwicklung psychiatrischer Präparate dürfte besonders erschwert werden (vgl. § 40 Abs. 1 Ziff. 3).

Nur ein Arzt darf die Prüfung leiten, wenn er eine mindestens zweijährige Erfahrung in der klinischen Prüfung von Arzneimitteln nachweisen kann (vgl. § 40 Abs. 1 Ziff. 4).

Vor der klinischen Prüfung muß eine pharmakologisch-toxikologische Prüfung durchgeführt worden sein,und die entsprechenden Unterlagen müssen beim Bundesgesundheitsamt hinterlegt sein. Der Leiter der klinischen Prüfung muß über diese Prüfergebnisse informiert werden, ebenso wie über die voraussichtlich mit der klinischen Prüfung verbundenen Risiken (vgl. § 40 Abs. 1 Ziff 5, 6 und 7).

Bei Minderjährigen dürfen nur Arzneimittel geprüft werden, wenn diese zum Erkennen oder zum Verhüten von Krankheiten indiziert sind, wenn eine entsprechende Indikation vorliegt und wenn Prüfungen bei Erwachsenen keine ausreichenden Prüfergebnisse erwarten lassen (vgl. § 40 Abs. 4).

b) Speziell für die Prüfung an Kranken (Patienten) gilt zusätzlich: Die klinische Prüfung darf nur durchgeführt werden, wenn die Anwendung des Arzneimittels indiziert ist. (Auf die Problematik der Placeboprüfung oder des Doppelblindversuchs sei in diesem Zusammenhang nicht eingegangen. Ihre Zulässigkeit dürfte davon abhängen, ob die Heilungschancen eines Patienten durch eine solche Prüfung beeinträchtigt werden (vgl. § 41 Ziff. 1).

Bei Prüfung an einem kranken Geschäftsunfähigen oder beschränkt Geschäftsfähigen ist die Einwilligung des gesetzlichen Vertreters oder des Pflegers ggf. neben der Einwilligung des Patienten einzuholen (vgl. § 41 Ziff. 2, 3 und 4).

Soweit also ein kurzer Überblick über die z.T. ein wenig starren Regeln und damit die vom Gesetz dem Hersteller und dem Arzt auferlegten Pflichten. Diese Regeln werfen natürlich die Frage auf, ob man nicht etliche Aufgaben in einer flexibleren Weise dem Arzt hätte überantworten sollen. Man kann sich z.B. fragen, ob ausdrückliche gesetzliche Regeln über die Aufklärung und Einwilligung dem Arzt etwas von dem Ermessen, der Verantwortung und der Entscheidungsfreiheit nehmen, die er eigentlich beanspruchen kann. Dieser Frage nachzugehen, ist aber nicht Gegenstand dieses Referates (zur Versicherung bei Verletzung dieser allgemeinen Sorgfaltspflichten siehe Ziff. 4).

3. a) Soweit einiges zu den vom AMG 1976 dem Arzt oder Hersteller auferlegten Pflichten bei der klinischen Prüfung, deren Verletzung auch zu Schadensersatzansprüchen führen kann. Über diesen Pflichtenkatalog hinaus enthält nun aber das neue AMG eine zusätzliche zentrale versicherungsrechtliche Vorschrift, nämlich § 40 Abs. 1 Ziff. 8 in Verbindung mit § 40 Abs. 3. Danach muß für den Fall, daß bei der Durchführung der klinischen Prüfung ein Mensch getötet wird oder der Körper oder die Gesundheit eines Menschen verletzt wird, eine Versicherung geschaffen werden, die auch Leistungen gewährt, wenn kein anderer für den Schaden haftet. Soweit aus einer solchen Versicherung geleistet wird, erlischt ein Anspruch auf Schadensersatz, d.h. also, daß die Pflicht zur Schaffung eines Versicherungsschutzes unabhängig davon besteht, ob den Arzt oder den Hersteller nach den geltenden zivilrechtlichen Vorschriften eine Haftung trifft, etwa weil ihm bestimmte Sorgfaltspflichtverletzungen im oben erwähnten Sinn vorgeworfen werden können. Patient oder Proband sollen also allein schon dann einen Ausgleich erlangen, wenn sie bei

der klinischen Prüfung Schaden genommen haben – aus welchen Gründen auch immer. Das schließt natürlich, wie erwähnt, nicht aus, daß dann, wenn der Schaden die Versicherungsbeträge überschreitet oder wenn der Patient/Proband z.B. zusätzlich ein Schmerzensgeld erlangen will, die Überlegung anzustellen ist, ob zusätzlich zu dem Versicherungsbetrag Schadensersatz oder Schmerzensgeld verlangt werden kann. So kann also für den Arzt und Hersteller weiterhin die Frage nach dem Abschluß einer zusätzlichen Versicherung trotz Vorhandenseins einer Probandenversicherung nach § 40 auftreten (s.u. Ziff. 4).

Andererseits beinhaltet, wie erwähnt, § 40 nur die Verpflichtung zum Abschluß einer Versicherung des Typs, wie sie in § 40 Abs. 3 beschrieben ist. Wenn z.B. ein Hersteller einen entsprechenden Versicherungsvertrag abgeschlossen hat, hat er die Forderungen des Gesetzes erfüllt. Das AMG führt keine selbständige vom Verschulden losgelöste Haftung im Falle der klinischen Prüfung ein, wie das etwa bei der vom Verschulden losgelösten Haftung des Unternehmers für zugelassene Arzneimittel nach § 84 AMG 1976 der Fall ist.

b) In § 40 Abs. 3 ist Näheres über die abzuschließende Versicherung gesagt. Sie muß bei einem deutschen Versicherer genommen werden. Ihr Umfang muß in einem angemessenen Verhältnis zu den mit der klinischen Prüfung verbundenen Risiken bestehen, und sie muß für den Fall des Todes oder der dauernden Erwerbsunfähigkeit mindestens DM 500.000,–– betragen. Wenn eine solche Versicherung nicht abgeschlossen ist, kann derjenige, der gleichwohl die Prüfung eines Arzneimittels durchführt, bestraft werden (§ 96 Ziff. 10). In Zukunft wird es sich also empfehlen, sich vor Beginn der klinischen Prüfung über die Existenz einer im angemessenen Verhältnis zu allen Risiken der klinischen Prüfung stehenden Versicherung zu informieren. Die pharmazeutische Industrie hat gemeinsam mit der Versicherungswirtschaft (HUK-Verband) über die Schaffung eines Modells für einen Probanden-Versicherungsvertrag nachgedacht. Erste Entwürfe liegen vor, sie sollen auch mit den beteiligten Ministerien und dem Bundesaufsichtsamt für das Versicherungswesen abgesprochen werden. Es ist zu hoffen, daß ab Mitte des Jahres 1977 den pharmazeutischen Herstellern ein Vertrag von den Versicherern angeboten werden kann, der den Bestimmungen des § 40 AMG 1976 gerecht wird. Dieser Vertrag wird auch für die prüfenden Ärzte von großem Interesse sein, da sie sich ja über das Bestehen des Vertrages vergewissern werden und unter Umständen auch den Probanden bzw. Patienten informieren müssen.

Einige wichtige Punkte aus den im Vertrag zu regelnden Komplexen seien herausgegriffen:

aa) Bei der Versicherung nach § 40 wird es sich um eine Schadensversicherung handeln, nicht um eine Summenversicherung. D.h. ein bestimmter Betrag, z.B. DM 500.000,––, wird nicht ohne weiteres bei Eintritt des Versicherungsfalles fällig, sondern im Rahmen des Vertrages ist der konkret eingetretene Schaden zu ersetzen (das Gesetz ist in diesem Punkt unklar).

bb) Die Versicherung wird einen Betrag von maximal DM 500.000,–– pro Prüfpatient, höchstens jedoch von 10 Mio. DM pro Arzneimittel, vorsehen (dieser Betrag steht evtl. zwei- oder dreimal im Jahr für Firmen, die mehrere Arzneimittel prüfen, zur Verfügung). In Anbetracht dessen, daß in der Vergangenheit nach den Erfahrungen der Industrie keine nennenswerten Schadensfälle bei der klinischen Prüfung aufgetreten sind und in Anbetracht dessen, daß die klinische Prüfung wegen der fortlaufenden Überwachung der

Probanden/Patienten von Fachleuten sogar als die sicherste Phase der Arzneimittelanwendung angesehen wird, stehen diese Beträge nach Ansicht der Industrie und der Versicherer in einem angemessenen Verhältnis zu den Risiken der klinischen Prüfung.

cc) Zu klären ist die Frage, was die Versicherung der Schäden bedeutet, die *bei* der Durchführung der klinischen Prüfung aufgetreten sind. Hier geht es um die Mitversicherung von Schäden, die nicht unmittelbar auf der Anwendung des Prüfarzneimittels beruhen, sondern auch um die Mitversicherung von Maßnahmen, die am Körper des Versicherten im Zusammenhang mit der klinischen Prüfung des Arzneimittels durchgeführt werden.

dd) Vorgesehen ist, daß nur solche Schäden mitversichert sind, deren Symptome spätestens 3 Jahre nach Abschluß der klinischen Prüfung aufgetreten sind.

ee) Ferner ist vorgesehen, daß der Versicherte, also der Patient bzw. Proband, bestimmte Obliegenheiten hat. Eine Gesundheitsschädigung, die als Folge der klinischen Prüfung eingetreten sein könnte, soll sofort dem Versicherer angezeigt werden. Ein Todesfall soll sogar innerhalb von 48 Stunden telegraphisch angezeigt werden. Maßnahmen zur Aufklärung der Ursachen eines Schadens sollen vom Versicherten ergriffen werden. Der Arzt soll einen Bericht schreiben und dem Versicherer Auskunft erteilen.

Besonders aus den zuletzt genannten Pflichten können sich m.E. erhebliche Erschwernisse für die klinische Prüfung in Zukunft ergeben. Die Pflichten des Versicherten bedeuten ja z.B. auch in Phase III der klinischen Prüfung, daß die Patienten von den prüfenden Ärzten nicht nur über die klinische Prüfung, sondern u.U. auch über das Bestehen eines Versicherungsvertrages informiert werden.

In jedem Fall dürfte die klinische Prüfung durch die neuen Vorschriften nicht nur kostspieliger, sondern auch bürokratischer werden. Höhere Kosten dürften gerade solchen Firmen entstehen, die eigene Forschung betreiben und deren Forschungsleistungen in Zukunft kaum noch angemessen honoriert werden, wenn man einmal den vom Gesetzgeber an anderer Stelle geförderten Trend zu den Billigarzneimitteln in Betracht zieht.

4. Wie bereits erwähnt, ist es m.E. auch nach der neuen Regelung nicht ausgeschlossen, daß der Arzt, ebenso wie der Hersteller, von einem Probanden/Patienten direkt in Anspruch genommen wird mit dem Argument, es liege eine Verletzung der Sorgfaltspflichten, also ein Verschulden nach § 823 BGB auf seiten des Arztes vor (der Aufopferungsanspruch kann m.E. nicht ohne weiteres als eine Grundlage für einen Schadensersatz herangezogen werden). Nun steht der Arzt in einem solchen Fall in der Regel kaum anders als jeder beruflich Tätige, der ja immer damit rechnen muß, daß dann, wenn er eine Sorgfaltspflichtverletzung begeht, die zur Schädigung eines Dritten führt, eine Haftung auf ihn zukommt. Aus diesen Gründen unterhalten die Ärzte auch in der Regel eine Haftpflichtversicherung. Eine versicherungsrechtlich schwierige Frage ist die, ob eine solche Berufshaftpflichtversicherung eines Arztes bei nichttherapeutischen Prüfungen, d.h. bei solchen, die in keinem unmittelbaren Zusammenhang mit der Behandlung von Krankheiten stehen, d.h. bei Prüfungen an Probanden, Deckung gewährt. Gegen eine enge, diesen Fall ausschließende Auslegung des versicherten Risikos bestehen m.E. Bedenken, insbesondere dann, wenn man anerkennt, daß es bei Ärzten mit entsprechender pharmakologischer Ausbildung durchaus zu ihrem Berufsbild gehören mag, Prüfungen auch an Probanden durchzuführen. Dies gilt umso mehr, wenn nach § 40 Abs. 4 Nr. 4

AMG 1976 in Zukunft nur besonders qualifizierte Ärzte eine klinische Prüfung leiten können. Diese Frage wird also mit den Versicherungen weiter diskutiert werden müssen. Viele Versicherer sehen auch Prüfungen bei Probanden als unter die Berufshaftpflicht fallend an. Es sei bei dieser Gelegenheit angemerkt, daß es in manchen Fällen gelungen ist, eine Haftpflichtversicherung für den Arzt im Rahmen der Betriebshaftpflichtversicherung eines pharmazeutischen Herstellers mitzuregeln. Bei Universitätskliniken oder staatlichen Kliniken kann sich auch eine Absicherung des Prüfers durch die Dienstherrnhaftung ergeben (Regreß nur bei Vorsatz oder grober Fahrlässigkeit, evtl. abgesichert durch entsprechende Versicherungen des Dienstherrn).

Wie aus dem Vorangehenden ersichtlich, gehen im übrigen Ansprüche aus der klinischen Prüfung in vielen Fällen zu Lasten des Herstellers, sei es, daß der Hersteller eine Versicherung nach § 40 abschließen muß, sei es, daß er direkt aufgrund der Verschuldenshaftung in Anspruch genommen wird (wofür übrigens eine ausreichende Betriebshaftpflichtversicherung vorhanden sein sollte), sei es, daß er durch seine Versicherung für den Arzt miteinsteht.

Kontrolle

Arzneimittelgesetz und ärztliche Verpflichtung

G. STILLE

Durch die industrielle Fertigung von Arzneimitteln liegt nicht nur der überwiegende Teil der Arzneimittelforschung und die Arzneimittelproduktion, sondern auch das Informationsmonopol bei der pharmazeutischen Industrie. Der Arzt erhält durch sie seine entscheidenden Informationen über Arzneimittel. Das bereitgestellte Schriftenmaterial steht ohne Zweifel bei der forschenden Industrie auf einem hohen wissenschaftlichen Niveau. Trotzdem ist es nicht zu vermeiden, daß ein Durchgriff der Werbung wirksam wird, d.h. daß man sich bemüht, die Informationsschriften so zu fassen, daß sie den Arzt zu einer Verordnung „verführen". Dieser Durchgriff verschärft sich mit zunehmender Konkurrenz. Mag es bei Konsum- und Luxusgütern hingehen, bei den Pharmaka ist diese „feinverpackte Verführung" äußerst bedenklich.

Aber nicht nur dem Informationsmonopol der Industrie steht der Arzt gegenüber; mit der industriellen Entwicklung geraten auch Wirksamkeit, Unbedenklichkeit und Qualität aus der Kontrolle von Arzt und Apotheker. Bei der Unzahl von Arzneimitteln – und täglich kommen neue Spezialitäten hinzu – ist es für den Arzt in einer überlaufenen Praxis äußerst schwierig, Nutzen und Risiko neuer Arzneimittel richtig abzuschätzen. Mag man auch berechtigterweise die Behandlungsautonomie des Arztes betonen und jeden fremden Eingriff zurückweisen, letztlich ist der niedergelassene Arzt bei der Bewertung neuer Arzneistoffe überfordert. Er muß sich auf die Produktionsqualität der Industrie verlassen und kann nur im Vertrauen auf diese seinen Patienten behandeln.

Zwischen Arzt und Patienten ist also die Industrie getreten. Es kann nicht verkannt werden, daß die Forscher in den Laboratorien der pharmazeutischen Industrie Entscheidendes zu den Erfolgen der modernen Arzneitherapie beigetragen haben. Aber wie steht es in der Industrie mit der Verantwortung? Verantwortung ist eine existentielle menschliche Leistung, die irrationale, ja transzendente Wurzeln hat und nicht an ein Kollektiv delegiert werden kann. Eine „Firma" als Körperschaft kann in diesem Sinne keine Verantwortung tragen. Sie kann zwar für Schadensfälle juristisch haften, aber diese Haftung ist nicht identisch mit Verantwortung. Verantwortung und Haftung gehören verschiedenen Kategorien an.

Betrachten wir nun die Lage der leitenden Wissenschaftler und Ärzte der pharmazeutischen Industrie, die Gruppe, die über ein neues Präparat zu befinden hat. Es ist kein Geheimnis, daß sie permanent in einem Entscheidungskonflikt stehen: Verantwortung gegenüber dem Arzt und seinen Patienten, Verantwortung gegenüber den ökonomischen Trägern der Firma und Verantwortung gegenüber den Angestellten und Arbeitern des Betriebes, besonders in Zeiten wirtschaftlicher Rezession. Für diesen Entscheidungskonflikt ist die Gruppenentscheidung oder die „Kollektivverantwortung" der Führungsspitze keine befriedigende Lösung. Denn letztlich bestehen die Führungsgruppen aus Vertretern verschiedenster Disziplinen, und ihre Verantwortung weist in verschiedene Richtungen.

Wir stehen hier vor einem zentralen Problem der industriellen Gesellschaft: überpersönliche Bindungen und Zweckmäßigkeit einerseits, persönliche Verantwortung andererseits. Albert Schweitzer sagt hierzu in „Kultur und Ethik": „Je umfassender das Wirken eines Menschen ist (– und das gilt für die leitenden Kräfte der Industrie, d. Ref. –),desto mehr kommt er in die Lage, seiner überpersönlichen Verantwortung etwas von seiner Menschlichkeit opfern zu müssen. Aus diesem Konflikt will das gewöhnliche Überlegen mit dem Entscheide herauskommen, daß die allgemeine Verantwortung die persönliche prinzipiell außer Kraft setze. In diesem Sinne redet die Gesellschaft dem einzelnen zu. Zur Beruhigung der Gewissen, denen dieser Bescheid zu kategorisch ist, legt sie vielleicht noch einige Grundsätze vor, die in allgemeingültiger Weise zu bestimmen unternehmen, wie weit allenfalls persönliche Sittlichkeit mitreden dürfe." Und an anderer Stelle: „Unterwerfe ich mich, unter dem Druck der überpersönlichen Verantwortung, dem Zweckmäßigen, so werde ich irgendwie schuldig durch Verfehlung gegen die Ehrfurcht vor dem Leben."

Es geht darum zu zeigen, wo die Verpflichtung der Öffentlichkeit, repräsentiert durch den Gesetzgeber, beginnen muß. Gesetze sind immer dort erforderlich, wo die persönliche Verantwortlichkeit des einzelnen paralysiert ist und so nicht ausreicht, um die Gemeinschaft vor Schäden zu bewahren. Das Gesetz umschließt einen Bereich der Freiheit mitmenschlicher Beziehungen und schützt diesen vor dem Zugriff unpersönlicher Kräfte. In diesem Sinne soll das Arzneimittelgesetz einen Raum schützen, der durch die persönliche Verantwortung von Mensch zu Mensch nicht mehr gesichert ist, ein Raum, wo der „andere" aus dem Blickfeld gerät.

Das vorliegende Gesetz ist nun in allem ein Kompromiß, ein Versuch, die Härten der gesellschaftlichen Zwänge für den einzelnen erträglich zu machen. Es spiegelt ganz die Pluralität der Interessen wider und steht im Kraftfeld des Arzneimittelmarktes mit seinen häufig zentrifugalen Kräften. Wir treffen auf die Interessen von Herstellergruppen, ärztlichen Minderheiten, wissenschaftlichen Lehrmeinungen, auf den Anspruch ärztlicher Therapiefreiheit und auf die Bedürfnisse des leidenden Menschen. Das gleiche Spannungsfeld ist auch für die Durchführung des Gesetzes vorprogrammiert. Es wird keine „Arzneimittelpolizei" geben, wenn auch durch den Anspruch des neuen Gesetzes (AMG 1976) in § 1 der Anschein erweckt werden könnte. Mehr „Sicherheit im Verkehr mit Arzneimitteln" ist der hohe Anspruch. Die Schwierigkeiten beginnen bereits beim Begriff: Arzneimittelsicherheit ist aber kein Zustand, der durch staatliche Kontrollmaßnahmen „geschaffen" wird. Sie kann nur das Ergebnis beständiger Bemühungen um eine Optimierung des Arzneimittelangebotes im Interesse des Patienten sein. Man wird dabei mit den heterogenen Kräften rechnen müssen und versuchen, das Beste für den Patienten zu erreichen. Die Exekution des Gesetzes wird also kaum bedeuten, nach festen Kriterien die Spreu vom Weizen zu trennen. Das Gesetz ist vielmehr ein Rahmen, in dem alle gemeinsam das Interesse des Verbrauchers zu verwirklichen suchen müssen.

Wir müssen zunächst davon ausgehen, daß der Arzneimittelmarkt zumindest für die ersten 12 Jahre viergeteilt ist:

1. Arzneimittel aus der Zeit vor Erlaß des AMG 1961 (sog. Altspezialitäten).
2. Fertigarzneimittel, die Arzneimittel im Sinne des § 2 Abs. 1 oder Abs. 2 Nr. 1 des Arzneimittelgesetzes sind und sich bei Inkrafttreten des Gesetzes im Verkehr befinden und damit als zugelassen gelten (Art. 3 § 7 Abs. 1).

3. Arzneimittel, die nach dem AMG 1976 zugelassen wurden.
4. Homöopathische Arzneimittel, die nur der Registrierpflicht unterliegen (§§ 38 und 39).

Diese Tatsache wird sicher die Bearbeitung neuer Zulassungen stark belasten und die Übereinkunft der Beteiligten erschweren.

Das AMG 1976 kennt für die Arzneimittelsicherheit 3 Kriterien:

Qualität – Wirksamkeit – Unbedenklichkeit
Wobei die Qualität einer materiellen Prüfung in den pharmazeutischen Laboratorien des Bundesgesundheitsamtes unterliegt. Auch sonst kann die Bundesoberbehörde zur Beurteilung der Unterlagen eigene wissenschaftliche Ergebnisse verwerten.

1. Die Prüfung auf Wirksamkeit

Im Hinblick auf die *Wirksamkeit* verwendet das Gesetz drei Begriffe, die im engen Zusammenhang stehen und die auch der Arzt, soweit er an der Prüfung neuer Arzneistoffe beteiligt ist, unterscheiden muß.

Wirkung – Wirksamkeit – Anwendungsgebiete
Wir müssen diese drei Begriffe definieren und in Beziehung setzen. Die *Wirkung* eines Arzneimittels ist die völlig wertfreie Eigenschaft eines Stoffes bei Tier oder Mensch, z.B. Blutdrucksenkung, Lipidsenkung, dämpfende oder erregende Wirkung usw. In der Regel erfaßt man diese pharmakodynamischen Wirkungen im Tierversuch oder in der Humanpharmakologie, möglicherweise sogar am gesunden Probanden. Bekommt diese Wirkung einen therapeutischen Wert, wird aus der Blutdrucksenkung eine Senkung der hypertonen Blutdruckwerte, so liegt eine *Wirksamkeit* im Sinne des Gesetzes vor. Im psychiatrischen Bereich wäre z.B. eine nachgewiesene Stimulation der Psychomotorik noch keine Wirksamkeit, sondern eine Wirkung, die erfolgreiche Stimulation psychomotorisch gehemmter depressiver Patienten aber eine Wirksamkeit. „Während unter Wirkung alle die Reaktionen verstanden werden, die meßbar, fühlbar oder sonst erkennbar durch ein Arzneimittel ausgelöst werden, ist Wirksamkeit ein wertender normativer Begriff. Wirksamkeit setzt die tatsächlich festgestellten Wirkungen in eine Beziehung zu dem erwarteten Erfolg" (Fülgraff). Durch Einführung eines nosologischen Begriffes kommt man von der Wirksamkeit zu den Anwendungsgebieten, in unserem Beispiel die „gehemmte Depression".

Anwendungsgebiete können also nur dann gesichert werden, wenn die Patientengruppen zur Prüfung in klare ätiopathogenetische oder nosologische Einheiten gesondert werden. Je mehr man bei der klinischen Beurteilung die Krankheit als Ganzes zu erfassen versucht, um letztlich zu einer Indikation zu kommen, um so weniger ist man abhängig von ephemeren wissenschaftlichen Vorstellungen. Kriterien mit biochemischen und differenzierten physiologischen Parametern sind für die Aufklärung des Wirkungsmechanismus eines Arzneimittels von unschätzbarem Wert, aber andererseits stark von Lehrmeinungen bestimmt. Versucht ein Hersteller, die Indikation seines Präparates nur auf eine differenzierte Meßtechnik abzustützen, so kann das Präparat schon nach kurzer Zeit obsolet sein. Man denke z.B. an die Xenon-Clearance als Meßgröße für Arzneistoffe, die bei cerebralen Durchblutungsstörungen verwendet werden sollen. Die Untersuchung sagt zwar etwas über die Durchblutung des Gehirns aus, aber nichts über die Wirksamkeit einer Spezialität, z.B. bei postapoplektischen Zuständen.

Die formale Differenzierung von Wirkung, Wirksamkeit und Anwendungsgebiete ist erforderlich für die begriffliche Klarheit bei Zulassung neuer Arzneimittel. Eine nachgewiesene Wirkung, z.B. eine veränderte EEG-Rhythmik, kann keine Zulassung begründen. Ein Ausbleiben der Spikes bei einem Anfallskranken würde aber als Wirksamkeit zu bezeichnen sein und den Indikationsanspruch für bestimmte Epilepsieformen begründen.

Wie weit hat nun der Gesetzgeber den Wirksamkeitsnachweis gefordert? Nach § 25 Abs. 2 AMG heißt es unter Nr. 4: „Die zuständige Bundesoberbehörde darf die Zulassung versagen, wenn dem Arzneimittel die vom Antragsteller angegebene therapeutische Wirksamkeit fehlt oder diese nach dem jeweils gesicherten Stand der wissenschaftlichen Erkenntnisse vom Antragsteller unzureichend begründet ist." Es heißt aber weiter: „Die Zulassung darf nach Satz 1 Nr. 4 nicht deshalb versagt werden, weil therapeutische Erkenntnisse nur in einer beschränkten Zahl von Fällen erzielt worden sind. Die therapeutische Wirksamkeit fehlt, wenn feststeht, daß sich mit dem Arzneimittel keine therapeutischen Ergebnisse erzielen lassen."

Dieser Absatz ist zunächst sybillinisch. Sicher meint der Gesetzgeber, daß bei seltenen Erkrankungen der Nachweis der Wirksamkeit in einer kleinen Anzahl von Fällen genügt. Das ist vernünftig und ärztlich gesehen selbstverständlich.

Kritisch ist der letzte Satz des oben zitierten Textes zu bewerten, der allerdings im Zulassungsverfahren von geringer Bedeutung ist: wird doch in ihm der Behörde der Beweis einer Unwirksamkeit auferlegt. Jeder, der Erfahrung im Umgang mit klinischen Prüfungen hat, weiß, daß eine Unwirksamkeit nicht nachweisbar und daß ein solcher Versuch ethisch nicht vertretbar ist. Welcher Kliniker wäre bereit, einen Versuch auf Unwirksamkeit eines Präparates durchzuführen? Offenbar hat der Gesetzgeber mit der niedergelegten Unklarheit eine bestimmte Absicht verfolgt.

Aus dieser Unzulänglichkeit des Gesetzes in der Wirksamkeitsdefinition erwächst der Ärzteschaft eine besondere Verpflichtung gegenüber der Öffentlichkeit. Jeder Arzt, der ein Arzneimittel zur klinischen Prüfung übernimmt, bejaht damit eine Verantwortung, die nicht hoch genug veranschlagt werden kann.

In § 24 Abs. 1 Nr. 3 AMG heißt es, daß im einzelnen aus den Gutachten der Sachverständigen hervorgehen muß, „ob das Arzneimittel bei den angegebenen Anwendungsgebieten angemessen wirksam ist . . .". Die ganze Verantwortung liegt hier auf den Schultern der klinischen Prüfer. Ihnen kommt es zu, ganz klar nein zu sagen, wenn das geprüfte Präparat nicht den Ansprüchen medizinischer Wissenschaft und Therapie genügt. Dies gilt besonders auch für Arzneimittel, die z.B. eine neue Kombination bekannter Bestandteile sind. Denn hier genügt für die Zulassung ein im Gesetz kaum weiter definiertes „wissenschaftliches Erkenntnismaterial". Erkenntnismaterial steht in der Regel jenseits wissenschaftlicher Kritik. Um so größer ist die Verantwortung der prüfenden Kliniker oder auch der zugezogenen niedergelassenen Ärzte. Die Sorgfalt ihrer Prüfung und Aussage bestimmt letztlich die Qualität der Arzneimittel, die in einigen Jahren auf dem Markt sein werden. Auch unqualifizierte oder nachlässig verfaßte ärztliche Erfahrungsberichte sind letztlich Dokumente, und auch die unbedachte Äußerung eines Prüfers ist nicht nur ethisch, sondern auch durch das Gesetz qualifiziert. Das Sachverständigengutachten gewinnt durch Angaben zur Person des Sachverständigen und durch eigenhändige Unterschrift den Charakter einer Urkunde.

Vereinfacht könnte man sagen, daß das neue Arzneimittelgesetz so gut ist wie die Prüfer der neuen Arzneistoffe.

2. Prüfung zur Unbedenklichkeit

Bei der Gegenüberstellung von Wirksamkeit und Unbedenklichkeit dürfte der Gesetzgeber unter Unbedenklichkeit die Nebenwirkungen oder besser die unerwünschten Wirkungen verstanden haben. Hier gibt es in § 25 Abs. 2 Nr. 5 AMG eine klare Aussage:

„Die zuständige Bundesoberbehörde darf die Zulassung nur versagen, wenn bei dem Arzneimittel der begründete Verdacht besteht, daß es bei bestimmungsbemäßem Gebrauch schädliche Wirkungen hat, die über ein nach der Erkenntnis der medizinischen Wissenschaft vertretbares Maß hinausgehen."

Letztlich geht es um die Nutzen/Risikoabschätzung. Nicht Wirksamkeitsstärke und Art bzw. Intensität der unerwünschten Wirkungen an sich bestimmen die Sicherheit eines Arzneistoffes, sondern das Verhältnis beider zueinander. Eine schwächer wirksame, gut verträgliche Substanz kann eine höhere Sicherheit bieten als eine stärker wirksame Verbindung mit erheblichen unerwünschten Wirkungen. Im ärztlichen Therapieplan haben beide ihren Platz: die eine für leichtere, die andere für schwerere Erkrankungen.

Hieraus ergibt sich, daß eine klinische Arzneimittelprüfung nicht immer auf eine maximale Wirksamkeit ausgerichtet werden sollte, sondern die Kriterien der Prüfung entsprechend der angestrebten Indikation abzustufen sind. Für einen abgestuften Wirksamkeitsnachweis gibt es allerdings bisher wenig Ansätze, und die Erfassung schwächerer therapeutischer Effekte macht den klinischen Prüfern noch erhebliche Schwierigkeiten, wie man besonders von den Phytotherapeutika weiß. Grundsätzlich ist aber auch hier ein Wirksamkeitsnachweis möglich.

Auch für die Unbedenklichkeit gilt das gleiche wie für die Wirksamkeit. Der Sachverständige hat mit seiner Unterschrift seine Angabe über Gegenanzeigen und Nebenwirkungen zu bezeugen.

Im Hinblick auf das Arzneimittelgesetz muß sich also jeder Prüfer darüber im klaren sein, daß durch die klinische Prüfung fünf Aussagen gesichert werden müssen (§ 22 AMG): die Anwendungsgebiete, die Gegenanzeigen, die Nebenwirkungen, die Wechselwirkungen mit anderen Arzneimitteln, Genußgiften, Nahrungsmitteln und das Behandlungsschema (Einzel-, Tagesdosis und Behandlungsdauer).

3. Die Zulassungskommissionen

Im neuen Arzneimittelgesetz hat der Gesetzgeber vorgesehen, daß die Wissenschaftler des Bundesgesundheitsamtes vor der Entscheidung über die Zulassung eines Arzneimittels eine Zulassungskommission zu hören haben, von deren Entscheidung sie letztlich nur mit entsprechender Begründung abweichen können. Diese Zulassungskommissionen sollen zwar aus Sachverständigen der einzelnen Fachgebiete bestehen, auf der anderen Seite werden sie aber auf Vorschlag der Kammern der Heilberufe, der Fachgesellschaften der Ärzte, Zahnärzte, Tierärzte, Apotheker, Heilpraktiker sowie der pharmazeutischen Unternehmer nominiert. Man muß damit rechnen, daß es sich bei diesen Kommissionen nicht nur um fachlich qualifizierte Berater des Bundesgesundheitsamtes handeln wird, sondern auch um Vertreter der pluralistischen Kräfte des Arzneimittelmarktes. Schon der Umfang der vorgelegten Anmeldedokumente macht ein Studium aller Unterlagen durch jedes einzelne Kommissionsmitglied unmöglich. Man beachte hier auch, daß der Gesetzgeber für den gesamten Zulassungsprozeß die Zeit auf vier Monate beschränkt hat. Das bedeutet, daß bereits innerhalb eines Monats die Kommission über weitere Schritte zu einem angemeldeten Arzneimittel befinden muß. Umfang der Dokumente und Kürze der Zeit werden es externen Fachwissenschaftlern kaum gestatten, sich ein ausreichendes Bild über die Qualität eines neuen Arzneimittels zu machen. Voraussichtlich wird also die Kommission auf ein Votum der Wissenschaftler des Bundesgesundheitsamtes nach den Gesichtspunkten von Kammern und Verbänden entscheiden müssen.

Auch hier ist die Ärzteschaft zur Kooperation aufzurufen. Es ist sicher nicht immer eine angenehme Aufgabe für Arzt und Wissenschaftler, Sitzungen zu besuchen. Aber wenn die Fachleute, die auf den einzelnen Gebieten etwas bieten können, ermüden und damit den Kollegen des Bundesgesundheitsamtes die Zusammenarbeit letztlich versagen, werden an ihrer Stelle Funktionäre der Verbände stehen. Dies würde bedeuten, daß Fachurteile, wie sie seitens der Wissenschaftler des Bundesgesundheitsamtes aus den verschiedenen Disziplinen getroffen werden, durch Interessengruppen an dieser Stelle paralysiert werden können.

Ähnliches gilt für Arzneimittel, die nicht der automatischen Verschreibungspflicht unterliegen, also für Arzneimittel aus bekannten Stoffen oder deren Kombinationen. Hier soll das wissenschaftliche Erkenntnismaterial durch Kommissionen aufbereitet und die Ergebnisse bekanntgemacht werden. Aufgrund der so erstellten Monographie soll es der Bundesoberbehörde möglich sein, in diesem Rahmen Arzneimittel bekannter Struktur und Wirkung zuzulassen. Auch hier gilt das gleiche wie für die Kommissionen der neuen Stoffe. Wiederum werden die Mitglieder von den obengenannten Verbänden bestimmt. Auch hier stellt sich die Frage: Werden es Fachwissenschaftler sein, die wissenschaftlich qualifizierte Arbeit leisten und so den Kollegen des Bundesgesundheitsamtes eine echte Hilfe sind? Oder sind es letztlich Funktionäre der Kammern und Verbände, und die Arbeit muß von den Wissenschaftlern des Bundesgesundheitsamtes getragen werden?

Es ist noch hinzuzufügen, daß der Gesetzgeber vorgesehen hat, daß die Vorsitzenden von den Kommissionen selbst bestimmt werden. Die Mitglieder des Bundesgesundheitsamtes sind letztlich nur federführende Beobachter der Sitzungen.

4. Maßnahmen nach der Zulassung neuer Arzneimittel

Die Maßnahmen nach der Zulassung neuer Arzneimittel sind befriedigend und gut realisierbar geregelt. § 62 AMG schafft die allgemeinen organisatorischen Voraussetzungen für die Spontanerfassung, die Beobachtung, Sammlung und Auswertung von Arzneimittelrisiken, und § 63 regelt den Alarm- oder Stufenplan bei auftretenden Arzneimittelgefahren. Hier fehlt im Gesetz allerdings die Verpflichtung des Arztes zur Meldung von unerwünschten Wirkungen an die Bundesoberbehörde. Diese aber ist gesetzlich verpflichtet, „bei der Anwendung von Arzneimitteln auftretende Risiken, insbesondere Nebenwirkungen, Wechselwirkungen mit anderen Mitteln, Gegenanzeigen und Verfälschungen zentral zu erfassen". Man muß allerdings erwarten, daß der Arzt auch ohne gesetzliche Verpflichtung der Behörde bei Erfüllung ihrer Aufgaben behilflich sein und alle Beobachtungen schon im Verdachtsfall melden wird. Gerade Verdachtsfälle aber sind von Wichtigkeit, da ihre Häufung der Ansatz zu einer systematischen Untersuchung ist.

Das AMG 1976 sieht auch für die Bundesrepublik Deutschland jetzt eine Maßnahme vor, die in angelsächsischen Ländern als „monitored release" bezeichnet wird. In § 28 Abs. 3 AMG heißt es: „Die zuständige Bundesoberbehörde kann durch Auflagen ferner anordnen, daß weitere analytische, pharmakologisch-toxikologische oder klinische Prüfungen durchgeführt werden und über die Ergebnisse berichtet wird, wenn das Arzneimittel einen großen therapeutischen Wert hat und deshalb ein öffentliches Interesse an einem unverzüglichen Inverkehrbringen besteht, jedoch für die umfassende Beurteilung des Arzneimittels weitere wichtige Angaben erforderlich sind." Hier ist der verordnende Arzt zur besonderen Aufmerksamkeit und Zusammenarbeit aufgerufen. Nur wenn die Behörde dieser Kooperation sicher sein kann, ist eine solche Entscheidung zu vertreten.

Das AMG 1976 verpflichtet also neben den pharmazeutischen Herstellern auch in erheblichem Umfang die Ärzteschaft und mit ihr auch die Ärzte des Bundesgesundheitsamtes. Ihre Verantwortung wächst mit Inkrafttreten des neuen Gesetzes. Bisher wurde nur über eine Registrierung befunden, in Zukunft geht es um die Zulassung.

Auf den ersten Blick mag es den Anschein haben, daß durch die Kommissionen nach § 25,6 AMG für neue Substanzen eine Kollektiventscheidung vom Gesetzgeber angestrebt wurde. Dem ist nicht so. Vor der Entscheidung ist zwar eine Zulassungskommission zu hören, von deren Entscheidung aber unter entsprechender Begründung abgewichen werden kann. Die letzte Verantwortung tragen die Ärzte der Bundesoberbehörde, die sich freihalten müssen von widerstreitenden Lehrmeinungen und wirtschaftlichen und politischen Zwängen.

Es wäre ein Irrtum anzunehmen, das Gesetz habe bereits Wege für die Arzneimittelsicherheit gewiesen. Die Wege müssen erst gefunden werden. Lediglich die Vollmacht hierzu ist durch den Gesetzgeber erteilt. Es kann nicht die Aufgabe einer wissenschaftlichen Behörde sein, allein den Rahmen eines Gesetzes auszufüllen. Hierzu bedarf es der Mitarbeit aller kompetenten Kreise und des Einsatzes aller gesetzlich verfügbaren Mittel im Interesse eines übersichtlichen und sauberen Arzneimittelmarktes.

Außer den im Gesetz angesprochenen Maßnahmen kann der Staat weitere Wege zur Verbesserung der Arzneimittelsicherheit beschreiten. Er kann Mittel bereitstellen, um präklinische Möglichkeiten zur Erfassung einer Gefährdung zu erarbeiten, um das „drug monitoring" zu vereinheitlichen und um mit epidemiologischen Studien Eigentümlichkeiten der Arzneimittelverwendung, Verschreibungs- und Gebrauchsgewohnheiten aufzuweisen. Hierdurch würde man zu Informationen gelangen, die normativ auf die Zukunft des Arzneimittelmarktes wirken würden.

Erhalten bleiben muß bei allen Bemühungen die freie persönliche Verantwortlichkeit der forschenden Ärzte der Industrie, der prüfenden Ärzte am Krankenbett, der Ärzte der Bundesoberbehörde und der verordnenden Ärzte in der Praxis. Zwischen ihnen kann es nur ein Gespräch, keine Konfrontation geben.

Die Bedeutung von lokalen Gutachterkommissionen (Institutional Review Boards) für den Schutz der Versuchsperson *

K. RICKELS

Einleitung

Obwohl man seit langem erkannt hat, daß für jegliche Art der medizinischen Behandlung die Einwilligung des Patienten eingeholt werden sollte, sei es zur Therapie oder für die Forschung, gibt es viele Beispiele, wo dieses Dictum nicht erfüllt wurde. In Amerika hat die Sorge um den Schutz der Versuchspersonen in der klinischen Forschung eine Reihe von Bundesvorschriften hervorgebracht. Eine der wichtigsten dieser Vorschriften, vom „Department of Health, Education, and Welfare" von 1966 (1), fordert die Einrichtung von lokalen Gutachter-Kommissionen, um die Rechte und die Gesundheit der Versuchspersonen zu schützen, die an öffentlich unterstützten Forschungsaktivitäten der jeweiligen Institutionen (wie z.B. Krankenhäuser oder Kliniken) teilnehmen. Das Ziel der folgenden Ausführungen ist es, die allgemeine Bedeutung der neuesten Bundesvorschriften sowie die Rolle der lokalen Gutachterkommissionen für den Schutz von Versuchspersonen, die an klinischer Forschung teilnehmen, darzustellen.

Geschichtlicher Überblick

Die Beachtung medizinisch-ethischer Vorschriften ist fast so alt wie die Medizin selbst. Schon 400 v. Chr. wurden spezifische Standards für das ethische Verhalten des Arztes im hippokratischen Eid festgehalten (2,.3). In einem weiteren Sinne besitzen die Schriften von verschiedenen griechischen Philosophen der Antike erhebliche Relevanz für die Evolution der Grundvorstellungen medizinischer Ethik. So entwickelte Plato (427-347 v. Chr.) die ethische Theorie des „sozialen Idealismus", die besagt, daß der gesellschaftliche Fortschritt, selbst auf Kosten des Individuums, das Hauptziel der Menschheit sein müsse. Der Hedonismus, der hauptsächlich unter dem Einfluß von Epikur (341-270 v. Chr.) entstanden war, meinte, daß die persönliche Befreiung von physischem und psychischem Leiden das Hauptziel der Menschheit sein sollte. Diese ethische Theorie unterstreicht eher das Wohlbefinden des Individuums als das der Gesellschaft, in der es lebt. Es war Aristoteles (383-322 v. Chr.), der versuchte, einen Kompromiß für den Widerspruch zwischen sozialem Idealismus und individuellem Hedonismus zu finden, indem er seine Ethik der Harmonie entwickelte. Diese Theorie vertritt die Anpassung an Umgebungsbedingungen und -umstände, um mit diesen in Einklang kommen zu können. Wahrscheinlich hatte Aristoteles den größten Einfluß auf die heutige westliche Ethik, insbesondere im Hinblick auf phar-

* Übersetzung aus dem Englischen: B. Müller-Oerlinghausen.

makologische Versuche am Menschen. Hippokrates' hohe ethische Normen wurden viel später von Sir Thomas Percival 1803 in seinem Werk „Medizinische Ethik" wieder aufgenommen (4). In diesem Jahrhundert wurden ethische Kriterien im Nürnberger Kodex 1947 (5) und in den Deklarationen von Helsinki 1964 (6), Tokio 1975 (7) und besonders für die Psychiatrie in der Deklaration von Hawaii 1977 (8) deutlicher definiert.

Im Laufe der Zeit wurden die Richtlinien zum Schutz der Patienten und freiwilligen Versuchspersonen spezifischer, jedoch können selbst noch so spezifische Richtlinien nicht gänzlich das Gewissen des einzelnen Arztes oder Forschers ersetzen.

Relevante Ereignisse vor der Einrichtung von lokalen Gutachterkommissionen (Institutional Review Boards) in den USA

Die Sorge um den Schutz der Rechte und der Unversehrtheit von Versuchspersonen in den USA kam hauptsächlich durch die Kefauver-Harris-Zusatzartikel zum „Food, Drug, and Cosmetic Act" im Jahre 1962 (9) und durch die vorangegangenen Kongreß-Hearings zum Vorschein. Diese Zusatzartikel gaben der „Food and Drug Administration" (FDA) die rechtliche Möglichkeit, nur solche Arzneimittel freizugeben oder auf dem Markt zu belassen, die nicht nur sicher, d.h. nicht toxisch sind – die einzige Regelung vor dieser Zeit – sondern auch wirksam. So überprüfte die „National Academy of Science", vertreten durch eine Reihe von Komitees, in ausgedehnter Weise im Auftrage der FDA sämtliche Arzneimittel, die zwischen 1938 und 1962 auf den Markt kamen (10, 11). Ich hatte persönlich das Privileg, Mitglied des Komitees zur Überprüfung „Psychiatrischer Arzneimittel" zu sein. Bei dieser Überprüfung wurden alle Arzneimittel in unwirksame, möglich wirksame, vielleicht oder wahrscheinlich wirksame und wirksame eingestuft. Pharmazeutischen Firmen wurde gesetzlich vorgeschrieben, nicht nur die Wirksamkeit neuer Arzneimittel zu belegen, sondern auch zusätzliche Klarheit, d.h. Beweise der Wirksamkeit, über die möglicherweise oder wahrscheinlich wirksamen Arzneimittel zu schaffen. Die neuen FDA-Regelungen in Bezug auf Prüfung der Wirksamkeit neuer Arzneimittel erforderten gut geplante und gut kontrollierte Doppelblindstudien zum Nachweis der Wirksamkeit und gleichzeitig die „höchsten" ethischen Normen. Es entstand somit die Notwendigkeit, einige der zu befolgenden ethischen Normen bei der Prüfung neuer Arzneimittel zu definieren.

Vor dieser Zeit war die Ethik beim Prüfen von neuen Substanzen beim Menschen hauptsächlich Sache des Gewissens und der Kompetenz des einzelnen Forschers. Während die Untersucher einerseits riskierten, von Patienten, die während eines Versuches Schaden erlitten hatten, verklagt zu werden, bekannte sich andererseits ein Gericht 1935 (12) zum allgemeinen Schutz des Untersuchers und bestätigte, daß Versuche mit Menschen für den weiteren Fortschritt der Medizin notwendig sei. Tatsächlich entband diese Gesetzesregelung den Arzt von der Haftung solange das Experiment nicht zu sehr von den akzeptierten methodischen Verfahren abwich und solange der Patient über den Versuch informiert blieb und freiwillig seine Einwilligung zur Teilnahme gegeben hatte. Einerseits hat diese Gerichtsentscheidung von 1935 klar zu unseren ethischen und legalen Erfordernissen zur Prüfung neuer Arzneimittel beigetragen, indem sie deutlich das Konzept der „freiwilligen Einwilligung", d.h. des „informed consent" formulierte, andererseits war die Forderung, daß das Experimentieren mit Menschen „nicht zu sehr von den akzeptierten methodischen Verfahren abweichen sollte" unnötig restriktiv und trug nichts zum Gesamtschutz des Patienten bei.

Bevor noch die Kefauver-Harris-Zusatzartikel in den „Food and Drug Act" übernommen wurden, mit der ausdrücklichen Forderung nach Erstellung von Vorschriften für die Prüfung von Arzneimitteln inklusive Maßnahmen zur Einholung des „informed consent", kamen einige interessante Ergebnisse einer an der Bostoner Universität durchgeführten, NIH-unterstützten Studie zum Vorschein (13): 1961 verschickte die Universität Fragebögen an medizinische Fakultäten um über deren ethische Verfahrensweise bei Experimenten an Versuchspersonen informiert zu werden. Nur 8 der 66 antwortenden medizinischen Fakultäten hatten schriftlich festgelegte Grundsätze zum Schutze von Versuchspersonen. Die veröffentlichte Studie gab somit keinen Hinweis, daß Richtlinien zur Kontrolle staatlich unterstützter Forschung in den entsprechenden Institutionen entwickelt wurden.

Die Debatte innerhalb der amerikanischen Medizin über „informed consent" und Experimente mit Versuchspersonen, die hauptsächlich mit den Kefauver-Hearings begann, zog durch die Veröffentlichung einer Studie von Beecher (14) die öffentliche Aufmerksamkeit auf sich. Beecher zitierte 22 Beispiele von Versuchen an Menschen, die er vom ethischen Standpunkt aus gesehen als unannehmbar betrachtete.

Die nächste größere öffentliche Gesundheits-Aktion in den USA fand ein Jahr später statt, als im Jahre 1966 (2) ein medizinisches Beschwerden-Komitee im Staate New York einen klinischen Pharmakologen am Sloan-Kettering-Institute des „Betruges und der Täuschung in der medizinischen Praxis" für schuldig befand, und zwar wegen seiner Beteiligung an der Prüfung einer neuen Krebs-Therapie. Der Streitpunkt war, daß freiwillige Versuchspersonen nicht über die Art des Experimentes aufgeklärt wurden. Ein „informed consent" wurde nicht eingeholt.

Im gleichen Jahr, 1966, veröffentlichte der „United States Public Health Service" (USPHS) erstmals seine Vorschriften (1), die besagten, daß jede Institution, d.h. Universität, Krankenhaus etc., die finanzielle Unterstützung vom Staat (d.h. vom USPHS) zu Forschungszwecken mit Versuchspersonen erhält, ein eigenes ethisches Komitee (Institutional Review Board for the Protection of Human Subjects) einrichten soll und daß dieses Komitee die Verantwortung für das Vorgehen bei allen staatlich unterstützten Forschungsprogrammen übernehmen soll. Die Frage des „informed consent" war eines der wichtigsten Themen, die in diesen Vorschriften behandelt wurden.

Diese Vorschrift führte aus, daß

> „die Wahrung der Rechte und die Sorge für die Gesundheit von Versuchspersonen in der Forschung in die Verantwortung der Institution fällt, welche die finanzielle Unterstützung erhält. Die Institution muß eine Begutachtung jeder Studie am Menschen durch eine Kommission durchführen, muß entscheiden, ob die Studie ethisch zulässig ist, muß die laufende Überwachung sicherstellen und eine Beratung der Untersucher durchführen. Die Institution trägt die Verantwortung für die Sicherheit und das Wohlbefinden von Versuchspersonen."

Aufgrund der neuen Regelung muß die Institution auch versichern, daß sie beratende Gremien bildet und beibehält, die für die Überprüfung von Versuchen mit Versuchspersonen kompetent sind. Überprüfung und Entscheidungen werden durchgeführt im Hinblick auf 1. die Rechte und das Wohlergehen der betroffenen Versuchspersonen,

2. die Angemessenheit der angewandten Methoden zur Erlangung des „informed consent" und 3. die Erwägung der Risiken und des potentiellen medizinischen Nutzens der Studie.

Dieses bleibt bis heute, trotz vieler neuer Formulierungen, der Kern der Regelung, die bei der gesamten, vom „Department of Health, Education, and Welfare" unterstützten Forschung mit Versuchspersonen angewandt wird, sowie bei vielen von anderen Bundesbehörden unterstützten Forschungsprojekten.

Es sollte noch erwähnt werden, daß seit der Etablierung des Verfahrens zur Forschungs- und Ausbildungsuntersützung durch den „Public Health Service" nach dem 2. Weltkrieg es immer der Grundsatz des „Public Health Service" war, „keine Verantwortung bezüglich Unfällen, Krankheiten oder Schadensersatzansprüchen, die aus irgendwelchen vom PHS unterstützten Forschungsarbeiten resultieren, zu übernehmen. Von der die Forschungsgelder erhaltenden Institution wird erwartet, daß sie die notwendigen Maßnahmen zu ihrem eigenen Schutz und dem ihres Personals trifft."

Bevor wir auf das Begutachtungsverfahren eingehen, das sich aus diesen Vorschriften von 1966 entwickelte, erscheinen einige allgemeine Bemerkungen angebracht. Erstens besteht in den USA, wie diese Vorschriften zeigen, ein fester Glaube, daß klinische Forscher kein angestammtes Recht haben, Studien mit anderen Menschen auszuführen – gleichgültig welch potentieller Nutzen für sie oder für die Gemeinschaft daraus resultiert. Außerdem muß grundsätzlich unterschieden werden zwischen einer Arzneimittelprüfung, bei der das Ziel hauptsächlich therapeutischer Art und von Nutzen für den Patienten ist, und der Untersuchung eines neuen Arzneimittels, bei dem das Hauptziel rein wissenschaftlicher Art ist und der therapeutische Nutzen nicht im Spiel ist. Man braucht wohl nicht extra zu betonen, daß es in beiden Fällen ein ethisches und rechtliches Gebot ist, die Versuchsperson vor Erhalt ihres „informed consent" auf diesen sehr wesentlichen Unterschied hinzuweisen. Ebenfalls ist es äußerst wichtig, daß der potentielle Wert einer bestimmten Studie in einem sinnvollen Verhältnis zu dem für die Versuchsperson enthaltenen Risiko steht. Zusätzlich muß während psychopharmakologischer Experimente, bei denen sich die Persönlichkeit des Patienten verändern könnte, spezielle Vorsicht geübt werden. Schließlich müssen Ärzte, die Forschung am Menschen betreiben, Experten in ihrem Gebiet sein.

Was den „informed consent" anbelangt, können die Vorschriften von 1966 als eine Bekräftigung von schon früher akzeptierten Prinzipien der medizinischen Ethik betrachtet werden: Rechtliche Gebote über den „informed consent" sind in der vorgenannten Gerichtsentscheidung von 1935 sowie im Nürnberger Kodex und der Deklaration von Helsinki enthalten.

Tatsächlich waren die Vorschriften von 1966 gewissermaßen nur Erweiterungen des Nürnberger Kodex (3, 5), der besagt, daß

> „die freiwillige Zustimmung einer Versuchsperson absolut erforderlich ist. Dies bedeutet, daß die betroffene Person rechtlich befähigt sein sollte, einzuwilligen und in der Lage sein sollte, frei ihre Meinung zu äußern, und zwar nicht unter dem Einfluß von Gewalt, Betrug, Täuschung, Nötigung, Übervorteilung oder anderen Formen des Zwangs; sie sollte genügend Wissen und Verständnis über die Vorgänge haben, um eine verständige und aufgeklärte Entscheidung treffen zu können. Der letztere Punkt erfordert es, die Versuchsperson über die Art, Dauer, den Zweck und die Methoden des Versuchs sowie über sämtliche zu erwartende Unannehmlichkeiten und Risiken des Experiments

aufzuklären sowie über die Auswirkungen auf ihre Gesundheit oder ihre Person, die möglicherweise aus der Teilnahme an dem Experiment resultieren können.

Die Verantwortung für die Beurteilung der Qualität der Einwilligung liegt bei demjenigen, der das Experiment vorschlägt und durchführt. Es ist eine persönliche Pflicht und Verantwortung, die nicht ungestraft auf andere übertragen werden kann."

Der klinische Prüfer hat jedoch eine Doppelrolle, bei der manchmal Konflikte entstehen können. Einerseits ist er ein Arzt, dessen Verantwortung es ist, Kranke zu pflegen, zu trösten und zu heilen. Andererseits ist er ein Forscher, der von einem Verlangen nach neuem medizinischen Wissen, aber auch nach persönlicher Anerkennung und möglichen finanziellen Gewinnen angetrieben wird (3).

Es ist somit durchaus angebracht, daß von klinischen Untersuchern gefordert wird, sich an gewisse Vorschriften zu halten. Tatsächlich müssen die meisten Forscher mit großem Bedauern zugeben, daß die Geschichte klar gezeigt hat, daß ethische Gebote ohne juristischen Nachdruck häufig mißbraucht werden und zum Scheitern verurteilt sind. Gleichzeitig kann keine Gesetzgebung den Patienten oder die freiwillige Versuchsperson gänzlich beschützen, geschweige denn die objektiven Daten, die zur Wirksamkeitsbestimmung einer gegebenen Behandlung notwendig sind, hervorbringen. Der beste Schutz der Versuchsperson ist immer noch – und wird es immer bleiben – ein ethisch konzipiertes, gut geplantes und kompetent durchgeführtes klinisches Experiment.

Das Begutachtungsverfahren

Zur Zeit werden alle vom „Department of Health, Education, and Welfare" (HEW) unterstützten Versuche am Menschen einem doppelten Begutachtungsverfahren unterzogen. Einmal lokal durch den Empfänger der öffentlichen Mittel bzw. dem Vertragspartner und einmal zentral durch das HEW (13). Die Begutachtung durch die HEW-Abteilungen, besonders die des „National Institute of Health", ist hauptsächlich technisch und generell. Die Begutachtung durch die Institution berücksichtigt die örtlichen Gesetze. Die Begutachtung durch das HEW richtet sich nach den Bundesgesetzen. Die Begutachtung durch die Institution findet mit genauer Kenntnis der tatsächlich vorgesehenen Untersuchungspopulation statt. Das HEW kann hiervon nur eine entfernte Kenntnis haben. Die Begutachtung an den Institutionen richtet ihre Anstrengung auf die wissenschaftliche Einschätzung des Risiko-Nutzen-Verhältnisses. Die HEW-Prüfung wird durchgeführt durch Peer-Forschungsgruppen (USPHS Peer Review Committees) und erfordert in hohem Maße Expertentum auf dem jeweiligen wissenschaftlichen Gebiet. Dies gewährleistet eine weitere, unabhängige Einschätzung von sowohl wissenschaftlichem Verdienst als auch der damit verbundenen Risiken und Nutzen.

Die lokale Begutachtung, basierend auf der Abschätzung des Risiko/Nutzens, Kenntnis des lokalen Standards ärztlicher Kunst, der Gesetze und der Bürgerschaft, ist am besten in der Lage, ein sinnvolles Verfahren zur Einholung der Einwilligung zu entwickeln. Die HEW-Begutachtung, basierend auf sachverständiger Schätzung der Risiko/Nutzen-Wahrscheinlichkeiten, kann am besten entscheiden, ob solch eine Einwilligung in korrekter Weise angestrebt werden soll.

Die beiden Überprüfungsmechanismen ergänzen sich deutlich gegenseitig. Eines kann das andere nicht ersetzen. Beide erfordern spezielles Expertentum. Beide Prüfungen sind notwendig, um dem Projekt Rat und Zustimmung von auf nationaler und lokaler Ebene akzeptierten Gruppen zu geben. Zusammen bilden sie einen flexiblen Mechanismus, der die Forschung in die Lage versetzt, lokale und nationale Empfindlichkeiten zu berücksichtigen. Es steht außer Frage, daß diese Empfindlichkeiten existieren, und daß sie in der letzten Zeit stärker geworden sind.

Im weitesten Sinne haben die Begutachtungskommissionen drei Funktionen: 1. Sicherstellung, daß der Untersucher nicht zu enthusiastisch ist in der Durchführung von Arzneimittel-Experimenten oder anderen Experimenten, die möglicherweise nicht im wohlverstandenen oder besten Interesse des Patienten sind. 2. Sicherstellung, daß das Design für ein Forschungsprojekt akzeptabel ist und 3. dafür zu sorgen, daß die Versuchsperson vollkommen über das Forschungsverfahren informiert ist und ihren „informed consent" abgibt. Der jeweilige Untersucher dürfte auch sein Projekt mit größerer Zuversicht vorantreiben, wenn er sicher sein kann, daß seine Gutachter meinen, das Projekt sei lohnend oder wenigstens ungefährlich.

Neuere Bundesmaßnahmen betreffs ethischer Forschung

Der „National Research Act" von 1974 (15) schuf eine nationale Kommission für den Schutz von Versuchspersonen in der biomedizinischen und psychiatrisch-psychologisch-soziologischen („behavioral") Forschung. Kurz davor veröffentlichte das „Department of Health, Education, and Welfare" Verordnungen, die Maßnahmen für den Schutz von Versuchspersonen, die in der Forschung teilnehmen, klarlegten (15a). Im Februar 1977 gab die Kommission drei spezifische Empfehlungen:

1. Bewilligte Forschungsanträge sollten auf Anfrage jedem Anfragenden zur Verfügung gestellt werden und HEW sollte gleichzeitig untersuchen, ob solche Veröffentlichungen von Forschungsprojekten den Schutz von Versuchspersonen negativ beeinflussen könnten.
2. Wenn der „informed consent" einen Faktor darstellt, sollten die Einwilligungsformulare den veröffentlichten Forschungsanträgen beigefügt sein.
3. Der Schutz von Versuchspersonen hat keine Bedeutung für die Forschung, die nicht am Menschen durchgeführt wird.

   Die Kommission erhielt zur gleichen Zeit einen Forschungsbericht mit dem Titel „Research involving human subjects" (16). U.a. behandelt dieser Bericht eingehend folgende Themen:
   - Die Art der Forschung mit Versuchspersonen, die in solchen Institutionen wie Universitäten, medizinischen Schulen und Krankenhäusern durchgeführt wird;
   - Die Auswahl der Versuchspersonen, die für bestimmte Projekte angemessene Anzahl von Versuchspersonen und die Art der Kontaktaufnahme mit Versuchspersonen;
   - die Organisation und Eigenschaften der lokalen Begutachtungskommissionen;
   - die Risiken und der Nutzen für die Versuchspersonen aus der Sicht des Untersuchers;
   - Einwilligungsverfahren;
   - Einwilligung durch Stellvertreter;
   - Einwilligungsformulare;

   Der Bericht enthält auch Kommentare und Vorschläge zum Verhalten und zum Typ von Untersuchern, Gutachtern und Personen, die zu klinischer Forschung herangezogen werden.

Einige der Ergebnisse aus dem Bericht, der auf einer ausführlichen Untersuchung der in den USA vorhandenen Forschungssituation basiert (gemäß den „USPHS"-Vorschriften von 1971 bezüglich Begutachtungsausschüssen) sollen hier erwähnt werden. Z.B. fand man, daß 30% der lokalen Gutachter keine Wissenschaftler waren, sondern eher Leute aus der Verwaltung, Rechtsanwälte, Schwestern, Soziologen, Geistliche u.a. Verglichen mit biomedizinischen Wissenschaftlern, legten die Verhaltenswissenschaftler mehr Wert auf die „informed consent"-Prozeduren sowie auf die Frage der Vertraulichkeit als auf den Beitrag zur wissenschaftlichen Erkenntnis. Biomedizinische Wissenschaftler glaubten, sie seien einflußreicher und aktiver in den Begutachtungskommissionen als die anderen Mitglieder. Patienten dienten in ca. 2/3 der untersuchten Projekte als Versuchspersonen; die meisten Versuchspersonen wurden aufgrund einer spezifischen Krankheit, eines Zustandes oder einer anderen Eigenschaft ausgewählt.

Einwilligung durch Stellvertreter wurde hauptsächlich durch das Alter des Patienten bedingt und kam vor allem in Fällen von sehr jungen Kindern und manchmal bei älteren Versuchspersonen vor. Dennoch wurden Patienten, die nicht an Versuchen teilnehmen wollten, obwohl die Einwilligung des Stellvertreters vorlag, im allgemeinen nicht in Versuche einbezogen.

Richtlinien der „Food and Drug Administration" (FDA) (17, 18) haben im allgemeinen, im Vergleich mit denen vom „HEW" propagierten, einen ähnlichen aber nicht ganz so rigiden Charakter.

Die FDA-Richtlinien von 1967 führen im wesentlichen aus, daß

> der Untersucher jeden Patienten oder jede Person, die zur Kontrolle benutzt wird, oder deren Vertreter informieren muß, daß Arzneimittel zu Versuchszwecken angewandt werden; er die Einwilligung der Versuchspersonen oder der Vertreter einholen muß, mit Ausnahme der Fälle, wo dies *nicht möglich* ist oder, nach dem fachlichen Urteil des Untersuchers, dem *wohlverstandenen Interesse des Patienten widerspricht.*

„Nicht möglich" bezieht sich nur auf Fälle, wo der Untersucher keinen „informed consent" erhalten kann, weil eine Kommunikation mit dem Patienten oder seinem Stellvertreter nicht möglich ist, z.B. wenn der Patient im Coma liegt oder aus anderen Gründen nicht fähig ist, einzuwilligen oder sein Pfleger oder Angehörige nicht erreichbar sind.

„Dem wohlverstandenen Interesse des Patienten widersprechend" ist es, wenn die Mitteilung der zum Erhalt der Einwilligung notwendigen Information, nach dem fachlichen Urteil des Arztes, das Wohlbefinden und das wohlverstandene Interesse des Patienten ernsthaft gefährden würde. Diese Bestimmung trifft wahrscheinlich bei einer Reihe psychiatrischer Patienten zu und kann in gewissen Fällen von einem psychiatrischen Untersucher verwandt werden, um die Nicht-Einholung einer schriftlichen Einwilligung zu rechtfertigen.

Die FDA unterstreicht die folgenden Elemente als notwendig für die Einholung eines wahren „informed consent":

1. Die Versuchsperson ist juristisch in der Lage, ihre Einwilligung zu geben und tut dies auch aus freien Stücken oder freier Entscheidung heraus.
2. Die Versuchsperson ist bezüglich des Arzneimittels und der Studie zutreffend informiert und zwar über die Art des Arzneimittels einschließlich seiner potentiellen Risiken, über die Applikationsweise, das Ziel der Studie und ihre voraussichtliche Dauer, über andere Therapieformen, soweit vorhanden, und über den potentiallen Nutzen des Arzneimittels.

3. In kontrollierten Studien wird die Versuchsperson auch darüber informiert, daß sie möglicherweise als Kontrolle dienen wird. Mit Bezug auf diese Vorschrift ist anzumerken, daß die schriftliche Einwilligung für Phase I und II zwingend ist, jedoch in Phase III-Studien der Verantwortung des Untersuchers obliegt. Unter Berücksichtigung des physischen und psychischen Zustandes des Patienten muß somit der Untersucher entscheiden, wann es notwendig oder vorzuziehen ist, eine mündliche an Stelle einer schriftlichen Einwilligung einzuholen. Wenn eine schriftliche Einwilligung nicht eingeholt worden ist, muß der Untersucher eine mündliche Einwilligung einholen und diese Tatsache in der Krankengeschichte festhalten.

Im April 1971 hat die FDA Vorschriften erlassen (18, 19), die vor Beginn einer klinischen Arzneimittelprüfung mit hospitalisierten Versuchspersonen eine Genehmigung durch eine lokale Gutachterkommission erfordern. Es soll hier erwähnt werden, daß solch eine Genehmigung *nicht* erforderlich ist für die Forschung in privater Praxis. Diese FDA-Vorschriften sind gleichlaufend mit denen des HEW (20, 20a). Beide, FDA und HEW, vertreten den Standpunkt, daß die Prüfung und Genehmigung durch die lokale Kommission und die nachfolgende Prüfung und Genehmigung durch die Institution gewährleisten müssen, daß

1. die Rechte und das Wohlergehen der Versuchspersonen angemessen geschützt sind;
2. die für den Erhalt des „informed consent" angewandten Methoden adäquat sind;
3. die Risiken für die Person durch den potentiellen Nutzen für die Person oder die wissenschaftliche Bedeutung des Ergebnisses aufgewogen werden.

Beide, FDA und HEW, gehen auch davon aus, daß die Organisation des lokalen Begutachtungsausschusses und seine Arbeit nicht der Leitung der einzelnen Untersucher unterstehen soll. Der Untersucher kann sicher nicht an der Auswahl der Ausschußmitglieder beteiligt sein. Er kann auch nicht an der Begutachtung von Studien mitwirken, außer um nötige Informationen zu liefern.

Bei der Einreichung jeder Art von Förderungsanträgen ist es jetzt erforderlich, daß der Antragsteller folgende Daten seinem lokalen Begutachtungsausschuß, aber auch dem PHS (NIH) übermittelt:

1. Beschreibung der Merkmale der vorgeschlagenen Population, Begründung für die Benutzung dieser bestimmten Population.
2. Beschreibung und Abschätzung aller potentiellen physischen, psychologischen, sozialen oder rechtlichen Risiken.
3. Beschreibung des Vorgehens, um die Einwilligung einzuholen.
4. Beschreibung der Untersuchungsdetails, einschließlich der Vorkehrungen zur Wahrung der Vertraulichkeit und zum Schutz vor bzw. zur Minderung von potentiellen Risiken.
5. Abschätzung des potentiellen Nutzens des Forschungsprojektes für die Versuchsperson sowie des Nutzens für die Gesellschaft im allgemeinen.
6. Ermittlung des Risiko-Nutzen-Faktors.
7. Beschreibung alternativer Verfahren oder Behandlungen, die für den Patienten von Vorteil sein könnten.
8. Beschreibung der Maßnahmen, den Patienten klar darüber zu informieren, daß die Rücknahme seiner Einwilligung zum Versuch jederzeit möglich ist, und daß ihm jegliche medizinische Behandlung, die durch das Experiment bedingt sein sollte, kostenlos gegeben wird.

Zusätzlich müssen im Falle von experimentellen Arzneimittelstudien die IND-Nummer (Investigational New Drug), pharmakologische, toxikologische und vorhandene klinische Daten über das Arzneimittel dem Prüfungsausschuß zur Verfügung gestellt werden.

Zur Zeit plant die FDA, genau so streng zu sein wie das HEW bezüglich Kontrollgremien und fordert, daß die Forschung in fremden Ländern den örtlichen Standards oder der Deklaration von Helsinki entspricht (wobei jeweils die weitergehenden Forderungen zugrundegelegt werden), wenn die gewonnenen Daten für einen „NDA" (New Drug Application) benutzt werden sollen.

Während das HEW mehrere Kategorien von Patienten-Populationen ausschließen möchte, wie z.B. „nicht institutionalisierte, geistig behinderte Patienten" oder „drogen- bzw. alkoholabhängige Patienten", möchte die FDA diese Personen in das Begutachtungsverfahren einschließen.

Eine große Gruppe von Patienten, über die die FDA besorgt ist, sind solche, die nicht wissen, daß sie Versuchspersonen sind. Dies kann leicht bei klinischen Versuchen der Phase III passieren, wenn eine pharmazeutische Firma ihre Arzneimittel an Ärzte verteilt, die keine Institutionsbasis haben und die somit nicht unter der Kontrolle von entsprechenden Gutachterausschüssen stehen. Die FDA empfiehlt auch allen IND(Investigational New Drug)-Untersuchern, mit den Versuchspersonen nach der Beendigung einer Studie in Verbindung zu bleiben, falls das Arzneimittel als toxisch befunden wird. Das HEW verlangt dies nicht.

Es dürfte wohl hilfreich sein, die Ausführung der neuesten FDA- und HEW-Vorschriften in einer repräsentativen Institution zu erläutern. 1966 teilte das „Philadelphia General Hospital", das einen Begutachtungsausschuß besaß, dem ich seit 1964 angehörte und dessen Vorsitzender („chairman") ich seit 1970 war, dem „US Public Health Service" folgendes mit:

„Das ‚Philadelphia General Hospital' stimmt den Prinzipien des ‚Public Health Service'-Grundsatz, gemäß ‚Order 129' vom 1.7.1966 bezüglich Untersuchungen mit Versuchspersonen, einschließlich klinischer Forschung, zu. Diese Institution ist damit einverstanden, daß die Prüfung unabhängig vom Untersucher sein wird, um das Leben und die Gesundheit der Versuchspersonen in Forschungsuntersuchungen zu schützen, und sie versichert dem ‚Public Health Service', daß sie Begutachtungsausschüsse zur Prüfung sämtlicher Untersuchungsprotokolle einrichten und beibehalten wird. Mehrheitsentscheidungen werden in Bezug auf die Rechte und die Gesundheit der betroffenen Patienten, die Angemessenheit der zur Erhaltung des ‚informed consent' angewandten Methode sowie das Risiko und den potentiellen medizinischen Nutzen der Studie getroffen."

Zu jener Zeit bestand der Begutachtungsausschuß des „Philadelphia General Hospital" aus dem geschäftsführenden Direktor des Krankenhauses, seinem medizinischen Direktor, seinem Forschungsdirektor, dem Direktor der klinischen Forschungsabteilung, zwei Mitgliedern der medizinischen Abteilung, dem Vorsitzenden der chirurgischen Abteilung, dem Vorsitzenden der Pädiatrie-Abteilung, dem Leiter der Kardiologie, dem Leiter der zahnärztlichen Forschungsabteilung, dem Direktor der Psychopharmakologie und dem Vorsitzenden des medizinischen Personals.

Mit den Jahren erfuhr die Struktur des Komitees große Änderungen und seit einigen Jahren ist die Zusammensetzung des Komitees (das gemäß den Sondervorschriften des Krankenhauses aus nicht mehr als 12 Mitgliedern bestehen kann) auf medizinische Forscher und Kliniker der Abteilungen Medizin, Kardiologie, Pädiatrie, Psychiatrie und Pathologie sowie auf einen Soziologen, Psychologen, Geistlichen, Rechtsanwalt und einen Gemeindevertreter ausgedehnt worden. Im Grunde wurde die jetzige Zusammensetzung des Begutachtungsausschusses durch „NIH"-Bestimmungen von 1971 festgelegt.

Das „Institutional Review Board" (Committee on Studies involving Human Beings) der Universität von Pennsylvania, dem ich als Mitglied angehöre, hat eine ähnliche Zusammensetzung wie oben beschrieben und arbeitet nach gleichen Grundsätzen (21).

Allgemeine Bemerkungen zum gegenwärtigen Stand der Forschungsethik

Im April 1977 fand in Boston eine Konferenz über „den Schutz von Versuchspersonen und die Rolle der lokalen Gutachterkommissionen" statt (22). An diesem Treffen, das ein wichtiges Ereignis innerhalb der amerikanischen medizinischen Forschung darstellte, nahmen prominente Wissenschaftler, Ärzte, Psychiater, Rechtsanwälte und Soziologen teil. Allein die Tatsache, daß diese Boston-Konferenz stattfand, zeigt, für wie wichtig dieses Thema sowohl von den Wissenschaftlern wie auch von der Öffentlichkeit gehalten wurde. Einige der in diesem Aufsatz dargestellten Aspekte stammen aus der Diskussion anläßlich der Boston-Konferenz.

Bei der Boston-Konferenz wurde große Sorge darüber zum Ausdruck gebracht, daß „der derzeitige Drang einiger Leute, klinische Forschung und andere wissenschaftliche Studien mit Versuchspersonen zu verdammen, auf einen gefährlichen Trend hinweist, der die anfänglich vorhandene gute Absicht allmählich verdrängt." Während die Gesellschaft anscheinend die Tatsache akzeptiert, daß Arzneimittel-Experimente mit Versuchspersonen ein erforderliches Risiko darstellen, das eingegangen werden muß, wenn bedeutungsvolle therapeutische Fortschritte erzielt werden sollen, besteht sie zur gleichen Zeit unentwegt darauf, daß die Rechte des Individuums in vollem Umfang während solcher Studien geschützt werden. Dieses führt manchmal zu einer schwer zu bewältigenden Belastung für den praktisch tätigen Forscher.

Vor kurzem haben verschiedene Vorkämpfer für die Rechte von Minoritäten, – Rechte, die natürlich von jedem einsichtigen Amerikaner unerbittlich verteidigt werden sollen – eine zunehmend heftige Attacke gegen Forscher vor Gerichten und anderswo in Gang gesetzt, die von ihnen als Schurken des Establishments, Werkzeuge der Regierung und des CIA bezeichnet wurden, als gefühllose Leute, die an hilflosen Menschen und insbesondere Kindern, Mitgliedern von ethnischen Minderheiten, Gefangenen und unfreiwillig eingelieferten Insassen von Nervenkliniken Experimente durchführen.

Überraschenderweise haben die Wissenschaftler sehr sanft oder überhaupt nicht auf diese Angriffe geantwortet, und keine starken institutionellen Organisationen kamen ihnen dabei zu Hilfe (22a). Einige Wissenschaftler haben tatsächlich mit dem Verzicht auf weitere Forschungsaktivitäten reagiert. Innerhalb der zuständigen Fachorganisation trifft man entweder auf Selbstgefälligkeit oder auf die Meinung, daß man an diesem ernsten Problem wenig ändern kann. Es ist meiner Ansicht an der Zeit, daß Wissenschaftler sich zusammentun und versuchen, diese äußerst bedauerliche Situation, wie sie in den USA besteht, zu korrigieren.

In diesem Zusammenhang wurde auch Sorge über den Sinn des „informed consent"-Konzepts geäußert. Entsprechend der üblichen Definition impliziert der „informed consent" eher den Begriff eines juristischen Vertrages als die traditionelle Vorstellung von Arzt und Patient, die ihr Wissen und gegenseitiges Verständnis miteinander teilen. Vielleicht haftet die Vorstellung, daß der Patient Grund zum Mißtrauen oder zur Furcht vor der ihn behandelnden Person hat, dem Begriff des „informed consent" grundsätzlich an.

Ein anderer Punkt, der beträchtliche Unruhe erzeugt hat, betrifft die zunehmenden Einschränkungen des Zugangs von Wissenschaftlern zu öffentlichen Dokumenten (23). Eine schlecht konzipierte Gesetzgebung mit dem Ziel, die Privatsphäre zu schützen, könnte sich tatsächlich äußerst nachteilig auf die Erhebung von neuen und nützlichen epidemiologischen Daten auswirken. Diese Vorschriften sollen zumindest in den USA an sich nicht die Forschung behindern, sondern eher das Individuum vor Arbeitsplatzverlust und gerichtlichen Klagen schützen. Leider unterscheiden diese Vorschriften nicht zwischen dem Wissenschaftler, der sich für die einzelne Person lediglich als den Vertreter einer Personenklasse interessiert und dem Arbeitgeber oder Detektiv, der sich für die Überprüfung der Person selbst interessiert.

Einige positive neuere Entwicklungen sollten ebenfalls angeführt werden: Krankenhäuser und Ärzte fangen nun an, differenziertere Formulare für therapeutische Maßnahmen zu benutzen, die nichts mit Forschung zu tun haben. Diese Formulare beinhalten den Grundgedanken und die Verfahrensweisen, die vom HEW entwickelt wurden. Das Ersetzen von Blanko-Einwilligungsformularen ist ein Beispiel dafür, daß Bestimmungen der Regierung auch einen positiven Effekt auf die medizinische Praxis haben können.

Die Ergebnisse einer kürzlich veröffentlichten Studie (16) widersprechen auch den Behauptungen vieler Angriffe gegen die medizinische Wissenschaft. Aus der Studie geht im wesentlichen hervor, „daß das Risiko bei der Teilnahme an nicht therapeutischen Human-Experimenten nicht größer ist als das Risiko des täglichen Lebens, und daß das Risiko bei therapeutischen Versuchen nicht größer sei als das bei anderen Behandlungen."

Schließlich scheint ein Wort über solche Untersuchungen angebracht, die die experimentelle Erzeugung von Krankheiten miteinschließen.

Im allgemeinen stellt die Erzeugung einer experimentellen Krankheit eine rein wissenschaftliche Anwendung klinischer Forschung ohne therapeutischen Nutzen für die Versuchsperson dar (3). Solche Verfahren reichen von der eindeutig unethischen Induktion von Syphilis bei gesunden Versuchspersonen bis hin zur relativ harmlosen Erzeugung von experimentellem Husten für die Bewertung von Antitussiva oder die Erzeugung von kurzzeitigen ischämischen Muskelschmerzen, die heutzutage manchmal in Analgetica-Studien angewendet werden.

Säuglinge und Kinder in der Forschung

Die Benutzung von Säuglingen und Kindern einschließlich Jugendlicher in Arzneimittelprüfungen oder anderen Versuchen, ist Gegenstand einer beträchtlichen und emotional geführten Kontroverse in den USA. So befaßte sich eine kürzlich in Washington abgehaltene Konferenz mit dem Thema der ethischen Fragen in der Forschung an Jugendlichen (24). Es muß natürlich Kindern erlaubt werden, freiwillig an Versuchsprogrammen teilzunehmen, genauso wie auch schwangeren Frauen, es sei denn, man will sich zum Anwalt eines therapeutischen Nihilismus machen.

Drei grundsätzliche Positionen werden in der jetzigen Kontroverse sichtbar (2). Die einen wenden sich mit aller Schärfe gegen die Teilnahme von Kindern und Säuglingen an der Forschung überhaupt. Eine andere Gruppe ist der Ansicht, daß Versuche erlaubt sein sollten, jedoch nur wenn ein umschriebener und unmittelbarer therapeutischer Nutzen für den teilnehmenden Säugling oder das Kind fest angenommen werden kann. Wenn sich diese Ansicht schon vor Jahren durchgesetzt hätte, so wären Salk- oder Sabin-Polio-Versuche nie erlaubt worden. Die dritte Position mit wahrscheinlich den meisten Anhängern ist die, daß ein Säugling oder ein Kind einen potentiellen Nutzen entweder therapeutischer oder prophylaktischer Art von der Teilnahme am Versuch haben sollte.

Kinder sollten nicht als Versuchspersonen herangezogen werden, wenn sie wahrscheinlich keinen Nutzen davon haben (25). Die Teilnahme geistig behinderter Kinder an der medizinischen Forschung, wenn daraus kein direkter therapeutischer Nutzen erwartet werden kann oder wenn sie nicht in Gefahr sind, eine epidemische Krankheit zu bekommen, ist zu verurteilen.

Die Einholung eines „informed consent" ist logischerweise bei Säuglingen oder sehr jungen Kindern oft nicht möglich. Obwohl der „informed consent" im allgemeinen von den Eltern oder den Pflegern eingeholt werden muß, ist es meiner Ansicht nach auch möglich, den „consent" von einem intelligenten Kind zu erhalten, so daß beide, Eltern bzw. Pfleger und Kind dem Verfahren zustimmen. In einigen Versuchsbereichen wie z.B. der Empfängnisverhütung kann ein Jugendlicher, obwohl minderjährig, „informed consent" geben ohne Einwilligung seiner Eltern; dies ist so in einigen US-Staaten, einschließlich Pennsylvania.

In den USA haben die Gerichte klargestellt (3), daß das Kind nicht als rechtliches Eigentum seiner Eltern oder Pfleger betrachtet werden kann und daß sie kein Recht dazu haben, Entscheidungen für das Kind zu treffen, die nicht zu seinem Nutzen wären. Nur wenn die Eltern oder Pfleger im besten Interesse des Kindes handeln, kann der erhaltene „consent" rechtliche Bedeutung erlangen. Es besteht auch bei einigen die Auffassung, daß es nicht ethisch adäquat sei, den „informed consent" nur von Eltern oder Pflegern zu akzeptieren, insbesondere wenn Teenager betroffen sind.

Strafgefangene in der Forschung

Seit einigen Jahren schon wütet in Amerika eine Kontroverse über die Heranziehung von Strafgefangenen für Forschungszwecke. Die einen sind der Meinung, daß Strafgefangene ausgebeutet werden, daß ihre Situation mißbraucht wird, und daß sie grundsätzlich nicht als Versuchspersonen herangezogen werden sollten.

Die anderen, und ich gehöre zu den letzteren, glauben, daß Untersuchungen, insbesondere in Phase I, wenn sie sauber durchgeführt werden, durchaus auch an Strafgefangenen stattfinden können (2, 3).

Es gibt in der Tat Argumente, die für die Teilnahme von Strafgefangenen an wissenschaftlichen Experimenten sprechen. So wird z.B. hierdurch dem Gefangenen die Möglichkeit gegeben, eine unerfreuliche oder langweilige Umgebung mit einer interessanteren zu tauschen. Psychologen konnten zeigen, daß Versuchspersonen aus Gefängnissen ein höheres

Selbstbewußtsein erlangen, da in der Gefängnis-Subkultur die Teilnahme an einem Forschungsprojekt zu erhöhtem Prestige führen kann. Die Tatsache, daß man sich bei einem medizinischen Experiment einem potentiellen Risiko aussetzt, ist auch mit einer gewissen angenehmen Erregung verknüpft. Schließlich muß auch der finanzielle Nutzen berücksichtigt werden, da ja auch Gefängnisinsassen für ihre Teilnahme an Versuchen natürlich bezahlt werden.

Gleichzeitig erscheint es unumgänglich, daß strenge Kontrollen angewandt werden, um eine mißbräuchliche Heranziehung von Strafgefangenen zu verhindern. Es muß auch darauf hingewiesen werden, daß in einigen Ländern, wie zum Beispiel in Großbritannien (3), Strafgefangene nicht für klinische Prüfungen verwandt werden dürfen. Dies beruht wohl teilweise auf einer unvollständigen Kenntnis über die Art und Weise wie solche Prüfungen durchgeführt werden und des Nutzens, der sich aus den Untersuchungen ergibt. Das Verbot stellt vielleicht auch bewußte oder unbewußte Anerkennung der inhumanen Bedingungen dar, die vor den Reformen des letzten Jahrhunderts in britischen Gefängnissen existierten, mit der daraus resultierenden Entschlossenheit, dafür zu sorgen, daß die Rechte eines Gefangenen gewährleistet bleiben.

In den USA haben Strafgefangene zweifellos eine nützliche Rolle bei der Entwicklung vieler Medikamente gespielt. Mißstände hat es sicher gegeben, die auch Publizität erlangt haben, aber die derzeitige Kombination regulatorischer und hoher ethischer Standards sollte solche Mißstände wirkungsvoll eliminieren, die von uns allen verabscheut werden.

Weitere, für die Forschung in Frage kommenden Patientenpopulationen

Entsprechend den neuesten Bundesrichtlinien ist das Gebot, die Rechte und Gesundheit von Versuchspersonen zu schützen, nicht auf Versuche an Kindern und Erwachsenen beschränkt, sondern betrifft auch den Fetus intra- sowie extrauterin (25a, b) und den Verstorbenen. Andererseits wird allgemein anerkannt, daß es bestimmte Patienten-Gruppen gibt, die vor einer mißbräuchlichen Verwendung praktisch nur schwer geschützt werden können. In diesem Zusammenhang sind Patienten mit chronischen Krankheiten, die eine enge persönliche Bindung zu ihrem Doktor haben, wie auch Versuchspersonen aus Gefängnissen als besonders vulnerabel anzusehen.

Zum „Informed Consent"

Die Idee des „informed consent" war schon immer ein schwieriges juristisches und medizinisches Thema, weil medizinische und juristische Aspekte der „Versuchsperson" oft grundsätzlich unvereinbar miteinander sind. Dies gilt ganz besonders für den Bereich des psychisch Kranken, wo das Sich-Einverstanden-Erklären mit der Idee des „informed consent" zum Aufhören des Fortschritts in Forschung und Therapie zu führen scheint. Vom juristischen Standpunkt aus muß ein „informed consent" auf das Verstehen der geplanten Maßnahme und seines Risikos und Nutzens für das Individuum gegründet sein. Viele Anwälte und Verantwortliche der Legislative sehen jedoch nicht die Schwierigkeiten, die sich beim Versuch ergeben, einen „informed consent" von psychisch Kranken oder von Patienten, die vor lebensbedrohlichen Operationen stehen, einzuholen (26). Ja, es ist eine gewisse Ironie in der Tatsache zu sehen, daß vor kurzem ergangene Gerichtsentscheidungen das „Recht auf Behandlung" (27, 28) für den psychisch Kranken bestätigt haben, während zu gleichen Zeit die neuen Gesetzesvorschriften oft dazu führen, daß der Wissenschaftler nicht mehr in der Lage ist, wirkungsvoll zu behandeln und nach besseren Behandlungsmöglichkeiten für den psychisch Kranken zu suchen.

Die Gerichte scheinen jetzt anerkannt zu haben, daß ein Mensch so lange juristisch fähig ist, sein Einverständnis zu geben oder juristisch zu handeln, bis er nicht von einem hierfür zuständigen Gericht für geschäftsunfähig erklärt wird. Die Tatsache, daß ein Mensch einer bestimmten Institution überantwortet wird, macht ihn nicht schon per se juristisch unfähig, sein Einverständnis abzugeben (3).

Im Bereich der Psychiatrie und verwandter Verhaltenswissenschaften existieren besondere Probleme bezüglich des „informed consent". So werden zum Beispiel Behandlungsmethoden wie Psychotherapie oder Sozialtherapie vielen Patienten angeboten, obwohl ein Beweis für die Wirksamkeit dieser Methoden niemals erbracht worden ist; ja, Untersuchungen mit dem Ziel, die Wirkung von zum Beispiel bestimmten Arten von Psychotherapie zu bestimmen, konnten keinen signifikanten Effekt gegenüber einer Nicht-Therapie feststellen. Auch Helmchen und Müller-Oerlinghausen (29, 30) haben schon darauf hingewiesen, daß ein psychiatrie-spezifisches Methodenproblem darin besteht, daß die therapeutische Wirkung psychiatrischer Verfahren oft mehr als in anderen heilkundlichen Disziplinen an die Person sowohl des Therapeuten als auch des Patienten gebunden ist. Wollte man wirklich vor Beginn einer Psychotherapie den „informed consent" von Patienten einholen – gleichzeitig mit der Information, daß diese Therapie ihnen wahrscheinlich überhaupt nicht helfen wird –, dann würden sie wohl ihre Hoffnung auf Besserung ihres Zustandes verlieren. Auch ein depressiver Patient, der zum Zwecke der Einholung eines „informed consent" darüber informiert würde, daß eine geplante medikamentöse Behandlung bei ihm etwa eine Erfolgsaussicht von 60% hat, dürfte wahrscheinlich in seiner schon vorhandenen Hoffnungslosigkeit und eventuell Suizidalität verstärkt werden. Voller „informed consent" kann auch zum Ansteigen von Nebenwirkungen, besonders auch mit Placebo, und zu einer höheren „Drop-out"-Rate führen.

Argumente für und gegen die Errichtung lokaler Gutachterausschüsse

Es scheint mir zunächst wichtig, einige mehr philosophische Probleme kurz zu berühren. Es gibt grundsätzliche Unterschiede zwischen den Anschauungen eines Arztes und eines Rechtsanwaltes. Der Arzt ist ausgebildet worden, alle Seiten eines gegebenen Problems systematisch zu untersuchen, während der Rechtsanwalt gerade dahingehend ausgebildet wurde, nur eine Seite gründlich zu untersuchen (31). Der Arzt ist auch gelehrt worden, daß er in einer möglichst pragmatischen, differenzierten und unemotionalen Weise seine Entscheidungen treffen soll, während der Rechtsanwalt als ein Faktum auch eine fremde Gerichtsentscheidung akzeptieren kann, die unter Umständen auf eine mit beträchtlicher Emotion geführte Auseinandersetzung zurückgeht. Die Methode der gerichtlichen Auseinandersetzungen mag als eine zivilisiertere Art, private Meinungsverschiedenheiten zu klären, angesehen werden als die übliche ärztliche Methode, mit Problemen umzugehen (32); aber sie stellt wahrscheinlich doch eine weniger befriedigende Methode dar, um zur Wahrheit zu gelangen.

Die Entscheidungsfindung in einem lokalen Gutachter-Ausschuß verlangt das häufig schwierige miteinander in Einklang bringen dieser zwei sehr verschiedenen Aspekte. Einige Kritiker sind der Meinung, daß die lokalen Gutachterausschüsse nichts anderes tun, als ohnehin stattfindende Forschungen zu rechtfertigen. Andere Kritiker sind nach wie vor der Überzeugung, daß solche Gutachter-Ausschüsse und die Anwendung der Vorschriften, nach denen sie arbeiten müssen, die Forschung schwerstens behindern (33). Eine vor kurzem durchgeführte Untersuchung über die Arbeit vieler lokaler Gutachter-Ausschüsse (34) sowie eine Studie (35), die nur einen bestimmten Ausschuß untersuchte, machen es wahrscheinlich, daß solche Kommissionen in der Tat eine wichtige Rolle spielen. Es wurde jedoch auch darauf hingewiesen, daß die meisten Ausschüsse relativ permissiv verfahren.

Gray (35) beschreibt den Einfluß von Gutachter-Kommissionen auf Forschungsprojekte wie folgt:

1. Es konnte demonstriert werden, daß Forschungsprojekte oft der Revisionen tatsächlich bedurften, die durch die Gutachter-Kommission vorgeschlagen wurden.
2. Gutachter-Kommissionen haben einen wichtigen Einfluß auf die Forschungsaktivitäten an ihrer Institution.
3. Bei einigen Gutachter-Kommissionen ist die Wahrscheinlichkeit größer, daß sie bestimmte Änderungen vorschlagen als bei anderen – eine Tatsache, die Implikationen für die Zusammensetzungen von Gutachter-Ausschüssen besitzt sowie für die Erwartungen, die wir vernünftigerweise an sie stellen können.

In einer späteren Veröffentlichung (36) warnt Gray vor einer Politisierung der Gutachterausschüsse („Human Subjects Review Boards").

Selbst wenn der Patient einmal seinen „informed consent" unterschrieben hat, dürfte er sich häufig nicht genau daran erinnern, wozu er sein Einverständnis eigentlich gegeben hat (37). Hassar und Weintraub hatten kürzlich darauf hingewiesen, daß nach einer sechs Wochen dauernden klinischen Arzneimittelprüfung zwei Drittel der interviewten Patienten am Ende der Studie sich nicht erinnern konnten, daß sie über ein damit verbundenes potentielles Risiko informiert worden waren; einige wenige glaubten sich zu erinnern, daß die Untersuchung ihnen helfen würde, und sie waren stolz für das Opfer, das sie gebracht hatten. Die meisten der Patienten gehörten der Mittelklasse bzw. der oberen Mittelklasse an.

Andere Forscher bezweifeln, daß jemals ein vollkommener „informed consent" in jedem Fall erlangt werden kann oder erlangt werden sollte (38, 39, 40).

Kommunikationsprobleme zwischen Forscher und Patient bei der Erlangung des „informed consent" könnten wahrscheinlich dadurch erleichtert werden, daß dem Patienten eine Kopie der schriftlichen Einverständniserklärung ausgehändigt wird. Jedoch oft hört der Patient einfach nur das, was er zu hören wünscht.

Ich möchte jetzt darauf eingehen, wie ich selber zu Vor- und Nachteilen lokaler Gutachter-Ausschüsse stehe.

Ich möchte zunächst ganz kategorisch aussprechen, daß zehn Jahre Erfahrung in einem lokalen Gutachter-Ausschuß in mir die feste Überzeugung geformt haben, daß solche Ausschüsse eine sehr wichtige Funktion besitzen.

Sie spielen eine bedeutende Rolle, nicht nur dadurch, daß sie den Schutz der menschlichen Versuchsperson gewährleisten, sondern weil sie dafür sorgen, daß die Maßnahmen zur Einholung des „informed consent" adäquat sind und weil sie die Qualität der Forschung verbessern.

Es scheint mir wichtig festzustellen, daß fast jedes Forschungsprojekt, das unserer Kommission vorgelegen hat, in manchen Details revisionsbedürftig war. In den allermeisten Fällen betraf dies die Maßnahmen zur Einholung der schriftlichen Einverständniserklärung. Oft ergab sich ein Bedürfnis nach mehr Information, um eine Abschätzung des Risiko/Nutzen-Verhältnisses für das Komitee zu ermöglichen. Etwa jedes dritte oder vierte Projekt ist zumindest vorläufig zurückgewiesen worden, und jedes Jahr sind eine Reihe von Anträgen nicht genehmigt worden.

Während ich also auf der einen Seite davon überzeugt bin, daß lokale Gutachter-Ausschüsse eine wichtige Bedeutung haben, bin ich auf der anderen Seite nicht ganz so sicher, daß die Vorschriften, nach denen sie arbeiten, immer zweckmäßig sind. Die FDA verlangt zum Beispiel bei Arzneimittelprüfungen der Phase III keine schriftliche Einverständniserklärung (18), das HEW dagegen besteht darauf, und fast alle Gutachter-Ausschüsse richten sich nach den HEW-Vorschriften. Das bedeutet, daß diese Vorschrift sowohl auf Studien angewandt wird, die durch die Regierung, die Industrie oder durch Stiftungen unterstützt werden, als auch auf Untersuchungen, die ohne Drittmittel durchgeführt werden. Forschungsaktivitäten werden hierdurch erstickt, und dies ist besonders im Bereich der Psychiatrie sichtbar. Beispielsweise hätte eine ganze Anzahl von Untersuchungen, die unser Forschungskreis vor über zehn Jahren durchgeführt hat und die sich u.a. mit der Bedeutung der Einstellungen und Erwartungshaltungen von Patienten für das therapeutische Resultat befaßten, nicht durchgeführt werden können, wenn wir gezwungen gewesen wären, den Patienten über die Art der Untersuchung und auch über die Tatsache, daß er unter Umständen ein Placebo erhält, zu informieren (41). Und doch haben die Ergebnisse gerade dieser Untersuchungen sich als äußerst wichtig sowohl für die Psychotherapie als die medikamentöse Behandlung von ambulanten Patienten mit Angst- und Depressions-Symptomen erwiesen. Viele Forscher haben daher eine berechtigte Furcht, daß zuviel Regierungskontrolle die Forschung einschränkt und nicht nur die Versuchsperson beschützt (42).

Ein anderes Problem, das dringend weiterer Klärung bedarf, betrifft die Forschung an stationären, psychotischen Patienten, vor allem solchen mit der Diagnose „Schizophrenie" (33, 43). Wir haben hier im allgemeinen den Standpunkt vertreten, daß ein schizophrener Patient auch juristisch als einwilligungsfähig betrachtet werden muß, wenn er überhaupt in der Lage ist, an einem Forschungsprojekt teilzunehmen, das auch die Ausfüllung von Fragebögen vorsieht, und er freiwillig zu dieser Art der Teilnahme bereit ist.

Ein Phänomen hat mich besonders überrascht, daß nämlich die Einholung des „informed consent" durch Formulare, die immer komplizierter geworden sind und mehr und mehr alle nur denkbaren Risiken mit aufführen, die meisten Patienten keineswegs davon abschreckt, an derartigen Untersuchungen teilzunehmen. Wir haben dies näher untersucht und bekamen von vielen Patienten Antworten wie etwa im folgenden Sinne: „Sie sind Professor an einer berühmten Universität, und Sie würden doch sicher nicht irgendetwas tun, um mich zu schädigen". Diese Einstellung ist nicht nur für Patienten der unteren Schichten, sondern durchaus auch solcher der Mittel- und Oberschicht typisch. Eine ähnliche Patienten-Einstellung hatten schon vor vielen Jahren Orne und Evans (44) vorgefunden als sie hypnotisierten und nicht-hypnotisierten Versuchspersonen den Befehl gaben, ihre Hände in eine Kiste zu halten, in der sich Schlangen befanden. Alle Versuchspersonen hielten ihre Hände in die Kiste. Als sie später gefragt wurden, warum sie dieser Aufforderung nachgekommen waren, gaben sie an, daß sie sich sicher waren, daß ihnen nichts passieren könnte, da das Forschungsprojekt von kompetenten Wissenschaftlern durchgeführt wurde.

Unsere eigene Gutachter-Kommission hat sich der Aufgabe angenommen, alle Formulare für schriftliche Einverständnis-Erklärungen sorgfältig zu überprüfen. Häufig vereinfachen wir lediglich den vorgeschlagenen Text und teilen dem Untersucher mit, daß die Formulierungen für einen durchschnittlichen Laien verständlich sein müssen.

Zwei entscheidende ethische Gesichtspunkte bestimmen die Arbeit unserer Kommission:

1. Ein Forschungsprojekt muß genügend vielversprechend sein, um überhaupt zu rechtfertigen, daß Versuchspersonen die damit verbundenen Risiken auf sich nehmen.
2. Die Maßnahmen zur Einholung des „informed consent" müssen adäquat erscheinen.

Die meisten der Probleme, die die Kommission behandelt, beziehen sich somit auf das Untersuchungsprotokoll, die Ungefährlichkeit der vorgeschlagenen Methoden und die Abfassung der Formulare für die Einverständnis-Erklärung.

Wir gehen im allgemeinen davon aus, daß der Untersucher frei ist in der Wahl seines Versuchsprotokolls, sofern nicht ein eindeutig besseres Protokoll vorgeschlagen werden kann bzw. wenn es realistische Möglichkeiten gibt, das Risiko für die Versuchsperson zu limitieren oder zu vermindern. Während wir also nicht direkt über die Qualität und Bedeutung des Projektes urteilen, beziehen wir diese dennoch in unsere Entscheidung über das Risiko/Nutzen-Verhältnis der Studie mit ein, wobei wir immer zu gewährleisten suchen, daß die Risiken so gering wie möglich und der Nutzen so groß wie möglich sind.

Schlußbemerkung

Die „Institutional Review Boards", die in den USA zum Schutz der Versuchsperson und zur Gewährleistung des schriftlichen „informed consent" entstanden sind, haben sehr zum Schutz der Versuchsperson und zur ethischen Bewußtseinsbildung des Forschers beigetragen. Ich persönlich begrüße diese Entwicklung. Trotzdem hoffe ich, daß weitere Vorschriften nicht nur zur Erschwerung von Forschungsprojekten entwickelt werden, sondern Ausnahmen, besonders in der Psychiatrie, erlauben werden. Gerade in der Psychiatrie mag voller „informed consent" oft mehr Schaden als Gutes anrichten. Das Beharren auf dem „informed consent" verhindert oft Forschungsprojekte, die sich zum Ziel gesetzt haben, die komplizierten Interaktionen zwischen Arzneimittel und unspezifischen Faktoren, einschließlich Psychotherapie, wissenschaftlich zu erforschen.

Literatur

1. U.S. Public Health Service: Policy and Procedure Order No. 129, July 1, 1966
2. Taylor, W.J.R.: Introduction. In: Peer Review in Human Research, F.G. McMahon (ed.). Mount Kisco, N.Y.: Futura Publishing, in press
3. Hodges, R.M.: Ethical Considerations in Clinical Research. In: Principles and Techniques of Human Research and Therapeutics. Volume 1: General Considerations and Principles. McMahon, F.G. (ed.). Mount Kisco, N.Y.: Futura Publishing 1974
4. Percival, Sir Thomas: Medical Ethics. Manchester, England: J. Johnson 1803

5. Office of the Adjutant General of the United States: Trials of War Criminals. U.S. Government Printing Office, Washington, D.C., Vol. 2, pp. 181-183, 1947
6. World Medical Assembly: Declaration of Helsinki. Helsinki 1964
7. World Health Assembly: Declaration of Tokyo. Tokyo 1975
8. World Psychiatric Association: Declaration of Hawaii. Hawaii 1977
9. Kefauver-Harris Amendments of October 10, 1962 to the Food, Drugs and Cosmetic Act; Code of Federal Regulations; U.S. Government Printing Office, Washington, D.C., 1962
10. National Academy of Sciences/National Research Council: Final Report, Drug Efficacy Study. U.S. Government Printing Office, Food and Drug Administration Publication. Washington, D.C., July 9, 1969
11. Smith, Kline and French Laboratories: A Chronology and Review of the National Academy of Sciences/National Research Council Drug Efficacy Study: A Monograph. Smith, Kline and French Laboratories; Philadelphia, Pa., March 1971
12. Fortner vs. Koch: Northwestern Reports, 261, 762 (1935)
13. Chalkley, D.T.: The NIH Role in the Support and Regulation of Clinical Research. In: Principles and Techniques of Human Research and Therapeutics, Volume 1: General Considerations and Principles, McMahon, F.G. (ed.). Mount Kisco, N.Y.: Futura Publishing 1974
14. Beecher, H.K.: Research and the Individual. Boston, Mass.: Little, Brown and Co. 1970
15. The National Research, Training and Protection of Human Research Subjects Act, Public Law 93-348. (CR 120, H5727-32, June 28, 1974)
15a. Federal Register, May 30, 1974 (39 FR 18914)
16. Survey Research Center, Institute for Social Research, University of Michigan: Research Involving Human Subjects: A Report to the National Commission for the Protection of Human Subjects of Biomedical and Behavioral Research. University of Michigan; Ann Arbor, Mich., October 2, 1976
17. 21 CFR 310.102
18. Lisook, A.B.: Responsibilities of Clinical Investigators – FDA Viewpoint. In: Principles and Techniques of Human Research and Therapeutics, Volume 1: General Considerations and Principles, McMahon, F.G. (ed.). Mount Kisco, N.Y.: Futura Publishing 1974
19. Federal Register, April 17, 1971
20. Department of Health, Education and Welfare: The Institutional Guide to DHEW Policy on Protection of Human Rights. U.S. Government Printing Office, DHEW Publication 72-102; Washington, D.C., 1971
20a. Department of Health, Education and Welfare; DHEW Grants Administration Manual, Chapter 1-40. U.S. Government Printing Office, DHEW Publication; Washington, D.C., 1971
21. University of Pennsylvania Office of Research Administration: Human Beings in Research, a Manual Describing Policies and Procedures. University of Pennsylvania; Philadelphia, Pa., 1974
22. Public Responsibility in Medicine and Research Conference on the Protection of Human Subjects and the Role of Institutional Review Boards. Held in Boston, Mass.: April 16-17, 1977
22a. Melmon, K.L.: The clinical pharmacologist and scientifically unsound regulations for drug development. Clin. Pharmacol. and Therapeutics **20** (2), 125-129 (1976)
23. Robins, L.N.: Problems in follow-up studies. Am. J. Psychiatry **134**, 8 (1977)
24. American Public Health Association Conference on Ethical Issues in Adolescent Health. Held in Washington, D.C.: December 6-7, 1976
25. Hirsch, B.D.: The medico-legal framework for clinical research in medicine. Ann. N.Y. Acad. of Science **169**, 308 (1970)
25a. Mahoney, M.J.: Ethical considerations in fetal research. Conn. Medicine **41** (2), 85-89 (1977)

25b. Pilon, J.G.: Cost-benefit ethics and fetal research. Human Life Review 3 (1), 63-70 (1977)
26. Roth, L.H., et al.: Tests of competency to consent to treatment. Am. J. Psychiatry **134**, 3 (1977)
27. McGough, L.S., Carmichael, W.C.: The right to treatment and the right to refuse treatment. Am. J. Orthopsychiatry **47** (2), 307-320 (1977)
28. Robitscher, J.: The right to psychiatric treatment: a socio-legal approach to the plight of the state hospital patient. Villanova Law Rev. **18**, 11-36 (1972)
29. Helmchen, H., Müller-Oerlinghausen, B.: The inherent paradox of clinical trials in psychiatry. J. Med. Ethics. **1**, 168-173 (1975)
30. Helmchen, H., Müller, Oerlinghausen, B.: Ethische und juristische Schwierigkeiten bei der Effizienzprüfung psychiatrischer Therapieverfahren. Nervenarzt **46**, 397-403 (1975)
31. Varley, A.B.: The Legal Environment and Clinical Research. In: Principles and Techniques of Human Research and Therapeutics, Volume 1: General Considerations and Principles, McMahon, F.G. (ed.). Mount Kisco, N.Y.: Futura Publishing 1974
32. Frank, J.: Courts on Trial. Princeton, N.J.: Princeton University Press 1950
33. Cole, J.O.: Research barriers in psychopharmacology. Am. J. Psychiatry **134**, 8 (1977)
34. Barber, B., et al.: Research on Human Subjects: Problems of Social Control in Medical Experimentation. Russell Sage Foundation, New York, 1973
35. Gray, B.H.: An assessment of institutional review committees in human experimentation. Medical Care **13** (4), 318-328 (1975)
36. Gray, B.H.: The functions of human subjects review committees. Am. J. Psychiatry **134**, 8 (1977)
37. Hassar, M., Weintraub, M.: „Uninformed" consent and the healthy volunteer: An analysis of patient volunteers in a clinical trial of a new anti-inflammatory drug. Clin. Pharmacol. and Therapeutics **20** (4), 379-386 (1976)
38. Ingelfinger, F.J.: Informed (but uneducated) consent. New Engl. J. Med. 287, 465-466 (1972)
39. Laforet, E.G.: The fiction of informed consent. J. Am. Med. Ass. 235, 1579-1585 (1976)
40. Sackler, A.M.: Informed consent. Medical tribune 15, 23 (1974)
41. Rickels, K. (ed.): Non-Specific Factors in Drug Therapy. Springfield, Ill.: Charles C Thomas 1968
42. Chalkley, D.T.: Federal constraints: Earned or unearned? Am. J. Psychiatry **134**, 911-913 (1977)
43. Laves, B.S.: Legal aspects of experimentation with institutionalized mentally disabled subjects. J. of Clin. Pharmacology **16**, 592-599 (1976)
44. Orne, M.T., Evans, F.J.: Social control in the psychological experiment: Antisocial behavior and hypnosis. J. of Personality and Social Psychology **1**, 189-200 (1965)

Möglichkeiten kollegialer Kontrolle

H. HELMCHEN und B. MÜLLER-OERLINGHAUSEN

Für die wissenschaftlich, ethisch und rechtlich einwandfreie Planung und Durchführung patientenbezogener therapeutischer Forschung ist in erster und letzter Instanz der einzelne Untersucher verantwortlich. Gleichwohl werden zusätzliche Kontrollmechanismen, vor allem auf institutioneller Ebene und unter öffentlicher Beteiligung, zumindest bei bestimmten Populationen, für erforderlich gehalten, z.B. bei Kindern, Gefangenen und eben psychisch Kranken, deren Fähigkeit zur freiwilligen Einwilligung nach Aufklärung möglicherweise eingeschränkt ist (6, 8). Dies gilt bei einer Reihe psychischer Krankheitszustände vor allem dann, wenn einerseits Zweifel an der Einsichts- bzw. Einwilligungsfähigkeit des Kranken bestehen, andererseits ein Rechtsvertreter, z.B. ein Pfleger, für den Kranken nicht vorhanden ist und nur zum Zwecke der Einbeziehung des Kranken in ein Forschungsprojekt – wie es das neue deutsche Arzneimittelgesetz von 1976 vorschreibt – auch nicht bestellt werden sollte (4). Besonders dringlich schließlich muß diese Frage beantwortet werden in jenen Fällen, in denen sich eine Information des Patienten verbietet, weil er entweder dafür nicht genügend belastbar erscheint (9) oder aber weil dadurch die wissenschaftliche Aussage der Untersuchung wesentlich eingeschränkt oder gar wertlos werden könnte (s.S. 19f.).

Während in den Beiträgen von Stille und Rickels zu staatlichen bzw. institutionalisierten „semikollegialen" Formen der Kontrolle Stellung genommen wird, sollen im nachfolgenden Möglichkeiten freier, nicht im eigentlichen Sinne institutionalisierter oder gremiengebundener kollegialer Kontrolle dargestellt werden. Ihre Bedeutung und die Notwendigkeit, sie auszubauen und weiterzuentwickeln, erscheinen uns bisher keineswegs in dem erforderlichen Maße anerkannt.

Diese Form der Kontrolle kann sowohl der Planung als auch der Durchführung sowie der Darstellung der Ergebnisse eines Versuches gelten. Sie wird aber, insbesondere in Form der unmittelbaren kollegialen Kontrolle (s. unten), eine unverzichtbare Rolle bei der kritischen Beurteilung der Versuchsdurchführung spielen; denn gerade hier wird die primäre und unmittelbare Verantwortlichkeit des Forschers am deutlichsten. Die einwandfreie Durchführung des Versuches beim einzelnen Kranken könnte im Alltag von einer Institution kaum – und wohl gar nicht kontinuierlich – kontrolliert werden. Auch könnte sich eine institutionelle Kontrolle, wenn sie überhaupt realisierbar wäre, zu einem zusätzlichen Störfaktor entwickeln. Schließlich könnten bei einer auf den einzelnen Patienten bezogenen institutionellen Kontrolle Probleme des Datenschutzes auftreten. Somit ist eine einwandfreie Durchführung therapeutischer Versuche in besonders hohem Maße an die fachliche und persönliche Qualifikation des Forschers gebunden. Entscheidende Bedeutung hat dies für Forschungen, die bislang keiner jener Kontrollen unterworfen sind, wie sie für pharmakotherapeutische Versuche bereits entwickelt und gefordert wurden, z.B. also für psycho- und besonders für soziotherapeutische Behandlungsverfahren. Es stellen sich deshalb in erster Linie folgende Fragen:

1. Wie ist die erforderliche Qualifikation des einzelnen Untersuchers zu erreichen?
2. Wie kann diese Qualifikation ausgewiesen werden?
3. Welche Möglichkeiten kollegialer Kontrolle gibt es?

Die beiden Wortbedeutungen von „collega" weisen sowohl auf die gemeinsame Wissens- bzw. Erfahrungsbasis als auf das gemeinsame Studieren einer Sache bzw. einer Frage hin. Kollegiale Kontrolle meint sowohl Kontrolle von Ärzten durch andere Ärzte, die das gleiche Sachwissen besitzen, als auch die Art und Weise der Kontrolle als die eines gemeinsamen Sich-Bemühens um die ärztlich und wissenschaftlich beste Lösung. Sie ist möglich durch Kollegen, die

1. mit dem Forscher zusammenarbeiten, sei es in der Sache oder in der gleichen Institution; die
2. in Gremien arbeiten, denen die Untersuchungspläne oder -ergebnisse zur Beurteilung vorgelegt werden müssen; die
3. die wissenschaftliche Öffentlichkeit repräsentieren.

1. Unmittelbare kollegiale Kontrolle

Systematische psychiatrische Therapieforschung bezieht sich heute in der Regel auf größere Patienten-Populationen und ist nicht selten langfristig. Projekte werden deshalb kaum noch von einem Forscher allein, sondern meist von einem Team geplant und durchgeführt. Sinnvollerweise können somit bereits in die Planung die wissenschaftlichen und ethischen Erfahrungen und Einstellungen aller mit dem Projekt befaßten Kollegen und Mitarbeiter eingehen. Auch bedingt Umfang und Dauer wissenschaftlich einwandfreier Projekte sowie die Zahl der Mitarbeiter bereits einiges Maß an Öffentlichkeit, nämlich fach-spezifischer bzw. sachvertrauter Öffentlichkeit.

Eigenverantwortliche Teilnahme an einer patientenbezogenen wissenschaftlichen Untersuchung ist sicher ein wichtiger edukativer Modus, den Arzt in der Aus- bzw. Weiterbildung für methodenkritisches Denken zu sensibilisieren, ihn zu realistischer, objektivierender und vergleichender Wirkungsbeurteilung einer Therapie zu befähigen sowie ihn in den Stand zu setzen, Anpreisungen neuer Therapien und Werbe-Aussagen der Industrie angemessen beurteilen zu können (2, 3). Der Arzt kommt hierdurch aber auch in die Lage, sich selbst über ethische Probleme und nicht zuletzt über Konflikte in Zusammenhang mit der für seine akademische Karriere wahrscheinlich förderlichen Forschung am Patienten bewußt zu werden und so über Lösungsmöglichkeiten nachdenken zu müssen. Entscheidend ist das Vorhandensein bzw. der Aufbau einer methodenkritischen und ethisch sensiblen Haltung bei möglichst vielen Mitarbeitern der Institution, die dann ihre Mitglieder selbst erzieht.

Bei einer solchen patientenbezogenen wissenschaftlichen Untersuchung muß es sich keineswegs um die Prüfung eines Pharmakons handeln, wenn diese auch heute methodisch am weitesten entwickelt und im Hinblick auf eindeutig definierbare Kriterien der therapeutischen Wirkung und der implizierten Risiken am besten zu überschauen ist. Es ist sogar sehr zu wünschen, daß zur Ausbildungserfahrung des jungen Arztes die Prüfung auch anderer psychiatrischer Therapieverfahren gehört, z.B. definierte sozial-psychiatrische Rehabilitationsverfahren bei chronisch schizophrenen Kranken, verhaltenstherapeutische Desensibilisierung bei Kranken mit Phobien, analytische Einzel-Psychotherapie bei depressiv-neurotischen Kranken oder konfliktzentrierte Gruppentherapie usw. Wichtig ist dabei für den edukativen Aspekt nicht das Objekt der Prüfung, sondern vielmehr, daß die Untersuchung nach durchschaubaren Regeln in einer Atmosphäre kollegialen Interesses, aber auch ernst gemeinter Kritik und unter Anleitung und Kontrolle erfahrener Kollegen stattfindet, ohne daß die eigene Entscheidungskompetenz des jungen Mediziners allzusehr dadurch eingeengt wird (3).

Eine Bestätigung über die eigenverantwortliche Teilnahme an kollegial „kontrollierten", also spirituell „offenen" Therapieprüfungen, könnte zur Beurteilung der Eignung für die selbständige Durchführung von Arzneimittelprüfungen i.S. des AMG herangezogen werden. Spezifizierungen von Art und Umfang der Beteiligung, wissenschaftliche Publikationen, Beurteilung der moralischen Qualifikation des Arztes durch den Klinik- oder Versuchsleiter könnten als weitere Elemente der Eignungsbeurteilung dienen. In Großbritannien dürfen z.B. klinische Therapieprüfungen nur von Ärzten und Institutionen durchgeführt werden, die hierfür durch ein spezielles nationales Komitee legitimiert wurden.

2. Kollegiale Kontrolle durch externe Gutachter

In Deutschland werden fachspezifische Gutachter bzw. Gutachtergremien fast ausschließlich durch forschungsfördernde Stiftungen und staatliche Behörden, von denen Forscher finanzielle Unterstützung ihrer Projekte beantragen, eingesetzt. Dementsprechend befassen sich diese Kollegen mit der Begutachtung von Anträgen im Hinblick darauf, ob sie wissenschaftlich sinnvoll und ergiebig sowie finanziell realisierbar sind. Die Bewilligung der finanziellen Unterstützung eines Projektes hängt auch davon ab, wie der Antragsteller sich mit den in schriftlicher oder mündlicher Diskussion vorgebrachten Fragen, Einwänden und auch Verbesserungsvorschlägen der gutachtenden Kollegen auseinandersetzt. Ethische und juristische Probleme werden dabei eher am Rande berührt. Pflanz hat gerade berichtet, daß die Deutsche Forschungsgemeinschaft (DFG) bisher nur in einem ihrer Sonderforschungsbereiche, nämlich in Ulm, ein „Ethisches Komitee" eingerichtet hat (7). Derselbe Autor beklagt, daß ein seit einiger Zeit im DFG-Senatsausschuß für die Sonderforschungsbereiche bestehender Ausschuß zur Behandlung von Ethik-Fragen sich bisher generell noch nicht dafür aussprechen konnte, daß alle Sonderforschungsbereiche Ethik-Komitees einrichten. Fischer teilte aber mit, daß der Senatsausschuß der DFG bereits 1973 drei SFB (37 in München, 89 in Göttingen und 112 in Ulm) um Gründung von Ethik-Kommissionen gebeten und 1976 alle SFB zur Darstellung ihrer internen Begutachtungsverfahren zur Prüfung ethischer Gesichtspunkte aufgefordert hat und daß der SFB 89 im April 1976 ein formalisiertes Prüfungsverfahren beschlossen und eine Verfahrensordnung vorgelegt hat (1).

Vielleicht ist der Weg, spezielle Gremien zur ethischen Kontrolle von Forschung zu schaffen, aber auch nicht der beste, nicht einmal so sehr wegen der damit verbundenen administrativ-bürokratischen Belastungen, sondern hauptsächlich wegen der prinzipiellen Gefahr, daß die abgegrenzte Institutionalisierung der ethischen Beurteilung eher dazu führen könnte, ethische Fragen als einen eigenen Problemkreis neben anderen, nicht aber als essentielles und implizites Element jeder Forschung mit Menschen zu erleben. Dies könnte vielleicht eher erreicht werden, wenn alle gutachtenden Kollegen in den bereits vorhandenen Gremien bei der Beurteilung patientenbezogener Forschungsprojekte immer auch die in den Deklarationen von Helsinki und Tokio niedergelegten Maßstäbe anwenden würden. Die DFG und andere Institutionen könnten durch eine entsprechende ausdrückliche Empfehlung oder Auflage ihre Gutachter dazu ermuntern. Selbst wenn in einzelnen Projekten von bestimmten Detailempfehlungen der genannten Deklaration abgewichen wird, so wäre damit zumindest die Verpflichtung des Antragstellers impliziert, verständlich darzulegen, warum er in diesem oder jenem Punkt anders verfahren muß.

3. Kollegiale Kontrolle durch die wissenschaftliche Öffentlichkeit

Eine besondere Verantwortung kommt hier den Herausgebern und Redakteuren von Fachzeitschriften zu, die durch vielfältige Maßnahmen Autoren und Leser edukativ zu beeinflussen vermögen. Einige solcher Maßnahmen sind:

1. Zurückweisung von Arbeiten, die – abgesehen von ihrer wissenschaftlichen Qualität – eindeutig gegen ethische Grundsätze oder juristische Vorschriften verstoßen oder auch keine Angaben über ethische Erwägungen enthalten. So empfiehlt es die Tokioter Fassung der Deklaration von Helsinki in I.8.
2. Ablehnung von Arbeiten bedeutet allerdings Zensur und ist auch nur dann wirksam, wenn unter allen Herausgebern der für solche Veröffentlichungen in Frage kommenden Zeitschriften zumindest eine gewisse Übereinstimmung über die Ablehnungskriterien besteht. Zensur ist unerwünscht, übereinstimmende Ablehnung wenig wahrscheinlich. Deshalb sollte in jedem Falle geprüft werden, ob – und das wird bereits für die meisten Arbeiten im Hinblick auf das zweitgenannte Ablehnungsargument sinnvoll sein – nicht eine oder mehrere der folgenden Möglichkeiten kollegialer Kontrolle vom Herausgeber genutzt werden können:
3. Regelmäßiger Abdruck der Deklaration von Helsinki in der revidierten Fassung von Tokio wie dies z.B. die Zeitschrift „Epilepsia" tut.
4. Information, entweder generell durch die „Instruktion für Autoren" oder zumindest im Kontakt mit dem einzelnen Autor, daß wissenschaftliche Publikationen über Versuche am Menschen „ethische Erwägungen" enthalten und dabei folgende Punkte berücksichtigen sollten: ethische Rechtfertigung des Versuches im Hinblick auf Ziel und Durchführung; Information der Versuchspersonen? Wenn ja, in welchem Umfang? Wenn nein, warum nicht? Einwilligung der Versuchsperson? In welcher Form? Ausnahmen? Art der ethischen Kontrolle des Untersuchungsplanes und seiner Durchführung?

Ein Beispiel: „The reasons for studying chronic schizophrenics with the rCBF technique are mainly the following. First, chronic schizophrenia is still an enigmatic disease as regards etiology and pathogenesis. It carries a grave prognosis in a great

number of cases. We have therefore felt that it is unethical not to use all scientific tools available at present in order to attempt a further clarification of this serious disease, provided that the tools used do not carry a risk which is greater than that of routine clinical diagnostic procedures. Recently, on the basis of a review of about 4,000 rCBF studies, it has been established that the rCBF technique only carries a very small risk indeed, a risk which, in fact, is negligible in patients without signs of serious organic intracranial disorder or cerebrovascular disease (Ingvar and Lassen, 1973).

All non-deteriorated patients who participated in the present study were carefully informed about the nature and goal of the procedure, and their informed consent was obtained. in the deteriorated cases, the next of kin were informed and permission to carry out the study was obtained. In four patients, the rCBF study could not be completed due to lack of cooperation.

The present investigation, as well as the studies mentioned on organic dementia have been supported by the Swedish Medical Research Council, following consideration by the Committee of Ethics of the Medical Faculty at the University of Lund". (5)

5. Publikationen von Arbeiten gemeinsam mit einem Kommentar, der paradigmatisch auf ethische Stärken, Schwächen, Lücken oder Schwierigkeiten eingeht.
6. Allgemeine Artikel oder Editorials, die bestimmte ethische oder juristische Fragen aus dem spezifischen Fachgebiet der jeweiligen Zeitschrift behandeln.
7. Ermunterung der Leser zu Fragen, Kommentaren oder Verbesserungsvorschlägen, die sich auf die ethische und juristische Dimension von publizierten Untersuchungen beziehen.

Literatur

1. Fischer, F.W.: Persönliche Mitteilung vom 3.5.1977
2. Hamilton, H.: The teaching of psychopharmacology. Vortrag b. 2. Zentraleurop. Symp. Neuropsychopharmakologie u. Pharmakopsychiatrie, 23.-25.9.1971 in Split
3. Helmchen, H., Müller-Oerlinghausen, B.: Psychopharmakologie und psychiatrische Facharztweiterbildung. Nervenarzt **44**, 204-206 (1973)
4. Helmchen, H., Müller-Oerlinghausen, B.:Ethische und juristische Schwierigkeiten bei der Effizienzprüfung psychiatrischer Therapieverfahren. Nervenarzt **46**, 397-403 (1975)
5. Ingvar, D.H., Franzen, G.: Abnormalities of cerebral blood flow distribution in patients with chronic schizophrenia. Acta Psychiat. Scand. **50**, 425-462 (1974)
6. Kefauver, D.F.: Federal regulations affecting clinical research. Psychopharmacology Bulletin **II**, 3, 15-16 (1975)
7. Pflanz, H.: Von der Ethik einer Profession zur Profession der Ethik. Therapiewoche 26, 932-938 (1976)
8. U.S. Department of Health, Education, and Welfare: Protection of human subjects. Federal Register Vol. **39**, No. 105, Part II, p. 18.914-18.920, Washington 1974
9. Wittenborn, J.R. (Hrsg.): Guidelines for clinical trials of psychotropic drugs. I. Historical background – II. Guideline statement. Pharmakopsychiat. **10**, 205-231 (1977)

Ethik

Psychiatrie und Menschenwürde

Anmerkungen zur Funktion ärztlicher Ethik

D. RÖSSLER

1. Der *ethische* Sinn des Wortes „Menschenwürde" ist nicht auf einzelne Qualitäten oder auf die Integrität von Rechten beschränkt, so sehr diese Aspekte eingeschlossen bleiben. Menschenwürde kann vielmehr als Ziel- und Leitbegriff gelten, an dem sich alles menschliche Handeln als ethisch qualifiziertes Handeln zu orientieren vermag. So verstanden ist Menschenwürde mehr auf einem Ensemble von Lebensbedingungen begründet, als auf hervorgehobenen und besonderen Einzelbedingungen. Der ganze Zusammenhang solcher Bedingungen steht in Frage, wenn sie an einer einzelnen Stelle verletzt werden. Andererseits aber ist ein solcher Zusammenhang von Lebensbedingungen abhängig von der Situation und den persönlichen Umständen des einzelnen Menschen. Dasjenige Handeln, das sich an der Menschenwürde orientieren will, kann sich deshalb nicht darauf beschränken, lediglich einzelne Faktoren in den Vordergrund zu rücken und zum Ausgangspunkt zu machen.

2. Im Begriff der Menschenwürde sind ethisch-anthropologische Bestimmungen zusammengefaßt, die in der neuzeitlichen Diskussion im Vordergrund stehen: *Freiheit, Selbstbestimmung* und *Identität* des Menschen. Die darin liegenden Vorstellungen freilich gehen bereits auf die Anfänge der abendländischen Anthropologie zurück. Pico Della Mirandola hat in seiner Schrift „De dignitate hominis" (1496) entsprechende Grundsätze aufgestellt. Er formuliert sie als Rede des Schöpfers an den ersten Menschen.

> „Keinen festen Ort habe ich dir zugewiesen und kein eigenes Aussehen, ich habe dir keine dich allein auszeichnende Gabe verliehen, da du, Adam, den Ort, das Aussehen, die Gaben, die du dir wünschst, nach eigenem Willen und Ermessen erhalten und besitzen sollst. Die beschränkte Natur der übrigen Wesen wird von Gesetzen eingegrenzt, die ich gegeben habe. Du sollst deine Natur ohne Beschränkung nach deinem freien Ermessen, dem ich dich überlassen habe, selbst bestimmen. Ich habe dich in die Weltmitte gestellt, damit du umso leichter alles erkennen kannst, was ringsum in der Welt ist. Ich habe dich nicht himmlisch noch irdisch, nicht sterblich noch unsterblich geschaffen, damit du dich frei, aus eigener Macht, selbstmodellierend und bearbeitend zu der von dir gewollten Form ausbilden kannst."

3. Nach Pico della Mirandola ist es die Würde des Menschen, daß er seine „Stellung im Kosmos" immer erst zu suchen, zu erstreben und zu vollenden hat. Die Freiheit, die eigene Macht, die Selbständigkeit, der persönliche Wille – das sind die leitenden Begriffe. Die Anthropologie des 20. Jahrhunderts hat den Menschen als das „nicht festgestellte Tier" und als das „exzentrische Wesen" beschrieben. Die Einsichten aber, die in diesen

Begriffen ausdrücklich gemacht werden sollen, haben bereits die Anfänge des anthropologischen Denkens im Abendland bestimmt. In dieser Besonderheit des Menschen zwischen Himmel und Erde, zwischen dem, was als göttlich festgelegt und dem, was als bloße Kreatur bestimmt ist, liegt die wahre Würde des Menschen, die ihm aber zugleich als seine beständige Aufgabe entgegentritt. *Der Mensch geht nicht in dem auf, was er an sich vorfindet.* Menschenwürde ist danach durch zwei Aspekte besonders charakterisiert:

a) Menschenwürde bezeichnet einen Prozeß. Der Mensch ist mehr, als in einem zufälligen Augenblick an ihm erkennbar ist. Seine Würde besteht nicht in festliegenden Fakten, sondern vielmehr in deren Wandelbarkeit und in ihrer Veränderung. Der Mensch ist immer *auf dem Weg* zu seiner Bestimmung und zu seiner Identität. Es ist deshalb ein Verstoß gegen die Menschenwürde, ihn allein auf das festzulegen, was bisher von ihm in Erscheinung getreten ist. Menschenwürde ist kein biologisches Datum, das in jedem einzelnen Fall ein für allemal festliegt. Sie gehört vielmehr in die Dimension der Biographie.

b) Deshalb liegt im Begriff der „Menschenwürde" die Tendenz zu radikaler und konsequenter *Individualisierung.* Im Blick auf seine Würde wird der Mensch immer weniger mit anderen Menschen vergleichbar. Seine Würde macht ihn gerade nicht zu einem bloßen Gattungswesen, sondern hebt ihn aus der Gattung heraus. Die Wahrnehmung der Menschenwürde ist deshalb ganz entscheidend die Wahrnehmung menschlicher Individualität, also der Einmaligkeit und Besonderheit des anderen Menschen. Menschliche Identität mit sich selbst schließt jede verordnete Gleichheit mit anderen geradezu aus. Menschenwürde ist die Legitimation, anders zu sein als die anderen.

4. Menschliches Handeln kann dann als *ethisch qualifiziert* gelten, *wenn es der Menschenwürde dient,* wenn es also Menschenwürde herstellt oder erhält oder vermehrt, wenn es zur Einrichtung derjenigen Bedingungen beiträgt, auf deren Ensemble die Menschenwürde ruht. Bei jeder einzelnen Aktion kann Menschenwürde in dreifacher Weise ins Spiel kommen: als Würde des Partners an einer Interaktion, als Würde des handelnden Subjekts und – vermittelt – als Würde der gestalteten und zu gestaltenden Welt („menschenwürdige Zustände"). Zur Wahrnehmung der Menschenwürde in der Beziehung zu einem anderen Menschen sind seine Geschichtlichkeit und seine Individualität vor allem zu berücksichtigen. Eine Sozialbeziehung, die sich an der Menschenwürde orientiert, wird deshalb in jedem Fall tendenziell individualisiert. Der Verzicht auf mögliche Ausnahmen, die im Einzelfall nötig werden könnten, stellt seinerseits eine tendenzielle Einbuße in der Wahrnehmung von Menschenwürde dar.

5. Die *ärztliche Tätigkeit* ist in einem ausgezeichneten Sinne ethisch zu qualifizierendes Handeln, denn diese Praxis greift in die Lebensgestaltung und in die Biographie des Patienten ein. Bei den großen psychiatrischen Krankheiten ist das offensichtlich. Es gilt indessen auch und nicht minder für jeden alltäglichen Krankheitsfall. Denn jede Krankheit hat ihren Ort in der Biographie des Patienten. Sie ist in jeder kritischen Situation der Lebensgeschichte ein wesentlicher und mitbestimmender und gestaltender Faktor, und vor allem hat sie dort ihre Folgen. Wer mit der Krankheit eines Menschen umgeht, der geht mit einer nicht allein im biologischen Sinne überaus verletzlichen Situation um und beteiligt sich mit eigener Verantwortung an den Konsequenzen für den Fortgang dieser Lebensgeschichte. Die Sozialbeziehung zum Arzt ist für den Patienten immer eine schick-

salhafte Relation. Das ist auch dann der Fall, wenn weder der Patient, noch der Arzt den wahren Charakter dieser Beziehung zur Kenntnis nimmt. Ärztliche Praxis ist deshalb im Prinzip ein Modell desjenigen Handelns, das der Menschenwürde dient, weil es die Bedingungen für die Entfaltung und Vermehrung dieser Würde fördert. Die neuere Medizin allerdings hat ein rein technisches Verhalten möglich gemacht, das diese prinzipielle Aufgabe eher behindert, als ihr dient. Dieser Fall tritt dann ein, wenn der biographische Horizont in der Beziehung zum Patienten negiert und die Orientierung für die ärztliche Praxis ausschließlich am biologischen Substrat gesucht wird.

6. *Ärztliche Ethik* ist nicht die private Moral der Ärzte. Die grundlegenden Formeln dieser Ethik, vom hippokratischen Eid bis zur Deklaration von Helsinki, finden allgemeine Zustimmung und stimmen mit der öffentlichen Meinung überein. Solche Texte spiegeln nicht nur die Auffassungen wider, die in einer Kommission beschlossen wurden oder zu denen sich eine Berufsgruppe zu bekennen vermag. In solchen Formeln bringt vielmehr *die Gesellschaft im ganzen* zum Ausdruck, was in ihren Grenzen als Grundsätze für das ärztliche Handeln gelten soll. Hier wird definiert, wie das öffentliche Bewußtsein den Umgang mit Krankheit und Leiden einschätzt und wie diese gesellschaftliche Aufgabe geregelt werden soll. In der ärztlichen Ethik kommt zur Sprache, welchen Wert eine Gesellschaft der Gesundheit zumißt und wie im Rahmen ihrer Kultur der kranke Mensch versorgt, gepflegt und getragen werden soll. Andererseits aber delegiert die Gesellschaft vermittels der Ethik diese Aufgabe an einen bestimmten Stand. Nicht jedes Mitglied der Sozietät ist verpflichtet, Normen der ärztlichen Ethik, die es anerkennt, auch seinerseits einzuhalten. Ärztliche Ethik ist Standesethik. Deshalb sind diese Texte zugleich Dokumente der Erwartung. Die Gesellschaft stellt für die Behandlung von Kranken Grundsätze auf, deren Einlösung sie sodann von der damit beauftragten Berufsgruppe erwartet. Je höher die ärztliche Ethik ihre Prinzipien stilisiert, desto deutlicher und nachdrücklicher spricht sich darin die öffentliche Erwartung an die Medizin, das Gesundheitswesen und die ärztliche Praxis aus.

7. Die Texte der ärztlichen Ethik formulieren deren *Grundsätze*. Sie konzentrieren und beschränken sich darauf, die Prinzipien zur Darstellung zu bringen. Ärztliche Ethik als Sammlung kasuistischer Einzelvorschriften oder als Zusammenstellung konkreter und detaillierter Normen gibt es nicht. Eine derartige Form der ärztlichen Ethik würde, statt die ethische Entscheidung des Arztes im Einzelfall zu begründen, den Anspruch erheben müssen, diese Entscheidung zu ersetzen. Damit aber wären die Grenzen eines ethischen Handelns, das an der Menschenwürde orientiert ist, überschritten. Ethische Einzelvorschriften, die die konkrete ärztliche Aufgabe vorweg entscheiden wollten, müßten zudem einen zufälligen Stand der wissenschaftlichen Einsicht absolut setzen. In wahrem Sinne der Ethik gemäß dagegen ist gerade die Veränderung und die Verbesserung dieses Standes der wissenschaftlichen Einsicht: *Forschung und Entwicklung sind implizite Grundsatzgebote der ärztlichen Ethik.* Schließlich können die Prinzipien der ärztlichen Ethik, mit denen sich das öffentliche Bewußtsein identifiziert, nicht in Einzelvorschriften und in konkrete Normen umgemünzt werden, ohne in den Strudel tagespolitischer Auseinandersetzungen gezogen zu werden. Das würde nicht nur die Leistungsfähigkeit der Ethik, sondern die des ärztlichen Berufs und der medizinischen Praxis überhaupt erheblich beeinträchtigen. Der ärztlichen Ethik kann also keine andere Funktion zugemutet werden als die, das im Einzelfall nötige ärztliche Handeln prinzipiell zu begründen. Die ethische Ver-

antwortung selbst bleibt beim Subjekt dieses Handelns. Diese Verantwortung ist nicht delegierbar.

8. Es ist die Funktion der ärztlichen Ethik, *Vertrauen zu begründen.* Sie hat ihre Funktion gerade nicht darin, dieses Vertrauen zu ersetzen. Ärztliche Ethik besteht nicht in der Entfaltung von Vorschriften, die kontrollierbar wären und auf diese Weise das ärztliche Handeln unter eine präzise und objektivierbare Kontrolle stellten.

a) Die Legitimation des ärztlichen Handelns ist prinzipieller Art. Nicht die einzelne Leistung, sondern die *handelnde Person* gilt im rechtlichen wie im ethischen Sinne als approbiert. Angesichts ihrer komplexen und folgenreichen Struktur kann die ärztliche Aufgabe entweder im ganzen oder gar nicht legitimiert sein. Die einzelne Aktion der ärztlichen Praxis ergibt sich aus dem diagnostischen und therapeutischen Zusammenhang ebenso wie aus dem Kontext der Situation und der Biographie des Patienten. Eine solche Aktion kann deshalb nicht isoliert und als besondere legitimiert werden. Eine solche Tendenz würde nicht nur gegen die Menschenwürde des Patienten verstoßen, sondern auch die Effizienz des ärztlichen Handelns in Frage stellen. Die ärztliche Ethik soll derjenigen Sozialbeziehung dienen, die das Optimum an Individualität in der ärztlichen Tätigkeit begründet.

b) Diese *Legitimation durch Vertrauen* ist durch Kontrollen nicht zu ersetzen. Im Blick auf das ärztliche Handeln gibt es dazu keine Alternative. Auch diejenigen Regelungen, die tatsächlich der Kontrolle dienen, müssen das übergeordnete Ziel haben, Vertrauen zu begründen und alles zu verhindern, was dem Vertrauen schadet. Im Blick auf die wirklichen und komplexen Relationen im Krankheitsfall sind alle Regelungen – auch und vor allem die ethischen Grundsätze – nur Rahmenbedingungen für das persönliche Verhältnis des Kranken zu seiner Umwelt und zu seinem Arzt. An dieser Konstellation ändert sich auch dann nichts, wenn die ärztliche Tätigkeit sich auf technische Maßnahmen beschränkt, denn die Art und die Intensität der Beziehung zwischen Patient und Arzt wird vom Patienten begründet und festgelegt.

9. Jede ärztliche Tätigkeit in der Therapie wie in der diagnostischen und therapeutischen Forschung bewegt sich in verschiedenen Zusammenhängen, die alle im Grunde durch ein *Vertrauensverhältnis und dessen Folgen* konstituiert sind.

a) *Das Verhältnis des Patienten zu seinem Arzt* ist darin ein Vertrauensverhältnis, daß es „akzeptierte Abhängigkeit" ist. *Dazu gibt es keine Alternative.* Weder die Aufklärung durch den Arzt noch die Zustimmung des Patienten können die Konstitution der Beziehung verändern. Jede Einverständniserklärung und alle entsprechenden Vereinbarungen im Sinne eines „informed consent" sind *Ausdruck des Vertrauens*, nicht aber Dokumente einer demgegenüber selbständigen und unabhängigen Urteilsfähigkeit des Patienten.

b) Nicht anders ist ärztliches Handeln gebunden an das *Vertrauen der Gesellschaft.* Der Ruf nach mehr Kontrolle ist Zeichen für einen *Vertrauensschwund.* Dafür gibt es in der Regel zwei Gründe: 1. ein nachhaltig vertrauensschädigendes Verhalten innerhalb des Gesundheitswesens und 2. überspannte und unsachgemäße Erwartungen der Öffentlichkeit an den Erfolg ärztlichen Handelns. Es ist konsequent, daß sich Vertrauensschwund und Versuche zur Vermehrung von Kontrollen zuerst auf dem Gebiet der Forschung behindernd auswirken.

c) Vertrauen in die *Gültigkeit seiner Legitimation* ist die Grundlage für den Arzt, und zwar besonders dann, wenn er auch in der Forschung tätig ist. Weder die Therapie noch wissenschaftliche Untersuchungen können so angelegt werden, daß diese Legitimation jeweils und im besonderen Fall nachgewiesen wird.

d) Die *ethische Verantwortung* des Arztes beschränkt sich deshalb nicht auf die sachgerechte Durchführung therapeutischer Maßnahmen oder wissenschaftlicher Untersuchungen und auf die kompetente Abwägung der Risiken, die eine Rolle spielen. Diese Verantwortung gilt vielmehr vor allem der *Vertrauenswürdigkeit* des ärztlichen Handelns im ganzen wie in jedem Einzelfall. Der Rahmen ethischer Grundsätze muß durch die persönliche Verantwortung ausgefüllt werden. Beigeordnete Gremien und kontrollierende Instanzen können wesentliche Unterstützung bieten, werden aber kaum an der Verantwortung beteiligt werden können und also auch nicht an dem Risiko dessen, der sie trägt.

10. Der Rahmen *ärztlicher Ehtik* umfaßt auch die *Psychiatrie*. Es gibt keine Gründe dafür, auf diesem Gebiet eigene ethische Bestimmungen aufzustellen. Dennoch steht die Tätigkeit des Psychiaters dadurch unter einem *besonderen ethischen Anspruch*, daß hier ein größeres Maß an Vertrauen und entsprechend an Vertrauenswürdigkeit und Verantwortlichkeit erforderlich ist.

a) Krankheiten aus dem Gebiet der Psychiatrie sind in der Öffentlichkeit stärker mit Angstgefühlen besetzt. Die Behandlungsmethoden sind zumeist weniger oder aber so bekannt, daß sie die Angst fördern.

b) Der Patient muß – nicht vermittelt und in Organsymptomen verschlüsselt, wie sonst –, sondern offen und unmittelbar *im Blick auf seine Menschenwürde* der Behandlung überlassen werden.

c) Die erforderliche Vertrauensbeziehung schließt stärker als sonst die Angehörigen ein und wird dadurch komplexer, verletzlicher und anspruchsvoller.

d) Der Psychiater ist in Person deutlicher als andere Ärzte Instrument der Behandlung. Das wird vor allem im Störungsfall deutlich. Eine Patientin beklagt sich mit dem Satz: „Der Arzt hat seinen Beruf an die Medikamente abgegeben". (Es ist kaum vorstellbar, daß ein solcher Satz in der Praxis eines Internisten fiele.)

11. Der psychiatrische Fall ist der für die ganze Medizin *exemplarische Fall* dafür, daß die Beziehung zwischen Patient und Arzt durch Vertrauen begründet wird und nur so der *Menschenwürde* sowohl des Patienten wie des Arztes entspricht.

a) Diese Perspektiven sind zugleich die Grenzen des Spielraums, die dem *Experiment* gesetzt sind. Diese Grenzen sind in der Psychiatrie enger als sonst.

b) Den ein Projekt begleitenden Gremien fällt eine Doppelrolle zu: Zur Sachkontrolle tritt die Funktion einer *stellvertretenden Öffentlichkeit*. Vor diesen Foren geht es um die sachliche und um die ethische Rechtfertigung des Projekts und damit um seine Vertrauenswürdigkeit.

Ärztlich-ethische Fragen in der psychiatrischen Forschung

Entwurf einer allgemeinen Grundlegung

H. HEIMANN

Der psychisch Kranke und sein Arzt sind heute Gegenstand lebhafter Auseinandersetzungen in der Öffentlichkeit. Psychiatrische Forschung vollzieht sich deshalb nicht mehr in einem abgeschlossenen, der Allgemeinheit durch Anstaltsmauern entzogenen Raum. Ihre Ziele und Methoden finden auffallendes Interesse, und Berufene wie Unberufene unterziehen sie einer lebhaften Kritik. Dabei erfreuen sich die verschiedenen möglichen Auffassungen über Entstehung und Abgrenzung psychischer Störungen einer sehr unterschiedlichen Wertschätzung und die Kritiker vermögen oft, weil sie ihre eigenen Standpunkte verabsolutieren und deren Begrenzung und Relativität übersehen, nur ein sehr begrenztes Feld mit einer verzerrten Perspektive wahrzunehmen. Wir haben an anderer Stelle versucht zu belegen, weshalb gerade die Verabsolutierung einzelner Aspekte psychischer Störungen in der Psychiatrie zu unmenschlichen Konsequenzen führt und wie notwendig es ist, die verschiedenen Aspekte seelischer Störungen im Auge zu behalten, biologische, lebensgeschichtliche und soziologische. Dies gilt ganz besonders für den Forscher, der wegen der notwendigen Spezialisierung vor allem Gefahr läuft, das Ganze einer menschlichen Existenz aus den Augen zu verlieren, wenn sie aus dem hellen Lichte der Alltäglichkeit in die Dunkelheit psychotischer Verwirrung hinaustritt (1).

Andererseits haben wir zu zeigen versucht, daß ganzheitliche deskriptive Methoden, z.B. existentialphilosophische oder ganzheitspsychologische, relativ bald an eine Grenze führen und keine Voraussetzung für eine effizientere Behandlung und für eine Anwendung der neuesten Ergebnisse der Grundlagenwissenschaften bilden (2). Die Entwicklung der Psychiatrie, vor allem der Psychopathologie, aber auch der Psychotherapie und Soziotherapie der letzten Jahrzehnte hat gezeigt, daß nur eine kritische Beschränkung auf empirisch begründete Ansichten und die Entwicklung spezifischer Methoden zur Erfassung psychischer Störungen und ihrer Behandlung das Los psychisch Kranker verbessern können. Die Begrenztheit der durch solche Methoden erzielten Erkenntnisse verbietet dem Forscher jedoch jeden Totalitätsanspruch. Diese Einsicht aber wirft andererseits ein besonders grelles Licht auf jene Schwärmer, die mit ein paar Schlagworten den Ernst der Forschung und die Mühe des täglichen therapeutischen Umgangs mit psychisch Kranken lächerlich machen.

Psychiatrische Forschung kann das Interesse, das sie in der Öffentlichkeit heute findet, nur begrüßen, ist dies doch ein Zeichen dafür, daß Menschen mit seelischen Störungen heute als Mitbürger ernster genommen werden als früher, daß ihr Los der Öffentlichkeit nicht mehr gleichgültig bleiben kann und daß eine wissenschaftliche, kritische Prüfung aller Anstrengungen zur Verbesserung dieses Loses als wichtige gesundheitspolitische Aufgabe besser gefördert werden soll. In der Auseinandersetzung mit einer redlichen Kritik wird der Forscher die Gelegenheit wahrnehmen, seine Erfahrungen und Ergebnisse sachlich darzulegen und sich auf die ärztlich-ethischen Grundlagen seiner Arbeit zu besinnen, einer Arbeit, die aus dem Auftrage erwächst, die Ursachen psychischer Störungen, ihre Manifestationen und Behinderungen persönlicher Freiheit besser zu erkennen und, auf diesen Erkenntnissen gründend, wirkungsvollere Behandlungsverfahren zu entwickeln.

Die besonderen ärztlich-ethischen Fragen der psychiatrischen Forschung sollen im folgenden in 12 Punkten thesenhaft zusammengefaßt werden als Grundlage einer Diskussion, die zwar, ihrem Gegenstande angemessen, zu keinem endgültigen Abschluß kommen kann, sondern im Interesse der Patienten und der engagierten Forscher immer wieder neu in Gang gesetzt werden muß:

1. Ethische Probleme in der psychiatrischen Forschung bilden einen Spezialfall der ärztlichen Ethik wegen des *besonderen Gegenstandes, den psychischen Störungen,* welche, anders als körperliche Erkrankungen, immer den Kern des Patienten, *den Menschen als Person direkt betreffen* im Sinne einer mehr oder weniger ausgeprägten Beeinträchtigung persönlichen Wesens und persönlicher Freiheit. Bei dieser persönlichen Freiheit handelt es sich um einen *empirischen Freiheitsbegriff,* der von Wilhelm Griesinger (3) schon 1845 folgendermaßen umschrieben wird: „Die Tatsache jenes Widerstreits im Bewußtsein, der am Ende durch das Ich entschieden wird, ist die Tatsache der *menschlichen Freiheit.* Jede Annahme einer absoluten Freiheit und jedes darauf gegründete Resultat ist irrig. Die menschliche Freiheit ist stets eine relative und verschiedene Menschen sind in sehr verschiedenem Maße frei."

Einschränkung der persönlichen Freiheit durch Krankheiten des Geistes oder des Gemüts bedeutet nun freilich nicht, daß die Selbstbestimmung des Kranken automatisch aufgehoben wäre, wenn es auch Zustände in der Psychiatrie gibt, in welchen diese Selbstbestimmung vollständig fehlt, und die leibliche Existenz des Kranken von der Fürsorge und der Umsicht seiner Betreuer abhängt. Andererseits wäre aber die heute vielerorts postulierte totale Selbstbestimmung des psychisch Kranken für ihn ebenso verhängnisvoll, nämlich das Übersehen der Einschränkungen, die Relativität menschlicher persönlicher Freiheit. Also nicht totale Unmündigkeit oder totale Freiheit und Selbstbestimmung können die Grundlage zur Behandlung unseres Themas bilden, sondern *gerade die Einsicht in die Relativität menschlicher personaler Freiheit* und die für den Forscher daraus resultierende *Verantwortung, auch jeden Rest von freier Selbstbestimmung des Patienten zu respektieren.* Die sich daraus ergebenden praktischen Fragen für wissenschaftliche Untersuchungen werden an anderer Stelle im vorliegenden Bande behandelt.

2. Psychiatrische Forschung muß, wie jede wissenschaftliche Forschung, *ihren Gegenstandsbereich klar umgrenzen.* Sie tut dies durch *die Einführung wissenschaftlicher Methoden,* d.h. *Methoden, die rational begründet, deren Ergebnisse nachvollziehbar und überprüfbar und deren methodischen Schritte durchschaubar sind.* Moderne Denkmethoden der Wissenschaft, wie sie z.B. in knapper und übersichtlicher Form von Bochenski (4) dargestellt wurden, zeigen, daß Wissen im wissenschaftlichen Sinne notwendigerweise partikular ist. Je schärfer das zu erforschende Gebiet begrenzt wird, je durchschaubarer die methodischen Schritte seiner Erforschung, desto sicherer sind die gewonnenen Ergebnisse und desto einfacher lassen sie sich nachprüfen.

3. Die Begrenzung der Gegenstandsbereiche, welche durch wissenschaftliche Methoden erschlossen werden, bilden ein zentrales Problem für die psychiatrische Forschung deshalb, weil sie aus der Fülle möglicher Phänomene des Verhaltens und Erlebens eines Menschen bestimmte Bereiche aussondern, *also unter Absehung vom Ganzen des Menschseins bestimmte Aspekte isolieren und methodisch sauber bearbeiten,* d.h. *ohne Rückgriff auf einen Deus ex machina, welcher alles erklärt.* Problematisch ist dieses Vorgehen vor allem deshalb, weil man den psychologischen oder psychopathologischen Methoden immer vorwerfen kann, daß sie in inadäquater Weise und höchst unvollkommen Phänomene abgrenzen, beschreiben und miteinander in Beziehung zu bringen suchen, die vielleicht erst in adäquaterem Zusammenhang, also von einem anderen Aspekt her gesehen, für die Entwicklung oder für die Behandlung psychischer Störungen ihre wesentliche Bedeutung erhalten.

Insofern man diese „anderen Aspekte" angeben kann, ist dagegen nichts einzuwenden. Hier liegt jedoch das zentrale Problem für jede Forschung auf unserem Gebiet, denn die Gründe für die Bevorzugung eines einzigen Aspektes lassen sich vorderhand leider nicht rational fassen. Das erklärt wohl auch, weshalb Methodenkritik in der psychiatrischen Forschung einen weiten Raum einnimmt.

Für ärztlich-ethische Fragen der Forschung ist hier im Augenblick nur festzuhalten, daß wissenschaftliche Methodik in der Psychiatrie wie in anderen Wissenschaften notwendigerweise *reduktionistisch* ist, d.h. daß sie stets nur Teilaspekte des Kranken erfassen kann. *Der Mensch als Person ist immer mehr als die ihm durch psychiatrische, psychologische, biologische oder soziologische Theorien zugebilligten Sachverhalte.*

4. Dieses reduktionistische Vorgehen in der Forschung steht in einer Spannung zu der „Lebenswelt" des Forschers und seiner Patienten, einer „Lebenswelt", die in ihren sozialen, menschlichen und geistigen Bezügen ungleich weiter, differenzierter und tiefer ist, als sich in wissenschaftlicher Forschungsmethodik niederschlägt. Dennoch ist dieses reduktionistische Vorgehen in der Forschung nur ein Spezialfall menschlicher Beziehungen. Max Frisch hat das für menschliche Beziehungen allgemein in seinem Tagebuch 1946 bis 1949 folgendermaßen ausgedrückt: „In gewissem Grad sind wir wirklich das Wesen, das die andern in uns hineinsehen, Freunde wie Feinde. Und umgekehrt! Auch wir sind die Verfasser der andern; wir sind auf eine heimliche und unentrinnbare Weise verantwortlich für das Gesicht, das sie uns zeigen, verantwortlich nicht für ihre Anlage, aber für die Ausschöpfung dieser Anlage". Wie Luhmann (5) oder von Hentig (6) gezeigt haben, ist soziales Handeln im Alltag ganz allgemein reduktiv, es muß sich notwendigerweise auf Aspekte und Ausschnitte möglicher Verhaltens- und Erlebnisweisen des Gegenüber beschränken. In der *psychiatrischen Forschung* ist diese Beschränkung jedoch *durch die Forschungsmethoden expliziert und durchschaubar, also nicht unreflektiert wie im Alltag.* Es ist deshalb eine erste ethische Forderung an den Forscher, die reduktionistischen Konsequenzen psychiatrischer Forschungsmethodik für den Patienten zu reflektieren.

5. Im Gegensatz zur wissenschaftlichen Forschung ist *die Behandlungspraxis psychischer Störungen* charakterisiert durch die in der *Arzt-Patienten-Beziehung erlebte Individualität einer zwischenmenschlichen Beziehung.* Sie kann selbst schon therapeutische Wirkungen haben (im Gegensatz etwa zu der Situation des Chirurgen und seines Patienten). In der therapeutischen Situation ist nicht nur Expertenwissen des Therapeuten ausschlaggebend,

sondern auch seine Persönlichkeit mit allen ihren unwägbaren Auswirkungen. Die historische Einmaligkeit der Begegnung zwischen dem psychisch Kranken und seinem Arzt oder Therapeuten ist deshalb für den Patienten ungleich bedeutsamer als für somatische Erkrankungen und für den Ausgang der Therapie wesentlich mitbestimmend.

6. Durch die wissenschaftliche Thematisierung der Arzt-Patienten-Beziehung entsteht *in der psychiatrischen Forschung ein methodologischer Dualismus:* Dieser Dualismus besteht in der Reduktion der im unmittelbaren Kontakt mit dem Patienten erfahrenen Phänomene einerseits *in der Richtung auf allgemeine Gesetzmäßigkeiten* (nomothetische Erfahrungsrichtung), andererseits in einer Reduktion dieser Phänomene *auf individuell interpretierbare Strukturzusammenhänge,* die an exemplarischen Fällen erläutert werden (idiographische Erfahrungsrichtung) [vergl. auch (2)]. Insofern beide methodischen Richtungen wissenschaftliche Ergebnisse liefern sollen, unterliegen sie notwendigerweise dem reduktionistischen Zwang der Forschung und können nur Teilaspekte der Person des Kranken erfassen. Die Ergebnisse beider Erfahrungsrichtungen sind, *bezogen auf die personale Würde des Patienten, gleichwertig.* Ob ich an einer Stichprobe psychisch Kranker bestimmte psychopathologische Phänomene herausgreife und die Wirkung eines therapeutischen Verfahrens auf sie untersuche und seine Wirksamkeit in Prozentwerten der Besserung ausdrücke, oder ob ich bestimmte psychodynamische Zusammenhänge zwischen frühkindlichen Entwicklungsbedingungen und aktuellen Persönlichkeitsstrukturen am Einzelfall aufzeige, die in einer psychotherapeutischen Beziehung aufgearbeitet werden können, ist *bezogen auf den einzelnen Kranken und seine Person kein prinzipieller Gegensatz.* In beiden Fällen wird sein Verhalten und Erleben *auf ein theoretisches Modell* bezogen, welches erst therapeutische Ansätze begründet. Theoretische Modelle sind jedoch im Hinblick auf die Einmaligkeit therapeutischer Situationen notwendigerweise reduktionistisch.

7. Der Vorgang der reduktionistischen Eingrenzung ist für die Forschung deshalb

1. prinzipiell notwendig,
2. eine Gefahr für den Forscher, weil sie ihn zur Einseitigkeit verleiten kann,
3. eine Gefahr für den Patienten, weil er einen Verlust personaler Werte erleiden kann.

Diese Gefahren lassen sich als *Schwellenwert* beschreiben, der sich in dem Forscher selbst zwischen seiner allgemein menschlichen Bildung und seinem spezialistischen Wissen bzw. seinen persönlichen Interessen definieren läßt.

8. Forschung bedeutet heute notwendigerweise *Spezialisierung.* Psychische Störungen zerfallen dadurch in den Spezialbereichen psychiatrischer Forschung in mindestens folgende Teilaspekte:

1. Sozialverhalten (Interpretation bezogen auf die individuelle Lebensgeschichte).
2. Erleben (Interpretation der am Patienten deutbaren Bedeutungszusammenhänge).
3. Psychische Leistung (Messung psychischer Funktionen, z.B. der Intelligenz).
4. Psychophysiolgische Reaktivität (Messung der vegetativen Reaktionen auf Außenreize und ihre Dämpfung).
5. Neurophysiologische Grundlagen.
6. Biochemische Grundlagen.

Eine *echte Synthese dieser Teilbereiche* ist nicht möglich und wird auch durch ein Forscherteam, das die verschiedenen Spezialisten umfaßt, nicht garantiert. Im Gegenteil ist zu beachten, daß im *therapeutischen Versuch* wegen der multifaktoriellen Bedingung psychischer Störungen *einzelne Teilfaktoren nicht nur kontrolliert, sondern manipuliert werden müssen.* Dies kann zu einer Beeinträchtigung der optimalen Therapiechancen für den Patienten führen. Um bestimmte Einflüsse des sozialen Milieus auf den Verlauf psychischer Störungen zu untersuchen, ist es z.B. notwendig, die Lebensbedingungen auf einer Krankenstation unterschiedlich zu strukturieren. Will man bessere therapeutische Verfahren entwickeln als z.Zt. zur Verfügung stehen, ist es notwendig, diese Verfahren an vergleichbaren Krankheitsgruppen mit Standardverfahren zu vergleichen und den Patienten dem Risiko auszusetzen, daß er einem weniger effizienten Verfahren zugeteilt wird, weil eine Zufallszuteilung aus wissenschaftlichen Gründen notwendig ist, um überhaupt eine statistische Aussage machen zu können. Die eingeführten Behandlungsverfahren werden, wenn sie nicht völlig wirkungslos sind oder aus irrationalen Gründen in Verruf geraten, von dem Behandlungsteam bevorzugt, weil sie sich anscheinend bewährt haben und weil das Neue stets mit Risiken behaftet ist.

9. Deshalb läßt nur eine *Konfrontation zwischen Behandlungsteam und Forschungsteam* eine rational begründete Klärung und Rechtfertigung von Forschungsaufgaben in der Psychiatrie zu. Diese Auseinandersetzung muß *alle voraussehbaren Aspekte eines Projektes berücksichtigen, damit eine sachliche Klärung und ein Konsens erreicht werden kann.* Wenn in besonderen Fällen der Forscher gleichzeitig derjenige ist, der den Patienten behandelt, muß er in einem Entscheidungsprozeß selbst die beiden Interessen abwägen.

In dieser Konfrontation erhalten die heute und in der Zukunft möglichen Eingriffe in psychopathologische Zustände und Prozesse ihre Gewichtung durch die *zeitliche Dimension ihrer Wirkung:* Die erste somatische Behandlungsmethode schizophrener Patienten, die Somnifen-Schlafkur z.B., stellte den Patienten für maximal 8 Tage ruhig. Dadurch wurde die psychotische Erregung während dieser Zeit unterdrückt mit dem Effekt, daß in einem bestimmten Prozentsatz der Fälle die Manifestationen der Psychose verschwanden. Die heute übliche Behandlung mit Neuroleptika kann unbedenklich über lange Zeit hin fortgesetzt werden und die Nebenwirkungen dieser Mittel sind in der Regel reversibel. Erst eine sehr lange Anwendung bei Patienten, die ohne Neuroleptika immer wieder dekompensieren und deshalb auch hohe Dosen brauchen, kann zu irreversiblen Nebenwirkungen führen. Anders ist es bei gehirnchirurgischen Eingriffen zur Behandlung psychopathologischer Zustände, z.B. von schweren Zwangserscheinungen, die mit anderen Mitteln nicht behandelt werden können. Hier wird eine Läsion gesetzt, deren Wirkung und mögliche Nebenwirkungen nicht reversibel sind. Diese Unterschiede in der zeitlichen Dimension der Wirkungen und Nebenwirkungen therapeutischer Verfahren sind entscheidend für Planung und Verantwortung therapeutischer Versuche.

10. Wenn wir an dem Grundsatz festhalten, daß psychiatrische Forschung die therapeutischen Bedürfnisse der Patienten nicht in unverantwortlicher Weise beeinträchtigen darf, *muß zwischen den Repräsentanten beider Interessen, dem Behandlungsteam und dem Forschungsteam, ein Konsens erzielt, sozusagen eine Grenze abgesteckt werden.* Solches ist nur möglich, wenn die Diskussion *auf rationaler Basis mit begründeten Argumenten geführt wird.* Daß dies heute zunehmend schwieriger wird, dürfte jedem klar werden, der Diskussionen über psychiatrische Forschungsmethoden verfolgt, wie sie in der Öffentlich-

keit, vor allem in den Massenmedien, geführt werden. Wenn z.B. der therapeutische Nutzen von Psychopharmaka bei richtiger Indikationsstellung zur Diskussion gestellt werden soll, werden nicht-wissenschaftliche Untersuchungen zitiert, welche *beweisen,* daß Neuroleptika für die Behandlung der Schizophrenie einen gewaltigen Fortschritt darstellen, sondern es wird von vornherein postuliert, daß nur wirtschaftliche Interessen sowohl der chemischen Industrie wie auch einer aufgebauten Popanz„Psychiatrie" dafür verantwortlich seien, daß Schizophrene mit solchen Stoffen behandelt werden, welche die Patienten nur schweren Nebenwirkungen aussetzen! (Vergl. „Spiegel", 31. Jahrg., Nr. 50, S. 252.) Diejenigen aber, welche solche antipsychiatrischen Moritaten propagieren, sind es gerade nicht, welche an dem tatsächlichen Leid psychisch Kranker tagtäglich teilhaben und es mittragen müssen, und sie bemühen sich auch nicht persönlich, neue Wege zu finden, um den Patienten ihr schweres Los zu erleichtern.

Beeindruckend ist die Tatsache, daß jene, welche sich für eine Verbesserung des Loses psychisch Gestörter eingesetzt haben, schon immer einer ähnlichen Kritik und denselben irrationalen Vorwürfen ausgesetzt waren, was allerdings für sie nur ein geringer Trost sein kann. Wilhelm Griesinger schreibt 1845 (3): „Nicht der Glanz eines abstrakten philanthropischen Prinzips, sondern die praktische Nützlichkeit, die Sukzesse der in seinem Sinne geführten Behandlung am Bette des Kranken, in der Zelle des Tobenden müssen uns leiten. Eben deshalb dürfen wir jene humanistischen Grundsätze auch nur insoweit als Regeln anerkennen, als sie unsere Zwecke fördern und müssen uns erinnern, daß nicht dasjenige Verfahren mit Irren das humane ist, welches dem individuellen Gefühle des Arztes oder des Kranken wohltut, sondern das, *welches ihn heilt.* Der Grundsatz der praktischen Nützlichkeit muß uns allein leiten. Eine Zeit, welche die allgemeine Anerkennung und Durchführung jener humanen Prinzipien als feststehende Errungenschaft besitzt, soll nicht im Enthusiasmus einseitig werden, und die Psychiatrie soll nicht aus dem Ernste einer Beobachtungswissenschaft heraus in süßliche Sentimentalität, die kaum den Laien besticht, geraten. Solche Auswüchse aber wollen sich gegenwärtig zeigen, und es ist bei manchem jetzt lebhaft kontroversierten Fragen notwendig, an die ersten richtigen Grundsätze der ärztlichen Wissenschaft und Kunst zu erinnern."

Um dies an einem aktuellen Beispiele zu illustrieren, seien die Ergebnisse eines therapeutischen Feldversuches mit niedergelassenen Ärzten erwähnt (7). Somatische Beschwerden, welche konfliktbedingte psychische Ursachen haben, können nach vielen Untersuchungen mit Placebo zu 40% positiv behandelt werden. Aus diesem Grunde müssen Psychopharmaka mit spannungslösenden und angstdämpfenden Wirkungen eine wesentlich höhere Erfolgsquote erreichen, wenn sie unbedenklich in dieser Indikation angewandt werden sollen. Bei einem Feldversuch mit niedergelassenen Ärzten (Allgemeinpraktikern, Internisten und Nervenärzten) sollte die Wirkung eines solchen Präparates geprüft werden. Dabei wurde mit den beteiligten Ärzten zunächst die Indikation zur Verschreibung derartiger Präparate sorgfältig untersucht und besprochen. Anschließend wurden die Untersuchungsinstrumente und die bei der geplanten Prüfung zu erwartenden Wirkungen besprochen und es wurde vorgeschlagen, das neue Präparat gegen Placebo zu testen. Die beteiligten Ärzte protestierten aus ethischen Gründen, weil sie der Meinung waren, daß Placebo überhaupt keine Wirkung habe, und sie ihren Patienten keine unwirksame Behandlung vorschlagen dürften. Erst der Hinweis, daß nach vielen kontrollierten Untersuchungen Placebo in mindestens 40% der besprochenen Indikationen eine positive Wirkung habe, überzeugte sie, den Versuch zu wagen. Unter Doppelblindbedingungen ergab sich nun das erstaunliche Resultat, daß die Placebo-Gruppe ebenso viele Erfolge aufwies wie die Präparatgruppe, nämlich ungefähr 70%. Eine genaue Analyse der Ergebnisse zeigte jedoch, daß dieses unerwartete Ergebnis *weniger mit der Wirkung des Präparates bzw. der Unwirksamkeit von Placebo zusammenhing*, sondern *mit einer ungenügenden Erfahrung in der Beurteilung von psychischen Wirkungen bei Patienten, welche nicht wegen psychiatrischen Erkrankungen den Arzt aufsuchten.*

11. Die besonderen Schwierigkeiten, welche die Realität des psychiatrischen Patienten sowohl der Behandlung wie auch der Forschung entgegenstellt, haben zwei für die ärztlich-ethische Fragestellung bedenkenswerte Konsequenzen:

1. Die Auseinandersetzungen, welche zwischen Forschungsinteressen und Behandlungsinteressen geführt werden müssen – auch wenn sie auf rationaler Basis erfolgen – führen meistens zu einem Ergebnis mit *verschieden abgestufter Unbestimmtheit.* Die *Durchführung eines Forschungsvorhabens* muß deshalb von allen Beteiligten im Bewußtsein ihrer Verantwortung *gemeinsam kontrolliert werden.*
2. Da die therapeutische Forschung in der Psychiatrie vorläufig noch auf einem Stadium von *Erkundungsexperimenten* steht, d.h. sich auf der Suche nach neuen fruchtbaren Behandlungshypothesen und ihrer Absicherung befindet, ist jeder therapeutische Versuch so anzulegen, daß er mit einem Minimum an Gefährdung der Patienten ein Maximum an Informationsgewinn erzielt.

Da wir bei therapeutischen Versuchen in der Psychiatrie nicht immer und vor allem nicht mit genügender Bestimmtheit voraussehen können, welche praktischen Konsequenzen ein derartiger Versuch für die Patienten hat, muß von vornherein gesichert sein, daß bei grundsätzlicher Zustimmung aller Beteiligten auch während der Durchführung jederzeit die Frage nach der Verantwortung gestellt werden kann, den Versuch fortzusetzen oder ihn abzubrechen. Gerade dies aber setzt *ein Vertrauen nicht nur des Behandlungs- und des Forschungsteams in die gegenseitige Redlichkeit ihrer Motivation,* sondern *auch vom Patienten in die ihn behandelnden und die ihn für die Forschung untersuchenden Ärzte und Mitarbeiter voraus.* Gerade dies ist heute ein zentrales Problem, weil ganz allgemein der ärztlichen Tätigkeit und insbesondere der ärztlichen Forschung nach einer Periode übergroßer Vertrauensseligkeit ein übergroßes Mißtrauen entgegengebracht wird. Aus diesem Grunde ist eine notwendige Voraussetzung für vernünftige und den Patienten respektierende Forschungsarbeit *die weitestgehende Information aller Beteiligten und eine verbindliche Festlegung der Ziele, der Methoden und einer Dokumentation jedes therapeutischen wissenschaftlichen Versuchs.*

Therapeutische Versuche sind, weil es sich in der Psychiatrie nicht um eine Ergänzung bereits völlig bekannter und deshalb nicht diskutabler Fragestellungen handelt, stets *mit einem großen Maß von Unbestimmtheit belastet.* Selbst besonders einleuchtende Hypothesen sind wegen der Komplexität der psychischen Störungen schwierig zu widerlegen oder zu stützen [vergl. (2)]. Gerade deshalb ist es notwendig, therapeutische Versuche so anzulegen, daß dem Patienten kein ungebührliches Maß an Belastung oder Risiko auferlegt wird, daß aber andererseits möglichst viele für therapeutische Hypothesen belangvolle Daten gesammelt werden können.

12. In letzter Zeit wurde immer wieder postuliert, daß ein wirksamer Schutz psychiatrischer Patienten vor Gefahren durch Forschungsexperimente *durch nicht fachorientierte*

ethische Komitees zu erzielen sei. Dieses Prinzip ist vor allem in den USA eingeführt worden, allerdings mit Konsequenzen, die nicht vorauszusehen waren; beispielsweise wurden durch solche nicht fachlich kompetente Komitees für besondere Forschungsvorhaben Auflagen gemacht, welche die Forschungsuntersuchungen von vornherein verunmöglichten. Dies alles wurde im Interesse der beteiligten Patienten verlangt. Dabei muß jedoch gesagt werden, daß die ethischen Komitees in erster Linie *dem Schutze des Forschers dienen.* Wenn sie ihr Placet für eine Forschungsuntersuchung geben, muß der Forscher seine Verantwortung in dem ihm zugeschriebenen und konzidierten Rahmen einhalten, er ist aber für die grundsätzliche Durchführung seines Vorhabens entlastet. *Gerade dies aber dürfte nicht im Interesse des Patienten liegen, weil sich ein Forscher nicht auf ein fachlich nicht kompetentes ethisches Komitee berufen darf, sondern in seiner Auseinandersetzung mit dem fachkompetenten therapeutischen Team dauernd seine Argumente für eine Forschungsuntersuchung zu überprüfen hat.* Dennoch ist festzustellen, daß die ethischen Komitees für den Patienten nützlich sein können, weil sie den Forscher zwingen, sein Vorhaben mit der personalen Würde des Patienten explizit in Beziehung zu setzen, er muß nicht nur vor Fachkollegen, sondern auch vor kritischen Kollegen anderer Disziplinen darlegen, weshalb und wie er eine bestimmte Untersuchung durchführen möchte und inwiefern diese das Wissen und die Kenntnisse für eine bessere Behandlung seiner Patienten fördert. Dies setzt allerdings voraus, daß wiederum ein gewisses Maß an Vertrauen in die Redlichkeit einer rationalen Argumentation und Einsicht auf allen Seiten besteht.

Wirksamer als alle ethischen Komitees und gesetzlichen Regelungen ist m.E. jedoch *die Erziehung der in der psychiatrischen Forschung Tätigen und die Förderung der Einsicht in die Konsequenzen, die sich aus der Forschungsmethodik für die Person des Patienten ergeben.* Gerade wenn man einsieht, daß wissenschaftliche Methodik reduktiv ist und daß der Reduktionismus nicht nur einseitig für die naturwissenschaftliche Perspektive psychiatrischer Störungen gilt, sondern auch für andere Perspektiven, z.B. der psychoanalytischen oder der soziologischen, dann wird man endlich aufhören, die verschiedenen Aspekte, welche psychische Störungen unserer wissenschaftlichen Einsicht darbieten, gegeneinander auszuspielen, und man wird akzeptieren, daß es im wesentlichen darum geht, *die personale Würde des psychiatrischen Patienten gegen alle Versuche einer Reduktion auf wissenschaftstheoretische Modelle zu respektieren und unvoreingenommen zu prüfen, inwiefern Forschungsprojekte diese Würde tangieren.* Das aber ist eine Aufgabe der in der psychiatrischen Forschung Tätigen selbst. Sie müssen nicht durch ethische Komitees zur Ordnung gerufen werden, sondern ihr Ziel muß sein, die personale Würde des Kranken auch in der Forschung so weit wie irgend möglich zu wahren, und sie sind dazu in der Lage, sofern sie die Begrenzung jeder wissenschaftlichen Methodik einsehen und darauf verzichten, alle Aspekte einer menschlichen Existenz erfassen zu wollen. Dieses Ziel ist eine permanente Aufgabe der Ausbildung. Ohne die personale Dimension psychiatrischer Kranken immer wieder geduldig darzulegen, ist dieses Ziel in der gegenwärtigen Verwirrung und Emotionalisierung der ethischen Diskussion psychiatrischer Forschung nicht zu erreichen.

13. *Zusammenfassung.* Es wird dargelegt, inwiefern jede wissenschaftliche Forschungsmethodik in der Psychiatrie notwendigerweise reduktionistisch ist und wie wichtig die Einsicht in die personale Dimension psychisch Kranker das notwendige Korrektiv für

eine ausufernde und unkritische, den Patienten schädigende Forschung bildet. Einige grundlegende Hinweise, wie Forschung sowohl den Auftrag des therapeutischen Fortschritts wahrnimmt, als auch Behandlungsinteressen der Patienten wahrt, werden angegeben. Die Notwendigkeit einer offenen Darlegung der Verhältnisse, welche für eine fortschrittliche psychiatrische Forschung notwendig sind, und die Berücksichtigung der Person des Kranken, welche mehr umfaßt als in theoretischen Modellen psychischer Störungen aussagbar wird, lassen die Dimension erkennen, welche für die Ausbildung derjenigen maßgebend sein müssen, welche in der psychiatrischen Forschung arbeiten.

Literatur

1. Heimann, H.: Psychiatrie und Menschlichkeit. Confinia psychiat. **19**, 24-34 (1976)
2. Heimann, H.: Psychopathologie. In: Psychiatrie der Gegenwart, Bd. Ic, 2. Aufl. Kisker, K. (Hrsg.). Berlin-Heidelberg-New York: Springer (im Druck)
3. Griesinger, W.: Die Pathologie und Therapie der psychischen Krankheiten, für Ärzte und Studierende. Stuttgart: Krabbe 1845, S. 35 und 341
4. Bochenski, I.M.: Die zeitgenössischen Denkmethoden UTB 6. Bern: Franke 1954
5. Luhmann, N.: Vertrauen. Ein Mechanismus der Reduktion sozialer Komplexität. Stuttgart: Enke 1968
6. Hentig, H.v.: „Komplexitätsreduktion durch Systeme der Vereinfachung" durch Diskurs? In: Theorie der Gesellschaft oder Sozialtechnologie. Beiträge zu Habermas/ Luhmann Disskussion. Frankfurt/M.: Suhrkamp 1973
7. Heimann, H.: Methodologische Probleme bei der Effizienzprüfung von Psychopharmaka. Arch. Psychiat. Nervenkr. **220**, 255-268 (1975)
8. Heimann, H., Boller, W., Stoll, K.D., Junebloed, F.: Drug-placebo-difference in neurotic outpatients of internists, general practitioners and psychiatrists using a symptom checklist analysed by methods based on the probabilistic test model of Rasch. CINP-Congress Paris 1974 (im Druck)

Kommentar aus der Sicht des Weltverbandes für Psychiatrie (WVP)

D. LEIGH

Ethische Probleme der Psychiatrie haben unter den vielen Aktivitäten des Weltverbandes für Psychiatrie seit seiner Gründung im Jahre 1961 immer eine Rolle gespielt. 1969 wurde in London ein regionales Symposium zum Thema „Nutzen und Mißbrauch der Psychiatrie" (The Uses and Abuses of Psychiatry) abgehalten, dessen Ergebnisse breit publiziert wurden. Jedoch konnte der Weltverband für Psychiatrie den verschiedenen Deklarationen des Weltverbandes der Ärzte (World Medical Association) durch irgendeine ähnliche öffentliche Äußerung nicht entsprechen, da beträchtliche Meinungsverschiedenheiten über den Wert solcher Äußerungen für die psychiatrische Praxis zwischen seinen nationalen Mitgliedsgesellschaften bestanden.

Trotzdem bildete der Weltverband für Psychiatrie 1973 ein ethisches Ad-hoc-Komitee, das mit dem Studium ethischer Probleme in der Psychiatrie beauftragt wurde. Internationale Organisationen wie der Weltverband der Ärzte, die Vereinten Nationen, der Rat für Internationale Organisationen Medizinischer Wissenschaften und die Europäische Kommission für Menschenrechte wurden konsultiert, und ein zweitägiges Seminar wurde 1974 mit der Europäischen Kommission in Straßburg abgehalten. Der Generalsekretär führte Seminare in Venezuela und in Südafrika durch, auf denen die Probleme erläutert und diskutiert wurden, und alle nationalen Mitgliedsgesellschaften wurden über die brisante Materie auf dem laufenden gehalten. Das vielleicht wichtigste Ereignis war ein zweitägiges Treffen der Ciba Foundation im Juni 1976, an dem Vertreter aller jener internationalen Organisationen teilnahmen, die sich mit Menschenrechten befassen. Das Ethische Komitee des Weltverbandes für Psychiatrie hat eine Erklärung mit dem Titel „Die Deklaration von Hawaii" (siehe Anhang) in der Hoffnung entworfen, daß sie durch die Generalversammlung des Weltverbandes für Psychiatrie auf dem VI. Weltkongreß für Psychiatrie im August 1977 angenommen wird. (Anmerk.: Der Anhang enthält die von der Generalversammlung am 31. August 1977 in Honolulu angenommene Fassung.) Es handelt sich um eine allgemeine Erklärung, die so abgefaßt wurde, daß sie von Psychiatern in der ganzen Welt akzeptiert werden kann.

Internationale Arbeit muß viele verschiedene Kulturen und ihre unterschiedlichen Versuche zur Lösung vieler menschlicher Probleme berücksichtigen. Die Tatsache, daß dieses Gespräch hier das erste in der Bundesrepublik durchgeführte Treffen ist, das sich mit einem einzigen, aber sehr wichtigen ethischen Problem befaßt, beleuchtet die Situation. Auch in der entwickelten Welt haben die Psychiater im allgemeinen nur langsam oder zögernd begonnen, sich mit den ethischen Problemen auseinanderzusetzen, denen sie in ihrer täglichen Arbeit begegnen. Es war das Ziel des Exekutivkomitees des Weltverbandes, das gegenseitige Verständnis dieser verschiedenen Fragen zu fördern, nicht durch Konfrontation, sondern durch Diskussion und Konsensus und so Schritt für Schritt von einer nationalen zu einer internationalen Diskussion voranzuschreiten. Das gegenwärtige Treffen ist dafür eine wichtige Gelegenheit.

Versuch einer Zusammenfassung

Es war ursprünglich vorgesehen, eine kurze Zusammenfassung der Diskussion, die ja einen breiten Raum in diesem Gespräch einnahm, an den Schluß dieses Bandes zu stellen. Diese Aufgabe hat sich indes als nicht lösbar erwiesen, weil sich die eigentlich interessanten Aspekte gerade in der vertieften und oft recht ausführlichen Erörterung von Detailfragen ergeben haben. Nicht zuletzt wegen der hierbei auftauchenden, juristisch sehr delikaten Fragen erschien es uns nicht sinnvoll, die Diskussion in ganzer Länge zu veröffentlichen, um vorzeitiger politischer Vergröberung des gemeinsam Gedachten nicht Vorschub zu leisten.

Wir haben uns deshalb entschlossen, die wichtigsten Aspekte, die sich aus Referaten und Diskussionen ergaben, nochmals in gedrängter Form zusammenzustellen. Dabei haben wir uns bemüht, in den Vordergrund dasjenige zu stellen, worüber sich unter den Gesprächspartnern ein weitgehender Konsensus erzielen ließ. Gleichwohl möchten wir deutlich machen, daß wir nicht versucht haben, eine absolut neutrale und auch umfassende Darstellung aller im Gespräch und in den Referaten vorgelegten Positionen zu geben. Vielmehr sollten unsere eigenen Anschauungen der hier behandelten Probleme dem Leser dieses Schlußkapitels nicht verborgen bleiben. Wir möchten dies nicht zuletzt damit begründen, daß nach unserer Auffassung gerade auch in diesem Bereich transkulturelle Unterschiede berücksichtigt werden müssen, will man zu Lösungen gelangen, die unserer gesellschaftlichen Situation wirklich adäquat sind.

Psychiatrische Therapieforschung ist Forschung am Menschen. Sie wird bestimmt von allgemeinen ethischen Prinzipien, deren berufsspezifische Ausformung als Richtlinien von Ärzten für Ärzte festgehalten wurden. Es sind dies vor allem der Hippokratische Eid (3. Jhdt. v. Chr.), die Deklaration von Helsinki (1964) in der revidierten Fassung von Tokio (1975) und spezieller die Deklaration von Hawaii (1977) sowie die soeben erschienenen speziellen Richtlinien für klinische Versuche mit psychotropen Medikamenten (1977). Spezielle gesetzliche Vorschriften haben ihren Ausgangspunkt in den Urteilsbegründungen der Nürnberger Ärzteprozesse, dem sogenannten Nürnberger Kodex (1947) und sind heute in Deutschland vor allem im 2. Arzneimittelgesetz (AMG 1976) und auch in ländereigenen Datenschutzgesetzen niedergelegt (s. Anhang Nr. 2 und 8).

Wesentlicher Grundsatz darin ist, daß Forschung nur mit Menschen durchgeführt werden darf, die daran nach Aufklärung freiwillig teilnehmen („informed consent"). Dieses Recht auf individuelle Selbstbestimmung hat sich in der letzten Zeit zunehmend mehr gegen den entgegenstehenden Anspruch der Gesellschaft auf wissenschaftlichen Fortschritt artikuliert. Die „empirische Praktikabilitätskontrolle" dieses Grundsatzes durch klinisch forschende Ärzte hat nun ergeben, daß er derzeit nicht ohne wesentliche Einschränkungen zu erfüllen ist – wenn man nicht weitere klinische Forschung überhaupt aufgeben will, was indessen weder ethisch vertretbar noch wohl auch praktisch möglich wäre (4, 5). Die „normative Richtigkeitskontrolle" der Praxis psychiatrischer

Therapieforschung durch Juristen und Ethiker hat indessen die Grenzen solcher Einschränkungen deutlich gemacht und problematisiert (1).

Diese Probleme sind in der psychiatrischen Therapieforschung besonders kompliziert und schwer lösbar. Um sie verstehen zu können, erschien es im Rahmen unseres gemeinsamen Gesprächs zweckmäßig, mit der Unterscheidung verschiedener Arten von Therapieforschung zu beginnen und dann darzulegen, ob und worüber, wie und wann die Versuchsperson in praxi aufgeklärt werden kann und inwieweit sie die Information auffassen, angemessen verarbeiten und danach „freiwillig" über die Teilnahme an bzw. das Einbezogenwerden in die Forschung entscheiden kann.

1. Arten der Therapieforschung

In Analogie zur heute allgemein anerkannten Differenzierung von Humanexperimenten (2) können wir unterscheiden: das therapeutische *Experiment* (zum wissenschaftlichen Erkenntnisgewinn über Therapie ohne unmittelbaren therapeutischen Vorteil für die Versuchsperson), den therapeutischen *Versuch* (zum wissenschaftlichen Erkenntnisgewinn mit gleichzeitig möglichem oder wahrscheinlichem unmittelbaren therapeutischen Vorteil für den Kranken) und die etablierte *Therapie* (ohne wissenschaftlichen Erkenntnisgewinn mit ausschließlich unmittelbarem therapeutischen Vorteil für den behandelten Kranken).

Die Grenzen dieser Differenzierung sind nicht immer eindeutig, Mischformen kommen vor, die Zuordnung hat auch eine historische Dimension. So wurden LSD-Versuche an chronisch Schizophrenen vor 20 Jahren als therapeutische Versuche durchgeführt, während sie heute als therapeutische Experimente einzustufen wären. Die Differenzierung von therapeutischem Versuch und etablierter Therapie hängt von der Wahrscheinlichkeit ab, mit der ein unmittelbarer therapeutischer Vorteil für den behandelten Kranken zu erwarten ist. (Daß es hier in jedem Fall nur um Wahrscheinlichkeiten gehen kann, wird übrigens auch darin deutlich, daß das Behandlungsverhältnis zwischen Arzt und Patient rechtlich immer nur als Dienstvertrag mit der Verpflichtung zu einer bestimmten Leistung des Arztes, nicht aber als Werkvertrag mit einer Erfolgsgarantie zu werten ist.) Zudem mußte die etablierte Therapie in die Diskussion einbezogen werden, da gerade in der Psychiatrie die allgemeine Anerkennung von Therapieverfahren unsicherer und dementsprechend die Grenze zwischen etablierter Therapie und therapeutischem Versuch manchmal undeutlicher als in anderen medizinischen Disziplinen erscheint. Dazu trägt auch die besondere Bedeutung des Arzt-Patienten-Verhältnisses als eines therapeutischen Elementes per se bei psychisch Kranken bei: Es ist gleichermaßen in der etablierten Therapie wie auch im therapeutischen Versuch enthalten. Schließlich wurde auch die Frage diskutiert, ob in der etablierten Therapie die gleichen ethischen Prinzipien, im gleichen Ausmaß und in der gleichen Art und Weise wie in der Forschung angewandt werden.

Der Vergleich von Behandlungsverfahren aus den 3 prinzipiell möglichen psychiatrischen Behandlungsbereichen Somatotherapie, Psychotherapie und Soziotherapie ließ gerade in der unterschiedlichen Akzentuierung einzelner Probleme deren gemeinsame Grundstruktur klarer hervortreten. Als Kriterien einer allgemein anerkannten, etablierten Standardtherapie wurden deutlich: Definierte Indikation, wissenschaftlich nachgewiesene Wirksamkeit im Hinblick auf ein definiertes Therapieziel, eindeutiges Überwiegen der

Wirksamkeit gegenüber möglichen Risiken, die zudem bekannt und damit überschaubar sein müssen, was nicht zuletzt genügend breite und genügend lange Anwendung voraussetzt. Die Existenz einer so definierten Standardtherapie ist wichtig als Bezugspunkt in der Diskussion sowohl der Gleichheit bzw. Verschiedenheit von Behandlung ohne Erkenntnisinteresse und Heilversuch als auch der Zulässigkeit von Plazebo-Kontrollen. Diese Frage der Standardtherapie scheint am konkretesten für die Pharmakotherapie beantwortbar, stellt sich am wenigsten bei der Psychotherapie und muß für die Soziotherapie zweifach beantwortet werden.

1. Heilbehandlung und Heilversuch mit einem *Psychopharmakon* sind juristisch deutlich unterschieden, stellen indessen an die Verantwortung und ethische Entscheidung des Arztes die gleichen Anforderungen. Ein Problem liegt aber darin, daß der Arzt diesen Anforderungen mit unterschiedlicher Motivation gegenübertritt: In einem Fall will er behandeln, im anderen forschen. Insofern darf eine Gleichsetzung der ethischen Forderungen beim Heilversuch mit denen der Heilbehandlung nicht zu einer dünnen Rationalisierung werden.

Auf die Frage, warum denn überhaupt ethische Komitees für die Forschung erforderlich seien, wenn es keinen prinzipiellen ethischen Unterschied zwischen Forschung und Praxis, also zwischen dem therapeutischen Versuch und der etablierten Therapie gebe, führte Wing aus, daß jetzt tatsächlich in Betracht gezogen wird, ethische Komitees sich auch mit Fragen der klinischen Praxis beschäftigen zu lassen. Nach seiner Meinung würden sich die Probleme nicht prinzipiell von denen unterscheiden, die in ethischen Komitees für Forschung diskutiert werden; es würden sich aber wohl beträchtliche inhaltliche Unterschiede ergeben. „Es war paradox, daß der Druck zur Einrichtung ethischer Komitees am stärksten auf dem Gebiet der Forschung war, obgleich es sich dabei nur um einen kleinen Bereich der klinischen Praxis und vielleicht nicht einmal um den wichtigsten handelt. Die Frage, wie die klinische Praxis zu verbessern sei, ist sehr viel weitreichender und bedeutsamer." Er wies als Beispiel auf einen britischen Vorschlag hin, den Wert der Leukotomie durch den Vergleich randomisiert selektierter Gruppen für Behandlung und Kontrolle zu untersuchen. „Es gab einen öffentlichen Aufschrei mit feindseligen Fragen im Parlament, nicht zur Praxis der Leukotomie selbst, die weiter durchgeführt wird, sondern über den Gedanken, daß irgend jemand die Leukotomie wissenschaftlich untersuchen wollte. Nichtsdestoweniger begrüßen Wissenschaftler ethische Komitees; und es ist wahr, daß allgemeine Fragen medizinischer Ethik zunehmend mehr in besonders klarer Form in der Planung von Forschungsprojekten erscheinen."

Plazebo-Kontrollen erscheinen beim Fehlen einer Standardtherapie ebenso zulässig oder erforderlich wie bei bestimmten Indikationen, z.B. ängstlich-neurotischen Zuständen, in denen sie wegen ihrer therapeutischen Wirkung eingesetzt werden.

Die zeitliche und örtliche Relativität dieser Überlegungen wurde u.a. durch den Hinweis exemplifiziert, daß plazebo-kontrollierte Untersuchungen zur prophylaktischen Wirkung der Lithium-Langzeitmedikation Ende der sechziger Jahre in den skandinavischen Ländern bereits als unethisch angesehen und deshalb nicht mehr durchgeführt wurden, während sie zur gleichen Zeit in England noch gefordert wurden (4).

2. Bei der *Psychotherapie* erscheint fast jede Behandlung auch als Versuch. So ist die ideographische Methode in der analytischen Psychotherapie sowohl die Methode des Erkenntnisgewinns als auch die der Behandlung. „Im klassischen Sinne ist jeder Therapiefall ein Fall für die Forschung, der im geglückten Fall publiziert wird" (Rössler).

Problematisiert wurde die analytische Psychotherapie als Standardtherapie auch hinsichtlich Differential-Indikation und Therapieziel insofern, als diese Therapie nicht direkt auf die Symptomatik und damit auf das offenbare und bewußte Leiden, sondern auf deren persönlichkeitseigenen Hintergrund abzielt, welch letzterer aber oft weder spezifiziert noch nosologisch definiert wird.

Geschieht dies nicht, dann verliert Psychotherapie den Charakter einer medizinischen Therapie. Es sei nur angefügt, daß hier ein Ausgangspunkt für schwerwiegende Fehlentwicklungen liegt, indem sich obskure Verfahren mit solcher Ansiedelung außerhalb der Medizin und in den Händen von Nicht-Medizinern jeder Kontrolle entziehen, gleichwohl aber mit dem Begriff einer wie auch immer gearteten „Psycho*therapie*" Kranke irreführen und schädigen können.

Trotzdem ist hier ein ethisches oder juristisches Problem prima facie kaum zu erkennen, da ausreichende Motivation und damit implizit (?) volle Einwilligung des Patienten in die Behandlung Voraussetzung ist.

Ein mehr theoretisch als praktisch schwieriges Problem ergab sich allerdings aus der Frage, ob es ethisch sei, Motivation für eine Therapie zu schaffen? Wo ist die Grenze zur Manipulation der sich selbst bestimmenden Persönlichkeit? Als Beispiele wurden die Beseitigung einer fehlenden Behandlungsmotivation bei Suchtkranken genannt oder der Aufbau von Bereitschaft und Fähigkeit zur ambulanten Psychotherapie bei Patienten, die ambulante Therapie immer wieder abgebrochen haben, oder auch die Veränderung der Einstellung von chronisch Kranken, die das psychiatrische Krankenhaus nicht mehr verlassen wollen.

Placebo-Kontrollen sind nicht möglich, wären aber sehr wünschenswert, um den – bezogen auf das Therapieverfahren – unspezifischen Anteil der Person des Therapeuten am therapeutischen Effekt von der spezifischen Wirkung der Therapie (des Verfahrens) trennen zu können. Schließlich sind nur intra-, aber keine interindividuellen Kontrollen möglich. Das erschwert die Wirksamkeitskontrolle von Psychotherapie nach den heute gültigen verfügbaren wissenschaftlichen Kriterien sehr bzw. macht sie unmöglich, indem z.B. Ergebnisse wegen des Selektionsproblems nicht generalisiert werden können.

3. In der Soziotherapie ist deutlicher als bei den anderen Verfahren zu unterscheiden zwischen der eigentlichen Heilbehandlung bzw. Heilversuch als gegen die Krankheit und ihre Folgen direkt gerichtetem Eingriff und Maßnahmen gegen krankheitsunabhängige, z.B. prämorbide oder soziale Behinderungen, die gleichwohl die Wirkung der Behandlung erheblich beeinflussen können. Stärker als in anderen therapeutischen Bereichen sind hier in den letzten Jahren Verfahren als Behandlung eingesetzt worden, ohne daß dem Therapeuten deren Versuchscharakter überhaupt klar war – eine Erfahrung, die übrigens auf dem Gebiet der empirischen Sozialwissenschaften bis hin zu ihren praktischen Auswirkungen, z.B. in der Bildungspolitik, im letzten Jahrzehnt in größtem Umfange gemacht werden mußte, ohne daß dabei irgendeine öffentliche Diskussion der ethischen Implikationen dieser Experimente auch nur begonnen hätte.

Die Grenzen zwischen etablierter Therapie, therapeutischem Versuch und therapeutischem Experiment sind somit besonders in der Psychiatrie oft undeutlich und unstabil. Der Unterschied muß vor allem in der Sicherheit und im Maß der Wahrscheinlichkeit gesucht werden, mit der Wirksamkeit und Unbedenklichkeit bzw. Risiken des Behandlungsverfahrens bekannt sind. Es wurde diskutiert, ob die Sicherheit unserer Kenntnisse über die Wahrscheinlichkeit eines Risikos etwa bei einem in die klinische Prüfung gehenden Pharmakon nicht größer ist als bei mancher als etabliert geltenden Therapie. Wenn man außerdem die strenge und differenzierte Kontrolle solchen therapeutischen Versuches berücksichtigt, dann verwundert es kaum, wenn die klinische Prüfung eines Pharmakons als die sicherste Phase seiner Anwendung bezeichnet wurde.

2. Aufklärung und Einwilligung

Es bestand Konsensus darüber, daß diese Überlegungen nicht ohne Einfluß auf den Umfang der Aufklärung bleiben können, die sich legaliter ja in jedem Fall auf Wirksamkeit und Risiken der Therapie, beim therapeutischen Versuch darüber hinaus aber zumindest auch auf die Tatsache des Versuches selbst erstrecken soll.

Weit stärker wird der Umfang der Aufklärung in praxi aber durch die Belastbarkeit und Einsichtsfähigkeit des Kranken bestimmt. Wenn der Arzt z.B. nach dem 2. AMG, § 41 Absatz 7 „in besonders schweren Fällen" die Aufklärung auch unterlassen kann, „wenn durch die Aufklärung der Behandlungserfolg nach der Nr. 1 („das Leben des Kranken zu retten, seine Gesundheit wiederherzustellen oder sein Leiden zu erleichtern") gefährdet würde und ein entgegenstehender Wille des Kranken nicht erkennbar ist", so handelt es sich hier doch um eine Ausnahmeregelung, die wohl nur seltener angewandt werden kann, als dies in der Praxis notwendig wäre.

In der Diskussion tauchte die Frage öfter auf, wieweit eine „echte" Aufklärung überhaupt möglich sei. Die verbale Information über Wesen und mögliche Krisen etwa einer analytischen Psychotherapie wird der Patient erst am Ende der Therapie richtig begreifen, wenn er erfahren hat, worauf er sich eingelassen hatte. Auch wird Verständnis und Wertung der Information durch den Patienten wesentlich von seiner Beziehung zum Arzt bestimmt. Die Alternative aber, eine schriftliche Standardinformation, hat den Nachteil, daß sie den Unterschieden im Auffassungsvermögen der Aufzuklärenden nicht immer angemessen sein kann.

Noch stärker gelten diese Erwägungen für die Einwilligungsfähigkeit des Kranken. Dabei soll hier gar nicht darauf eingegangen werden, daß gerade auch bei psychisch Schwerkranken mit akuter Erregung, destruktiver Aggressivität oder Suizidalität einerseits die Einbeziehung in Therapieforschung wegen Einschränkung oder Verlust der Einsichts- und vor allem der Einwilligungsfähigkeit kaum möglich ist, andererseits aber die wissenschaftliche Weiterentwicklung der Therapie dringend erforderlich wäre. Vielmehr geht es hier um die Frage: Wieweit ist der Kranke in seiner Beziehung zum Arzt wirklich frei für die Entscheidung, an einem therapeutischen Versuch teilzunehmen oder nicht? Vertrauen ist die notwendige Grundlage des Behandlungsverhältnisses. Gerade Vertrauen des Patienten zu seinem Arzt beeinträchtigt aber möglicherweise seine Fähigkeit, dem Arzt etwas abzuschlagen. Umgekehrt stellt die rationale und kritische Erwägung eines womöglich schriftlichen Vertrages, als welcher die schriftliche Einwilligung anzusehen ist, eine Belastung des Vertrauensverhältnisses dar. Wing vertrat die Meinung, daß die Entscheidung, ob ein Patient in ein Forschungsprojekt einbezogen werden solle, durch den Patienten selbst unter Beratung seines Arztes getroffen werden solle. Dabei könnte der behandelnde Arzt durchaus zustimmen, daß die Erläuterung des Forschungsprojektes durch dessen Leiter selbst gegeben würde, allerdings unter der Voraussetzung, daß der Forscher angemessene und vollständige Information gebe. Auf jeden Fall müsse ein unabhängiger Kliniker die Verantwortung für die Entscheidung übernehmen, daß die Interessen des Patienten nicht leiden würden. Solche Entscheidungen müßten allerdings ohnehin täglich bei der Beratung des Patienten über die Behandlung getroffen werden und seien in ihrer Art nicht unterschieden von den Entscheidungen, einen Patienten in ein Forschungsprojekt einzubeziehen. Er wies außerdem darauf hin, daß die Standards der klinischen Praxis gelegentlich recht niedrig seien und daß Forscher tatsächlich höhere ethische Standards einführen könnten, da sie nach anerkannten Prinzipien zu arbeiten hätten, die durch ein ethisches Komitee überwacht würden.

Eine weitere Frage zielte darauf, ob denn der hier hypostasierte Gegensatz zwischen Forschungsinteresse und Patienteninteresse tatsächlich und in jedem Fall existiere, ob es denn berechtigt sei, von solcher Prämisse ausgehend, das Forschungsinteresse vor dem Patienten eher zu verbergen, statt ihn vielmehr ganz bewußt an der Forschung zu beteiligen und damit der Forschung das Anonyme und Bedrohliche zu nehmen. Rickels erwähnte, daß die Drop-out-Rate in Forschungsprojekten mit ambulanten Patienten ganz wesentlich zurückging, nachdem diese Unterlagen mit zahlreichen Informationen über die forschende Institution und auch die Forschung selbst vor ihrer Entscheidung zur Teilnahme erhalten hatten. Es wurde deutlich, daß hier vorerst nur auf kasuistischer Evidenz beruhende Spekulationen möglich sind, weil empirische Untersuchungen, insbesondere zur Wirkung der „Einwilligung nach Aufklärung", auf das Ergebnis der Forschung (Selektion usw.), aber auch auf das Arzt-Patienten-Verhältnis noch völlig fehlen. Solche Kenntnisse wären wichtig bei der Nutzen-Schaden-Abwägung, z.B., ob es riskanter sei, einen Patienten darüber zu informieren, daß er mit einer Chance von 50% ein Plazebo bekommt, oder aber, ihn darüber nicht zu informieren und ihn ohne sein Wissen dem Risiko einer Nichtbehandlung auszusetzen. Mehrfach führte die Diskussion zu dem Fazit, daß kein Begriff einer Vertiefung bis ins letzte standhält, auch nicht der des „informed consent".

Analoge Fragen stellten sich auch hinsichtlich des Datenschutzes, ganz besonders bei stark individualisierender Darstellung von Daten, etwa in einer psychoanalytischen Fallstudie oder bei Videoaufzeichnungen. In der Nutzung solcher Daten für die Forschung, wozu auch die Publikation von Forschungsergebnissen gehört, darf der individuelle Patient nicht identifizierbar sein. Andererseits liegt der wissenschaftliche oder didaktische Erkenntnisgewinn gelegentlich gerade im spezifisch Individuellen. Und kann der Patient den Arzt von der Schweigepflicht bei Nutzung einer Videoaufzeichnung entbinden, wenn er diese nicht selbst gesehen hat? Nicht in jedem Fall dürfte es indes vertretbar sein, den Patienten mit einer Videodokumentation, beispielsweise seiner schweren psychotischen Verhaltensstörung, zu konfrontieren (3).

Auch hier kann der Arzt letztlich nicht der eigenen ethischen Entscheidung ausweichen, bis zu welcher Grenze er die Persönlichkeitsrechte seines Patienten einengen muß, um den Erfordernissen wissenschaftlich einwandfreier (andernfalls auch unethischer) Forschung und Lehre zu entsprechen, bzw. bis zu welcher Grenze er den Kranken mit Informationen und Entscheidungsforderungen belasten muß, um dessen Rechte nicht zu verletzen. Nur der Rahmen dieser Entscheidung ist durch gesetzliche Vorschriften vorgegeben. Ausgefüllt werden muß er durch das Gewissen des Forschers, der kollegiale Beratung und Kontrolle suchen sollte.

3. Legislatur und Judikatur

Die Tendenz der Rechtsprechung geht dahin, die Rechte der Persönlichkeit möglichst weitgehend zu schützen. Zitiert wurde die extreme Forderung von Goldstein in den USA, daß ein Kranker, und sei er noch so irrational in seiner Begründung, völlig selbständig die Entscheidung über seine Einbeziehung in Forschung, letztlich aber auch in Behandlung überhaupt, treffen können soll. Das erschien zumindest den Ärzten unter uns als Abschieben der Verantwortung auf den Kranken, der sie vermutlich am allerwenigsten tragen kann. Auch der Gedanke, einen Dritten, etwa einen Pfleger, die Entscheidung für den Kranken treffen zu lassen, wurde beispielsweise in einer Beratung der Schweizer Akademie der Medizinischen Wissenschaften von Juristen mit der Begründung abgelehnt, daß das Recht auf Integrität des eigenen Körpers nicht an Dritte delegiert werden dürfe. Auch diese Position steht aber im Widerspruch zu der Verpflichtung des Arztes, die auch ein Auftrag der Gesellschaft ist, Kranke zu behandeln. Nun ist diese Frage sogar für den therapeutischen Versuch, an den sicher strengere Maßstäbe als an die etablierte Therapie anzulegen sind, zumindest für jenen mit neuen Arzneimitteln, im 2. AMG dahingehend beantwortet (§ 41 Absatz 4), daß ein Pfleger bei Patienten, die zur Einsicht und Entscheidung nicht fähig sind, dafür bestellt werden und die Zustimmung erteilen kann. Allerdings können im Einzelfall die sozial negativen Konsequenzen einer Pflegschaft den Patienten stärker belasten als die klinische Prüfung selbst. Die ebenfalls im Gesetz vorgesehene Möglichkeit (§ 41 Absatz 5 und Absatz 7), auch ohne Pfleger einen Patienten in einen therapeutischen Versuch zu nehmen, ist nur eine restriktiv definierte und streng begrenzte Ausnahme und keine Regel. Die interessante Frage, ob analoge Regelungen auf therapeutische Versuche im Bereich der Psycho- und Soziotherapie angewandt werden, blieb unbeantwortet.

Angefügt sei, daß ein rechtlicher Unterschied zwischen mündlicher und schriftlicher Einwilligungserklärung nicht besteht; es handelt sich nur um unterschiedliche Arten der Beweissicherung, die allerdings Bedeutung gewinnen könnten, wenn Tendenzen aufkommen sollten, die Beweislast im Zivilprozeß umzukehren, so daß der Schädiger nachweisen muß, daß ihn kein Verschulden trifft.

Die Frage der sozialen Relevanz von Forschung wurde durch den Hinweis von Hasskarl auf die in einigen Ländern geübte Bedarfsprüfung angeschnitten. Allerdings spielt der Bedarf in den erwähnten Beispielen erst bei der Zulassung eines neuen Medikaments eine Rolle; ein Einfluß der Bedarfsprüfung auf die klinische Prüfung selbst ist nicht bekannt. Auch werden die Chancen einer Internationalisierung der Bedarfsprüfung minimal eingeschätzt, da sie bei den industriestarken Nationen auf Ablehnung stoßen wird. Gleichwohl könnte dieses Element in der Formulierung des § 40 Absatz 1 des 2. AMG mit enthalten sein, wonach die Zulässigkeit der klinischen Prüfung auch „an der voraussichtlichen Bedeutung des Arzneimittels für die Heilkunde" zu messen ist.

Einflüsse der Sozietät auf die Forschung wurden auch darin aufgezeigt, daß weder Legislatur noch Judikatur etwas Statisches seien, sondern sich beweglich weiterentwikkeln. Hingewiesen wurde auf die „normative Kraft des Faktischen", worunter eigentlich die „normative Kraft der vorherrschenden öffentlichen, manchmal vielleicht sogar nur der veröffentlichten Meinung oder eben des Zeitgeistes" verstanden wurde. Sie kommt nicht nur in Gerichtsurteilen „im Namen des Volkes" zum Ausdruck, sondern auch im modisch akzentuierten Übergewicht bestimmter Forschungsmethoden. So verteufelt etwa eine starke öffentliche Lobby die von der Mehrheit klinisch erfahrener Psychiater für sehr wirkungsvoll gehaltene Elektrokrampftherapie so stark, daß es heute unmöglich erscheint, eine wissenschaftlich eindeutige Untersuchung zur differentiellen Wirksamkeit der Elektrokrampftherapie im Vergleich zu anderen Behandlungen durchzuführen (4).

Ein spezieller Aspekt sozialer Konsequenzen von Forschung kam mit der haftungsrechtlichen Diskussion ins Spiel. Obwohl sich die große Welle von Haftpflichtprozessen in den USA praktisch nur auf die übliche Behandlung (malpractice) und nicht auf Forschung bezieht, hat der deutsche Gesetzgeber mit dem 2. AMG recht strenge Vorschriften erlassen, die erstmals neben der über die Berufshaftpflicht des Arztes und die Betriebshaftpflicht der Industrie abgedeckten Verschuldenshaftung ein neues Entschädigungsprinzip mit der Gefährdungshaftung einführen. Sie scheinen auch eine Folgerung aus dem Aufopferungsgedanken zu sein, der aus der Forderung des Gesetzgebers nicht zu eliminieren ist, die Zulassung eines neuen Medikamentes vom Ergebnis klinischer Prüfung, d.h. von Forschung am Menschen, abhängig zu machen. Die versicherungstechnischen Einzelheiten der praktischen Konsequenzen aus der Gefährdungshaftung stehen aber noch nicht fest. So ist etwa noch nicht klar, ob der Patient oder der Arzt einen Schaden zu melden hätte. Übrigens tauchte in diesem Zusammenhang die Frage auf, ob zur Aufklärung des Patienten auch die Information über Umfang und Verfahren der Risikoabdeckung gehöre. Es liegt aber nahe anzunehmen, daß die Versicherer die Industrie und diese wieder den prüfenden Arzt in die Pflicht nehmen werden, eventuelle Schäden möglichst frühzeitig zu melden.

Ein ganz schwieriges Problem ist schließlich in der Frage nach der Subsidiarität der Probandenversicherung zur Kranken- und Sozialversicherung zu erkennen, und zwar keineswegs nur in materieller Hinsicht, sondern auch wegen denkbarer psychologischer Folgen für die Patienten.

4. Modalitäten der Kontrolle

Sowohl negative kasuistische Erfahrungen mit der Forschung am Menschen in der Vergangenheit als auch eine zunehmende Sensibilisierung der Öffentlichkeit lassen das Bedürfnis nach Kontrolle der Forschung, insbesondere auf ausreichenden Schutz der Persönlichkeitsrechte der in Forschung einbezogenen Individuen begründet erscheinen. Auch der Ruf nach institutionalisierter und unabhängiger Kontrolle ist verständlich, nachdem die Selbstkontrolle einzelner Forscher offenbar nicht immer ausgereicht hat, ethisch fragwürdige Forschungen zu verhindern. Schließlich werden auch günstige Auswirkungen der Tätigkeit von Begutachtungsausschüssen (review committees) auf das wissenschaftliche Niveau und die Einhaltung hoher ethischer Standards berichtet. Gleichzeitig und bei näherer Betrachtung solcher Erfahrungen läßt sich indessen auch erkennen, daß die positive Wirksamkeit aller Kontrollinstanzen ganz wesentlich von ihren Kompetenzen und Verfahrensweisen abhängt, ja, daß zu weitgehende Institutionalisierung, Spezialisierung, Sachunabhängigkeit und Totalität der Kontrolle ihre Wirksamkeit ins Gegenteil verkehren könnten.

1. *Institutionalisierung* der Kontrolle, etwa in einem review committee, könnte die primäre Verantwortlichkeit des Forschers zumindest dann beeinträchtigen oder gar unterlaufen, wenn die Beurteilung des Ausschusses nicht nur empfehlenden, sondern entscheidenden Charakter hätte. Bei einer Entscheidungskompetenz des Ausschusses läge dort einerseits auch eine Verantwortung, deren Zuordnung zu den einzelnen, im Laufe der Zeit sicher auch wechselnden Mitgliedern des Ausschusses nicht problemfrei wäre, und andererseits könnte sich der Forscher nach Bescheinigung der ethischen Unbedenklichkeit seiner Forschung aus der Kontinuität seiner ethischen Verantwortung entlassen fühlen. Spricht der Ausschuß dagegen nur Empfehlungen aus, wie dies in I, 2 der Deklaration von Helsinki (Revision von Tokio) vorgesehen ist, dann bedeutet das, daß der Forscher auch von ihnen abweichen kann mit einer Begründung, die er ausschließlich selbst zu verantworten hat. Dieses Verfahren beläßt dem Forscher nicht nur seine volle Verantwortung, sondern zwingt ihn auch, sich mit den ethischen Implikationen seiner Arbeit auseinanderzusetzen, anderenfalls seine Verteidigung in einer juristischen Auseinandersetzung sehr erschwert wäre. Es kann ihn aber auch vor dem Vorwurf der Fahrlässigkeit schützen.

2. *Spezialisierung* eines Ausschusses auf ausschließlich ethische Probleme birgt die Gefahr, ethische Fragen als ein nur von Spezialisten zu beurteilendes eigenes Problem, nicht aber als essentielles und implizites Element jeder Forschung am Menschen zu behandeln. Hinzu kommt, daß die Diskussion allein der ethischen Unbedenklichkeit eines Projektes ohne Sach- und Methodenkenntnis dazu führen kann, daß ein Projekt als ethisch einwandfrei beurteilt wird, dessen Erkenntnisgewinn zweifelhaft ist. Wissenschaftlich fragwürdige Untersuchungen am Menschen sind aber eben dadurch ethisch unzulässig. Es wäre deshalb wünschenswert, die Beurteilung der ethischen Zulässigkeit eines Forschungsvorhabens als integralen Bestandteil der Gesamtbeurteilung aufzufassen.

3. *Unabhängigkeit* der Kontrolle kann kaum durch die Sach- und Fachfremdheit der Beurteiler, sondern weit eher durch deren Persönlichkeit gewährleistet werden. Sachfremde und auch zu große Gremien kosten zuviel Zeit und bedingen einen zu großen bürokratischen Aufwand. Sie bergen deshalb die Gefahr in sich, daß sie formalistisch unterlaufen werden.

Dementsprechend darf eine institutionalisierte Kontrolle die primäre Verantwortung des Forschers nicht durch Übernahme von ethischen Entscheidungen, durch Anspruch alleiniger ethischer Kompetenz und durch Bürokratisierung beeinträchtigen. Sie soll vielmehr dem Forscher im Diskurs helfen, sein ethisches Problembewußtsein zu sensibilisieren und zu konkretisieren, um jeweils die beste Lösung finden zu können.

Weiterhin muß bedacht werden, daß eine institutionalisierte Kontrolle nicht für alle Phasen humantherapeutischer Forschung mit gleicher Wirksamkeit eingesetzt werden kann.

1. Sinnvoll erscheint sie nur für die Beurteilung der wissenschaftlichen Wirksamkeit und der ethisch-juristischen Unbedenklichkeit des Versuchs*planes*.

2. Die *Durchführung* therapeutischer Versuche kann hingegen allenfalls durch direkte kollegiale Supervision kontrolliert werden und ist deshalb in besonders hohem Maße an die fachliche und persönliche Qualifikation des Forschers gebunden. Dementsprechend ist es wünschenswert, mehr als bisher Psychiater heranzubilden, die mit den wissenschaft-

lichen, ethischen und juristischen Problem psychiatrischer Therapieforschung vertraut sind. Formalisiert wurde die direkte kollegiale Kontrolle in der Empfehlung, in Zweifelsfällen einen zweiten Kollegen zur Beurteilung von Einsichts- und Einwilligungsfähigkeit des Kranken beizuziehen.

3. Die *Ergebnisse* therapeutischer Versuche schließlich sind wieder allgemeinerer Kontrolle zugänglich, sofern sie publiziert werden. Nicht publizierte Ergebnisse wissenschaftlich einwandfrei geplanter und durchgeführter Forschung sind in der Regel wertlos. Wertlose Ergebnisse zu produzieren ist auch unethisch, da Kranke nutzlos belastet wurden. Außerdem würde die Bekanntgabe gerade auch negativer, aber einwandfreier Resultate helfen, nicht noch weitere Kranke unnötig belasten zu müssen. Daraus könnte auch eine Berichtspflicht für die Ergebnisse therapeutischer Versuche abgeleitet werden. Bekanntgegebene Ergebnisse können kontrolliert werden von den finanzierenden Institutionen (Industrie, forschungsfördernde Einrichtungen, Staat), von staatlichen Registrier- bzw.Zulassungsbehörden und von der wissenschaftlichen Öffentlichkeit.

Staatliche Kontrolle auf gesetzlicher Grundlage ist in Deutschland nur für die Ergebnisse pharmakotherapeutischer Forschung möglich, sofern sie zur Einführung eines Medikaments in den Arzneimittelmarkt führen sollen. Das 2. AMG definiert, daß sich die staatliche oder administrative Kontrolle, die vom Bundesgesundheitsamt (BGA) bei der Zulassung neuer Arzneimittel durchzuführen ist, nur auf die Ergebnisse therapeutischer Forschung im Hinblick auf Qualität, Wirksamkeit und Unbedenklichkeit neuer Arzneimittel erstreckt, nicht aber auf Planung und Durchführung klinischer Versuche und auch nicht darauf, was der Arzt mit einem zugelassenen Medikament später macht, wenn er z.B. ganz andere Indikationen benutzt. Eine staatliche Kontrolle ethischer Unbedenklichkeit therapeutischer Forschung findet somit nicht statt. Sie kann allenfalls durch ein Gericht ex posteriori auf der Grundlage des Gesetzes, das ja ethische Forderungen justitiabel macht, erfolgen.

Aber nicht nur Marktinteressen können in Widerspruch zur Optimierung von Behandlungsmöglichkeiten für Kranke geraten. Eine sozialpsychologische Betrachtung des Wissenschaftsbetriebes macht deutlich, daß auch in der Person des Forschers oder in seinen Arbeitsbedingungen begründete Motive die ethische Unbedenklichkeit seiner patientenbezogenen Forschung beeinträchtigen können. Insofern erscheint es besonders wichtig, daß die wissenschaftliche Öffentlichkeit gerade auch für die Zulässigkeit und Qualität nicht speziell finanzierter oder staatlicher, sondern nur durch das Gewissen des einzelnen Forschers selbst kontrollierter Forschung sensibel bleibt. Sensibilisierung des Problembewußtseins der wissenschaftlichen Gemeinschaft wird aber wohl weniger durch die Ablehnung der Publikation von ethisch fragwürdig zustandegekommenen Ergebnissen, wie sie in I. 8 der Tokioter Revision der Deklaration von Helsinki empfohlen wird, sondern vermutlich eher durch offensive und kritische Auseinandersetzung mit ihnen erreicht.

Dabei hilfreich sind die verschiedenen eingangs erwähnten Richtlinien, in denen die Grundzüge ethisch und wissenschaftlich einwandfreier Forschung am Menschen niedergelegt sind. Nicht zuletzt die historische Entwicklung dieser, der ärztlichen Selbstkontrolle entstammenden Richtlinien ebenso wie die Geschichte der, die staatliche Kontrolle begründenden, gesetzlichen Vorschriften belegt, daß sie nicht einen Zustand definitiv fixieren, sondern sowohl Anreiz als auch Ausdruck eines ständigen Prozesses sind, die

Spannung zwischen dem gesellschaftlich notwendigen wissenschaftlichen Fortschritt und dem Schutz der Rechte des Individuums dem jeweils herrschenden Zeitgeist entsprechend auszugleichen.

Literatur

1. Esser, A. (Hrsg.): Suizid und Euthanasie als human- und sozialwissenschaftliches Problem, S. 432. Stuttgart: Enke 1976
2. Grahlmann, H.G.: Heilbehandlung und Heilversuch – Zur strafrechtlichen Problematik von Neulandoperationen und experimentellen Heilmethoden, S. 112. Stuttgart: Enke 1976 (Reihe Medizin u. Recht, Bd. 2)
3. Helmchen, H., Renfordt, E. (Hrsg.): Fernsehen in der Psychiatrie. Stuttgart: Thieme (im Druck)
4. Rafaelsen, O.J.: Ethics of psychopharmacological research. Vortrag auf dem internationalen Symposium „Perspectives in Psychopharmacotherapy" Florence, April 6-8, 1977
5. Sitte, P.: Forschung und Humanität. Der Kassenarzt **16**, Heft 14 (1976)

Anhang

1. Der Eid des Hippokrates

Ich schwöre bei Apollon, dem Arzt, und Asklepius und Hygieia und Panakeia und allen Göttern und Göttinnen, die ich zu Zeugen anrufe, daß ich diesen Eid und diese Niederschrift nach bestem Wissen und Können erfüllen werde.

Ich werde den, der mich diese Kunst gelehrt hat, gleich meinen Eltern ehren und ihm Anteil an meinem Leben geben und, wenn er in Schulden geraten sollte, ihn unterstützen und seine Söhne meinen Brüdern gleichhalten und sie diese Kunst lehren, falls sie den Wunsch haben sollten, sie zu erlernen, und zwar ohne jede Vergütung und schriftliche Verschreibung, und an Vorschriften, am Vortrag und aller sonstigen Belehrung werde ich meine Söhne und die meines Lehrers teilnehmen lassen, wie auch die mit mir eingeschriebenen Jünger der Kunst, die durch den ärztlichen Eid gebunden sind, aber niemanden sonst.

Und ich werde die Grundsätze der Lebensweise nach bestem Wissen und Können zum Heil der Kranken anwenden, dagegen nie zu ihrem Verderben und Schaden.

Ich werde auch niemandem eine Arznei geben, die den Tod herbeiführt, auch nicht, wenn ich darum gebeten werde, auch nie einen Rat in dieser Richtung erteilen. Ich werde auch keiner Frau ein Mittel zur Vernichtung keimenden Lebens geben.

Ich werde mein Leben und meine Kunst stets lauter und rein bewahren. Ich werde auch nicht Steinleidende operieren und Männern, die solche Praktiken ausüben, aus dem Wege gehen.

In welche Häuser ich auch gehe, die werde ich nur zum Heil der Kranken betreten, unter Meidung jedes wissentlichen Unrechts und Verderbens und insbesondere jeder geschlechtlichen Handlung gegenüber weiblichen Personen wie auch gegenüber Männern, Freien und Sklaven.

Was ich in meiner Praxis sehe oder höre oder außerhalb dieser im Verkehr mit Menschen erfahre, was niemals anderen Menschen mitgeteilt werden darf, darüber werde ich schweigen, in der Überzeugung, daß man solche Dinge streng geheimhalten muß.

Wenn ich nun diesen Eid treu halte und nicht entweihe, dann möge ich von meinem Leben und meiner Kunst Segen haben, bei allen Menschen zu jeder Zeit hochgeachtet; wenn ich ihn aber verletze und eidbrüchig werde, dann möge mich das Gegenteil hiervon treffen.

Aus: Capelle, W. (Hrsg.): Hippokrates, fünf auserlesene Schriften. Zürich: Artemis 1955, S. 211 f.

2. Nürnberger Kodex

Regeln über die Experimente an Menschen, formuliert aus Anlaß der Nürnberger Prozesse 1947

1. Die freiwillige Zustimmung des Menschen ist absolut wesentlich. Dies beinhaltet, daß die betreffende Person rechtlich die Möglichkeit haben sollte, ihre Zustimmung zu geben; sie sollte ferner so gestellt sein, daß sie in freier Wahl entscheiden kann, ohne Einwirkung irgendeiner Spur von Gewalt, Betrug, Täuschung, Zwang, Übervorteilung oder anderweitiger Form von Nötigung oder Willenseinschränkung; sie sollte ferner genügend Kenntnis und Einsicht in die betreffende Angelegenheit haben, so daß sie dadurch zu einer verständnisvollen, vernünftigen Entscheidung befähigt wird. Dies letztere erfordert, daß vor der Abgabe einer zusichernden Entscheidung durch die dem Experiment sich unterziehende Person diese von der Natur, der Dauer und dem Zweck des Experiments in Kenntnis gesetzt wird; von der Methode und Art und Weise, wie es ausgeführt wird; von allen Ungelegenheiten und Zwischenfällen, die zu erwarten sind; und von den Auswirkungen auf ihre Gesundheit oder Person, die möglicherweise sich aus der Teilnahme am Experiment ergeben könnten. Die Verbindlichkeit und Verantwortlichkeit, die Qualität der Einwilligung zu bestimmen, liegt bei jeder Person, die bei einem Experiment einleitend, anordnend oder auffordernd beteiligt ist. Es ist eine persönliche Verbindlichkeit, die nicht ungestraft auf eine andere Person übertragen werden kann.
2. Das Experiment sollte so beschaffen sein, daß es fruchtbare Resultate für das Allgemeinwohl der Gesellschaft erbringt, die durch andere Methoden oder auf andere Art der Bemühung nicht zu erhalten sind, und es sollte nicht aufs Geratewohl veranstaltet werden und somit eigentlich unnötiger Natur sein.
3. Das Experiment sollte so ausgeführt werden und derart auf die Ergebnisse von Tierexperimenten und auf die Kenntnis der Natur der Erkrankung oder der sonst in Betracht kommenden Probleme gegründet sein, daß die erwarteten Resultate die Ausführung des Experiments rechtfertigen.
4. Das Experiment muß so durchgeführt werden, daß jeder unnötige körperliche und seelische Schaden und jedes überflüssige Leiden vermieden wird.
5. Kein Experiment sollte ausgeführt werden, wenn von vornherein Grund zu der Annahme bestünde, daß Tod oder Invalidität eintreten könnte. Ausgenommen vielleicht solche Experimente, bei denen die experimentierenden Ärzte selbst auch als Versuchsobjekt dienen.
6. Der eingehaltene Risikograd sollte niemals die Grenzen der humanitären Bedeutung des Problems, das durch das Experiment gelöst werden soll, überschreiten.
7. Ordnungsgemäße Vorbereitungen müssen getroffen werden und angemessene Möglichkeiten sollten vorgesehen werden, um das Versuchsobjekt zu schützen gegen die auch entferntesten Möglichkeiten einer Verletzung, von Invalidität oder gar Tod.

Leicht geändert nach: Krauss, P.: Medizinischer Fortschritt und ärztliche Ethik. München: Beck 1974, S. 138 ff.

8. Das Experiment sollte ausschließlich durch wissenschaftlich qualifizierte Personen ausgeführt werden. In allen Stadien des Experiments muß der höchste Grad von Können und Sorgfalt von denjenigen, die leitend oder engagierend bei der Durchführung des Experiments tätig sind, verlangt werden.
9. Während das Experiment läuft, sollte die menschliche Versuchsperson die Freiheit haben, das Experiment beendigen zu lassen, wenn sie in einen physischen oder seelischen Status kommt, in dem ihr die weitere Fortsetzung des Experiments unmöglich erscheint.
10. Während der Dauer des Experiments muß der leitende Wissenschaftler darauf eingestellt sein, das Experiment in jedem Stadium zu beenden, wenn er triftigen Grund hat, anzunehmen, daß, obwohl bestes Können und gesunder Menschenverstand in gutem Glauben von ihm eingesetzt wurden, eine Fortsetzung des Experiments möglicherweise zur Schädigung, Invalidität oder zum Tod des Versuchsobjektes führen könnte.

3. Richtlinien für Forschungsuntersuchungen am Menschen

Es ist Aufgabe des Arztes, die Gesundheit des Menschen zu erhalten. Er setzt dafür seine Kenntnisse ein.

Die international anerkannten Grundsätze medizinischer Ethik untersagen dem Arzt jegliche Handlung, welche eine Schwächung der körperlichen oder seelischen Widerstandskraft eines Menschen zur Folge hat und therapeutisch nicht notwendig ist.

Ein wissenschaftlicher Fortschritt im Interesse der leidenden Menschheit ist nicht denkbar ohne die Überprüfung der im Laboratoriumsversuch gewonnenen Erkenntnisse am Menschen. Aus dieser Überzeugung hat der Weltärztebund Empfehlungen für die Durchführung wissenschaftlicher Forschungsuntersuchungen am Menschen ausgearbeitet, an die sich diese Richtlinien anlehnen. Sie wollen Ärzten und ihren Mitarbeitern, die Forschungsuntersuchungen am Menschen durchführen, die sich stellenden grundsätzlichen Fragen bewußt machen. Sie entbinden sie aber nicht von ihrer persönlichen beruflichen, zivilrechtlichen oder strafrechtlichen Verantwortung.

I. Zielsetzung

Bei allen wissenschaftlichen Forschungsuntersuchungen am Menschen muß grundsätzlich unterschieden werden zwischen solchen, die eine direkte Bedeutung für Diagnose, Therapie und Prophylaxe bei der zu untersuchenden Person haben, und solchen, die der allgemeinen medizinischen Forschung dienen.

II. Gemeinsame Bestimmungen

1. Die Grundsätze ärztlicher Ethik, die für das Handeln des Arztes bestehen, haben ebenfalls Geltung für die Forschungsuntersuchungen am Menschen.
2. Forschungsuntersuchungen am Menschen dürfen nur von wissenschaftlich qualifizierten Personen in ausreichend ausgerüsteten Institutionen und unter der Verantwortung eines Arztes ausgeführt werden.
3. Forschungsuntersuchungen am Menschen müssen sich auf Labor- oder Tierversuche oder andere, wissenschaftlich bewährte Methoden und Erkenntnisse stützen können.
4. Forschungsuntersuchungen am Menschen dürfen nur dann durchgeführt werden, wenn die Wichtigkeit des Zweckes in ärztlich vertretbarem Verhältnis zu den einzugehenden Risiken steht.
5. Jeder Forschungsuntersuchung am Menschen muß eine sorgfältige Abschätzung der damit verbundenen Gefahren im Vergleich zu dem zu erwartenden Nutzen für die zu untersuchende Person bzw. für die Allgemeinheit vorangehen. Dabei sind auch mögliche Änderungen der Persönlichkeitsstruktur und der Urteilsfähigkeit miteinzubeziehen

---

Aus: Schweizerische Adademie der Medizinischen Wissenschaften, Basel 1970, S. 7.

6. Bei Forschungsuntersuchungen, die nicht vorwiegend im Interesse der zu untersuchenden Person veranlaßt werden, muß gewährleistet sein, daß im Falle einer Schädigung eine angemessene Entschädigung ausgerichtet wird, unerachtet einer Haftpflicht der handelnden Personen.
7. Es wird empfohlen, Konsultativgremien zu schaffen, denen die medizinischen und ethischen Aspekte einer geplanten Forschungsuntersuchung unterbreitet werden können.
8. Die Zustimmungserklärung der zu untersuchenden Person bzw. ihres gesetzlichen Vertreters ist im Sinne der nachstehenden Paragraphen eine wesentliche Voraussetzung und darf nicht unter Anwendung von Zwang eingeholt werden. Eine freiwillig gegebene, rechtsgültige Zustimmung nach vorheriger Aufklärung vermindert im übrigen die berufliche, zivilrechtliche oder strafrechtliche Verantwortung des Untersuchungsleiters nicht.
9. Forschungsuntersuchungen am Menschen müssen protokolliert werden. Die Protokolle sind unabhängig von der Krankengeschichte zu führen und aufzubewahren. Auch in der Krankengeschichte muß die Forschungsuntersuchung vermerkt werden.

III. Forschungsuntersuchungen im Interesse der zu untersuchenden Person

1. Bei der Behandlung des Kranken muß dem Arzt die Anwendung einer neuen therapeutischen Maßnahme freistehen, wenn sie geeignet sein könnte, das Leben des Patienten zu retten, seine Gesundheit wiederherzustellen oder seine Leiden zu lindern. In dem Maße, in dem dies möglich und der psychologischen Verfassung des Patienten angemessen ist, muß der Arzt ihn aufklären und seine freie Zustimmung einholen. Ist der Patient urteilsunfähig, so wird seine Zustimmung durch die seines gesetzlichen Vertreters ersetzt.
2. Der Arzt kann mit dem Ziel, neue medizinische Erkenntnisse zu erlangen, die Forschungsuntersuchung mit der Behandlung nur in dem Umfang verbinden, als es der diagnostische, therapeutische oder prophylaktische Wert für den Patienten rechtfertigt und daraus kein erhebliches Risiko resultiert.

IV. Andere Forschungsuntersuchungen

1. Auch bei diesen Forschungsuntersuchungen am Menschen bleibt es Aufgabe des Arztes, Leben und Gesundheit der zu untersuchenden Person zu schützen.
2. a) Der Arzt muß die zu untersuchende Person, wenn sie urteilsfähig ist, über Art und Sinn der Forschungsuntersuchung sowie die damit für Leben und Gesundheit verbundenen allfälligen Gefahren aufklären.
   b) Forschungsuntersuchungen am Menschen dürfen nur vorgenommen werden, nachdem sich die zu untersuchende Person auf Grund der vorausgegangenen Aufklärung freiwillig einverstanden erklärt hat.
   c) Die zu untersuchende Person muß sich in einem solchen geistigen, körperlichen und rechtlichen Zustand befinden, daß sie in der Lage ist, in vollem Umfang ihre freie Entscheidung zu treffen.

3. Forschungsuntersuchungen an handlungsunfähigen Personen sind nur mit Zustimmung des gesetzlichen Vertreters und nur dann zulässig, wenn sie aus medizinischen Gründen nicht an handlungsfähigen Personen durchgeführt werden können. Ist die handlungsunfähige Person urteilsfähig, so bedarf es auch ihrer Zustimmung.
4. Die Zustimmungserklärung wird mündlich oder schriftlich abgegeben und soll in einem Protokoll festgehalten werden. Die moralische Verantwortung für eine nichttherapeutische Forschungsuntersuchung am Menschen trägt jedoch immer der leitende Wissenschaftler und niemals die zu untersuchende Person, obgleich sie aus freien Stücken zugestimmt hat.
5. a) Der Untersuchungsleiter muß das Recht jedes Menschen auf geistige und körperliche Unversehrtheit respektieren; besondere Bedeutung kommt dieser Forderung dann zu, wenn die zu untersuchende Person in einem Abhängigkeitsverhältnis zu dem Leiter der Untersuchung steht.
   b) Der zu untersuchenden Person oder ihrem gesetzlichen Vertreter muß es jederzeit freistehen, die Forschungsuntersuchung abbrechen zu lassen.
   Der Untersuchungsleiter und seine Mitarbeiter sind ihrerseits verpflichtet, die Forschungsuntersuchung abzubrechen, wenn der zu untersuchenden Person eine erhebliche oder irreversible Schädigung droht.
6. Bei vorhersehbarem Risiko erheblicher oder irreversibler Schädigung oder des Todes ist eine Forschungsuntersuchung nicht erlaubt – außer der Untersuchungsleiter führt sie an sich selbst durch. Der Selbstversuch mit hohem Risiko sollte in der Regel nur im Team durchgeführt werden.

Die Mitglieder der für die Ausarbeitung dieser Richtlinien tätigen Kommission:

Prof. Dr. A. Werthemann, Präsident der Schweizerischen Akademie der medizinischen Wissenschaften, Basel, Vorsitz

Prof. Dr. K. Akert, Direktor des Institutes für Hirnforschung der Universität Zürich

Prof. Dr. M. Allgöwer, Direktor der Chirurgischen Klinik der Universität Basel

Prof. Dr. J. Bernheim, Directeur de l'Institute de médecine légale de l'Universite de Genève

Prof. Dr. A. Cerletti, Direktor der medizinischen Grundlagenforschung, Sandoz AG, Basel

Prof. Dr. E. Gautier, Directeur de la Clinique universitaire de pédiatrie de l'Université de Lausanne

Prof. Dr. H. Heimann, Centre de recherche psychopathologique de l'Hôpital psychiatrique de Cery, Prilly-Lausanne

Prof. Dr. A. Hottinger, ehemaliger Direktor der Universitätskinderklinik Basel

PD. Dr. H.M. Keller, Chefazrt des Bezirksspitals Belp

Prof. Dr. P. Kielholz, Direktor der Psychiatrischen Universitätsklinik Basel

Dr. Dr. h.c. F. König, Lyss

Prof. Dr. A. Labhart, Direktor der Forschungsabteilung der Medizinischen Klinik des Kantonsspitals Zürich

Prof. Dr. E. Läuppi, Direktor des Gerichtlich-Medizinischen Institutes der Universität Bern

Prof. Dr. A. Lévy, Leiter der Neurochirurgischen Abteilung der Neurochirurgischen Universitätsklinik des Bürgerspitals Basel

Prof. Dr. W. Löffler, Vizepräsident der Schweizerischen Akademie der medizinischen Wissenschaften, Zürich

Prof. Dr. P.A. Mischer, Division d'Hématologie de l'Hôpital Cantonal de Genève

Prof. Dr. R. Preisig, Direktor der Abteilung für klinische Pharmakologie des Pharmakologischen Institutes der Universität Bern

Prof. Dr. E. Rossi, Direktor der Universitätskinderklinik Bern

Prof. Dr. A. Walser, Generalsekretär der Schweizerischen Akademie der medizinischen Wissenschaften, Basel

Prof. Dr. G. Weber, Leiter der Neurochirurgisch-Neurologischen Klinik des Kantonsspitals St. Gallen

Prof. Dr. H. Wirz, Ciba-Geigy AG, Basel

Prof. Dr. G. Zbinden, Direktor des Institutes für pathologische Anatomie der Universität Zürich

Als Juristen haben mitgearbeitet:

Prof. Dr. E. Bucher, Extraordinarius für Privat- und Handelsrecht einschl. Rechtsvergleichung an der Hochschule für Wirtschafts- und Sozialwissenschaften St. Gallen und Privatdozent für Zivilrecht an der Universität Zürich

Dr. H. Egli, Leiter des Generalsekretariates der Schweizerischen Ärzteorganisation, Bern

Prof. Dr. H. Hinderling, Ordinarius für Privatrecht an der Universität Basel

Prof. Dr. P. Piotet, Professeur ordinaire de droit civil à l'Université de Lausanne

Prof. Dr. H. Schultz, Ordinarius für Strafrecht und Rechtsphilosophie an der Universität Bern

Prof. Dr. G. Stratenwerth, Ordinarius für Strafrecht und Rechtsphilosophie an der Universität Basel

4. Deklaration von Helsinki/Tokio

Revidierte Deklaration von Helsinki

Empfehlung für Ärzte, die in der biomedizinischen Forschung am Menschen tätig sind.

Vorwort

Aufgabe des Arztes ist die Erhaltung der Gesundheit des Menschen. Der Erfüllung dieser Aufgabe dient er mit seinem Wissen und Gewissen.

Die Genfer Deklaration des Weltärzteverbundes verpflichtet den Arzt mit den Worten: „Die Gesundheit meines Patienten soll mein vornehmstes Anliegen sein" und der internationale Codex für ärztliche Ethik legt fest: „Jegliche Handlung oder Beratung, die geeignet erscheinen, die physische und psychische Widerstandskraft eines Menschen zu schwächen, dürfen nur in seinem Interesse zur Anwendung gelangen".

Ziel der biomedizinischen Forschung am Menschen muß es sein, diagnostische, therapeutische und prophylaktische Verfahren sowie das Verständnis für die Ätiologie und Pathogenese der Krankheit zu verbessern.

In der medizinischen Praxis sind diagnostische, therapeutische oder prophylaktische Verfahren mit Risiken verbunden; dies gilt um so mehr für die biomedizinische Forschung am Menschen. Medizinischer Fortschritt beruht auf Forschung, die sich letztlich auch auf Versuche am Menschen stützen muß.

Bei der biomedizinischen Forschung am Menschen muß grundsätzlich unterschieden werden zwischen Versuchen, die im wesentlichen im Interesse des Patienten liegen und solchen, die mit rein wissenschaftlichem Ziel ohne unmittelbaren diagnostischen oder therapeutischen Wert für die Versuchsperson sind.

Besondere Vorsicht muß bei der Durchführung von Versuchen walten, die die Umwelt in Mitleidenschaft ziehen könnten. Auf das Wohl der Versuchstiere muß Rücksicht genommen werden.

Da es notwendig ist, die Ergebnisse von Laborversuchen auch auf den Menschen anzuwenden, um die wissenscahftliche Kenntnis zu fördern und der leidenden Menschheit zu helfen, hat der Weltärztebund die folgende Empfehlung als eine Leitlinie für jeden Arzt erarbeitet, der in der biomedizinischen Forschung am Menschen tätig ist. Sie sollte in der Zukunft überprüft werden.

Es muß betont werden, daß diese Empfehlung nur als Leitlinie für die Ärzte auf der ganzen Welt gedacht ist; kein Arzt ist von der straf-, zivil- und berufsrechtlichen Verantwortlichkeit nach den Gesetzen seines Landes befreit.

Aus: Weltärztebund, 29. Generalversammlung des Weltärztebundes, Tokio 1975
Deutsches Ärzteblatt 131-133 (1976)

I. Allgemeine Grundsätze

1. Biomedizinische Forschung am Menschen muß den allgemein anerkannten wissenschaftlichen Grundsätzen entsprechen; sie sollte auf ausreichenden Laboratoriums- und Tierversuchen sowie einer umfassenden Kenntnis der wissenschaftlichen Literatur aufbauen.
2. Die Planung und Durchführung eines jeden Versuches am Menschen sollte eindeutig in einem Versuchsprotokoll niedergelegt werden; dieses sollte einem besonders berufenen unabhängigen Ausschuß zur Beratung, Stellungnahme und Orientierung zugeleitet werden.
3. Biomedizinische Forschung am Menschen sollte nur von wissenschaftlich qualifizierten Personen und unter Aufsicht eines klinisch erfahrenen Arztes durchgeführt werden. Die Verantwortung für die Versuchsperson trägt stets ein Arzt und nie die Versuchsperson selbst, auch dann nicht, wenn sie ihr Einverständnis gegeben hat.
4. Biomedizinische Forschung am Menschen ist nur zulässig, wenn die Bedeutung des Versuchsziels in einem angemessenen Verhältnis zum Risiko für die Versuchsperson steht.
5. Jedem biomedizinischen Forschungsvorhaben am Menschen sollte eine sorgfältige Abschätzung der voraussehbaren Risiken im Vergleich zu dem voraussichtlichen Nutzen für die Versuchsperson oder andere vorausgehen. Die Sorge um die Belange der Versuchsperson muß stets ausschlaggebend sein im Vergleich zu den Interessen der Wissenschaft und der Gesellschaft.
6. Das Recht der Versuchsperson auf Wahrung ihrer Unversehrtheit muß stets geachtet werden. Es sollte alles getan werden, um die Privatsphäre der Versuchsperson zu wahren; die Wirkung auf die körperliche und geistige Unversehrtheit sowie die Persönlichkeit der Versuchsperson sollte so gering wie möglich gehalten werden.
7. Der Arzt sollte es unterlassen, bei Versuchen am Menschen tätig zu werden, wenn er nicht überzeugt ist, daß das mit dem Versuch verbundene Wagnis für vorhersagbar gehalten wird. Der Arzt sollte jeden Versuch abbrechen, sobald sich herausstellt, daß das Wagnis den möglichen Nutzen übersteigt.
8. Der Arzt ist bei der Veröffentlichung der Versuchsergebnisse verpflichtet, die Befunde genau wiederzugeben. Berichte über Versuche, die nicht in Übereinstimmung mit den in dieser Deklaration niedergelegten Grundsätzen durchgeführt wurden, sollten nicht zur Veröffentlichung angenommen werden.
9. Bei jedem Versuch am Menschen muß jede Versuchsperson ausreichend über Absicht, Durchführung, erwarteten Nutzen und Risiken des Versuches sowie über möglicherweise damit verbundene Störungen des Wohlbefindens unterrichtet werden. Die Versuchsperson sollte darauf hingewiesen werden, daß es ihr freisteht, die Teilnahme am Versuch zu verweigern und daß sie jederzeit eine einmal gegebene Zustimmung widerrufen kann. Nach dieser Aufklärung sollte der Arzt die freiwillige Zustimmung der Versuchsperson einholen; die Erklärung sollte vorzugsweise schriftlich abgegeben werden.
10. Ist die Versuchsperson vom Arzt abhängig oder erfolgte die Zustimmung zu einem Versuch möglicherweise unter Druck, so soll der Arzt beim Einholen der Einwilligung nach Aufklärung besondere Vorsicht walten lassen. In einem solchen Fall sollte die

Einwilligung durch einen Arzt eingeholt werden, der mit dem Versuch nicht befaßt ist und der außerhalb eines etwaigen Abhängigkeitsverhältnisses steht.

11. Ist die Versuchsperson nicht voll geschäftsfähig, sollte die Einwilligung nach Aufklärung vom gesetzlichen Vertreter entsprechend nationalem Recht eingeholt werden. Die Einwilligung des mit der Verantwortung betrauten Verwandten (darunter ist nach deutschem Recht der „Personensorgeberechtigte" zu verstehen) ersetzt die der Versuchsperson, wenn diese infolge körperlicher oder geistiger Behinderung nicht wirksam zustimmen kann oder minderjährig ist.
12. Das Versuchsprotokoll sollte stets die ethischen Überlegungen im Zusammenhang mit der Durchführung des Versuchs darlegen und aufzeigen, daß die Grundsätze dieser Deklaration eingehalten sind.

II. Medizinische Forschung in Verbindung mit ärztlicher Versorgung
(Klinische Versuche)

1. Bei der Behandlung eines Kranken muß der Arzt die Freiheit haben, neue diagnostische und therapeutische Maßnahmen anzuwenden, wenn sie nach seinem Urteil die Hoffnung bieten, das Leben des Patienten zu retten, seine Gesundheit wiederherzustellen oder seine Leiden zu lindern.
2. Die mit der Anwendung eines neuen Verfahrens verbundenen möglichen Vorteile, Risiken und Störungen des Befindesn sollten gegen die Vorzüge der bisher bestehenden diagnostischen und therapeutischen Methoden abgewogen werden.
3. Bei jedem medizinischen Versuch sollten alle Patienten – einschließlich derer einer eventuell vorhandenen Kontrollgruppe – die beste erprobte diagnostische und therapeutische Behandlung erhalten.
4. Die Weigerung eines Patienten, an einem Versuch teilzunehmen, darf niemals die Beziehung zwischen Arzt und Patient beeinträchtigen.
5. Wenn der Arzt es für unentbehrlich hält, auf die Einwilligung nach Aufklärung zu verzichten, sollten die besonderen Gründe für dieses Vorgehen in dem für den unabhängigen Ausschuß bestimmten Versuchsprotokoll niedergelegt werden.
6. Der Arzt kann medizinische Forschung mit dem Ziel der Gewinnung neuer wissenschaftlicher Erkenntnisse mit der ärztlichen Betreuung nur soweit verbinden, als diese medizinische Forschung durch ihren möglichen diagnostischen oder therapeutischen Wert für den Patienten gerechtfertigt ist.

III. Nicht-therapeutische biomedizinische Forschung am Menschen

1. In der rein wissenschaftlichen Anwendung der medizinischen Forschung am Menschen ist es die Pflicht des Arztes, das Leben und die Gesundheit der Person zu beschützen, an welcher biomedizinische Forschung durchgeführt wird.
2. Die Versuchspersonen sollten Freiwillige sein, entweder gesunde Personen oder Patienten, für die die Versuchsabsicht nicht mit ihrer Krankheit in Zusammenhang steht.

3. Der ärztliche Forscher oder das Forschungsteam sollten den Versuch abbrechen, wenn dies nach seinem oder ihrem Urteil im Falle der Fortführung dem Menschen schaden könnte.
4. Bei Versuchen am Menschen sollte das Interesse der Wissenschaft und der Gesellschaft niemals Vorrang vor den Erwägungen haben, die das Wohlbefinden der Versuchsperson betreffen.

5. Deklaration von Hawaii

World Psychiatric Association

Declaration of Hawaii

Ever since the dawn of culture ethics has been an essential part of the healing art. Conflicting loyalties for physicians in contemporary society, the delicate nature of the therapist–patient relationship, and the possibility of abuses of psychiatric concepts, knowledge and technology in actions contrary to the laws of humanity, all make high ethical standards more necessary than ever for those practising the art and science of psychiatry.

As a practitioner of medicine and a member of society, the psychiatrist has to consider the ethical implications specific to psychiatry as well as the ethical demands on all physicians and the societal duties of every man and woman.

A keen conscience and personal judgement is essential for ethical behaviour. Nevertheless, to clarify the profession's ethical implications and to guide individual psychiatrists and help form their consciences, written rules are needed.

Therefore, the General Assembly of the World Psychiatric Association has laid down the following ethical guidelines for psychiatrists all over the world.

1. The aim of psychiatry is to promote health and personal autonomy and growth. To the best of his or her ability, consistent with accepted scientific and ethical principles, the psychiatrist shall serve the best interests of the patient and be also concerned for the common good and a just allocation of health resources.

   To fulfil these aims requires continuous research and continual education of health care personnel, patients and the public.
2. Every patient must be offered the best therapy available and be treated with the solicitude and respect due to the dignity of all human beings and to their autonomy over their own lives and health.

   The psychiatrist is responsible for treatment given by the staff members and owes them qualified supervision and education. Whenever there is a need, or whenever a reasonable request is forthcoming from the patient, the psychiatrist should seek the help or the opinion of a more experienced colleague.
3. A therapeutic relationship between patient and psychiatrist is founded on mutual agreement. It requires trust, confidentiality, openness, co-operation and mutual responsibility. Such a relationship may not be possible to establish with some severely ill patients. In that case, as in the treatment of children contact should be established with a person close to the patient and acceptable for him or her.

   If and when a relationship is established for purpose other than therapeutic, such as in forensic psychiatry, its nature must be thoroughly explained to the person concerned.

Aus: Weltverband für Psychiatrie, Deklaration von Hawaii, Honolulu 28.8.-3.9.1977

4. The psychiatrist should inform the patient of the nature of the condition, of the proposed diagnostic and therapeutic procedures, including possible alternatives, and of the prognosis. This information must be offered in a considerate way and the patient be given the opportunity to choose between appropriate and available methods.
5. No procedure must be performed or treatment given against or independent of a patient's own will, unless the patient lacks capacity to express his or her own wishes or, owing to psychiatric illness, cannot see what is in his or her best interest or, for the same reason, is a severe threat to others.

   In these cases compulsory treatment may or should be given, provided that it is done in the patient's best interests and over a reasonable period of time, a retroactive informed consent can be presumed and, whenever possible, consent has been obtained from someone close to the patient.
6. As soon as the above conditions for compulsory treatment no longer apply the patient must be released, unless he or she voluntarily consents to further treatment.

   Whenever there is compulsory treatment or detention there must be an independent and neutral body of appeal for regular inquiry into these cases. Every patient must be informed of its existence and be permitted to appeal to it, personally or through a representative, without interference by the hospital staff or by anyone else.
7. The psychiatrist must never use the possibilities of the profession for maltreatment of individuals or groups, and should be concerned never to let inappropriate personal desires, feelings or prejudices interfere with the treatment.

   The psychiatrist must not participate in compulsory psychiatric treatment in the absence of psychiatric illness. If the patient or some third party demands actions contrary to scientific or ethical principles the psychiatrist must refuse to co-operate. When, for any reason, either the wishes or the best interests of the patient cannot be promoted he or she must be so informed.
8. Whatever the psychiatrist has been told by the patient, or has noted during examination or treatment, must be kept confidential unless the patient releases the psychiatrist from professional secrecy, or else vital common values or the patient's best interest makes disclosure imperative. In these cases, however, the patient must be immediately informed of the breach of secrecy.
9. To increase and propagate psychiatric knowledge and skill requires participation of the patients. Informed consent must, however, be obtained before presenting a patient to a class and, if possible, also when a case history is published, and all reasonable measures be taken to preserve the anonymity and to safeguard the personal reputation of the subject.

   In clinical research, as in therapy, every subject must be offered the best available treatment. His or her participation must be voluntary, after full information has been given of the aims, procedures, risks and inconveniences of the project, and there must always be a reasonable relationship between calculated risks or inconveniences and the benefit of the study.

   For children and other patients who cannot themselves give informed consent this should be obtained from someone close to them.

10. Every patient or research subject is free to withdraw for any reason at any time from any voluntary treatment and from any teaching or research programme in which he or she participates. This withdrawal, as well as any refusal to enter a programme, must never influence the psychiatrist's efforts to help the patient or subject.

The psychiatrist should stop all therapeutic, teaching or research programmes that may evolve contrary to the principles of this Declaration.

6. Guidelines for Clinical Trials of Psychotropic Drugs

Guideline Committee

J. Angst, Switzerland
H.L. Baird, U.S.A.
T. Ban, Canada
J. Black, U.S.A.
D. Bobon, Belgium
P. Bookman, U.S.A.
G.B. Cassano, Italy
J. Collard, Belgium
J.F. Dreyfus, France
K. Fischer-Cornelssen, Switzerland
S. Gershon, U.S.A.
M. Hamilton, England
T. Hayes, U.S.A.
H. Heimann, Germany
H. Helmchen, Germany
L. Herrmann, Scandinavia
W. Herrmann, Germany
H. Hippius, Germany
T. Itil, U.S.A.
H. Itoh, Japan
F.A. Jenner, England
P. Kielholz, Switzerland
G. Klerman, U.S.A.
H. Lehmann, Canada
J. Levine, U.S.A.
V.G. Longo, Italy
B.D. Marsh, England
B. Müller-Oerlinghausen, Germany
R.J. Nash, U.S.A.
W. Obermair, Germany
J.-O. Ottosson, Scandinavia
J. Overall, U.S.A.
P. Pichot, France
O.J. Rafaelsen, Scandinavia
G. Reggiani, Switzerland
K. Rickels, U.S.A.
N. Sartorius, Switzerland
B. Schiele, U.S.A.
B. Scoville, U.S.A.
K. Täuber, Germany
M. Versiani, Brazil
D. Wheatley, England
J.R. Wittenborn, U.S.A., Chairman

1.6 Ethics

Studies should be conducted in accordance with the Tokyo Revision of the Declaration of Helsinki and the laws of the country in which the research is conducted. Although informed voluntary consent is always desirable, psychiatric patients, particularly schizophrenic, severely depressed, mentally defective, brain damaged, and senile patients, pose a problem in obtaining informed consent justifiable. In borderline cases, a second clinician's opinion of the patient's competence to give informed consent and of his understanding of the proposed study should be obtained. Where there is no guardian, a hospital committee may be acceptable for resolving the consent question. For certain special studies of emergency treatment of acutely disturbed patients with drugs of established safety, formal informed consent may be waived.

Aus: Wittenborn, J.R. (Ed.): Guidelines for clinical trials of psychotropic drugs. I. Historical background – II. Guideline statement. Pharmakopsychiat. **10**, 205-231 (1977).

The possibility of fetal damage frequently makes it necessary to exclude from studies of investigational drugs female patients who are, or may become, pregnant. The first trimester appears to be the period of greatest potential risk to the fetus. Sexually active women should be included only if they do not plan to become pregnant and are taking appropriate measures to avoid conception. The use of contraceptive drugs of established efficacy may pose a risk of adverse interaction with the investigational drug, and of possible alteration of the blood levels of the drug. After the results of reproduction and teratologic studies in animals have been reviewed and judged satisfactory, sexually active women may be included. Should pregnancy occur in a patient receiving an investigational drug, careful monitoring of the course and results of the pregnancy is essential. In some institutionalized severely ill female patients, however, the clinical setting may provide sufficient insurance against the risk of pregnancy so that their exclusion becomes unnecessary.

Unless the drug is intended for children only, studies with children should not be initiated until safety and efficacy studies in adults are well advanced. The use of investigational drugs with children is indicated for the treatment of childhood schizophrenia, the hyperkinetic syndrome, or adolescent forms of adult illnesses and should not be unduly delayed because, once marketed, the drug may well be used in such patients without the physician's having the benefit of knowledge obtained from careful clinical studies of children. Written consent of parent or guardian is necessary for the use of investigational drugs with children or minor adolescents.

The clinical use of placebo comparisons poses a true ethical dilemma: Is it better to treat innumerable patients with a marketed but inadequately tested substance not known to be more effective than an inert placebo, or, for the sake of proof of efficacy based on placebo comparisons, is it better to make deliberate investigational use of inert medication in a limited number of patients requiring treatment? The urgency of this dilemma varies from situation to situation as investigators weigh the alternatives and search for resolutions. Although specific circumstances or prevailing ethics may contraindicate the use of placebo comparisons, claims for efficacy must provide an acceptable alternative, e.g., comparisons of dosage response curves. In psychopharmacology masses of data are not regarded as an acceptable alternative for studies involving unambiguous comparisons.

In conditions such as depression and anxiety states, many investigators believe that the superiority of existing standard drugs over placebo is sufficiently modest to make the administration of placebo to some patients in a study entirely justifiable, particularly if there are explicit provisions for removing from the study those patients whose clinical condition worsens or fails to improve over a limited and clearly defined period of time. There is, however, a large body of opinion in some countries which questions the ethics of the use of placebo, especially in depressed outpatients for whom even a modest level of superiority of drug over placebo might be sufficient to avert a suicide. It should be noted, however, that under most conditions of care and treatment many investigators question the use of suicidal patients in drug assessment trials regardless of whether placebo control is involved.

The clearest and most convincing evidence of antipsychotic drug efficacy can be obtained in newly admitted, acutely ill schizophrenic patients. One large collaborative study of such patients has indicated that placebo treated patients were faring as well a year after the study as patients who had been initially treated with effective drugs. Such considerations support the use of placebo-controlled studies, particularly with newly admitted schizophrenic patients in well-staffed and closely supervised settings where patients can be expeditiously removed from the study if their clinical condition necessitates this. The ethical use of placebo is supported also by the fact that about 25 percent of such patients do well without drug treatment and by suggestive evidence that some schizophrenic patients may actually do better if not given antipsychotic drugs. Obviously treatment in general and clinical trials in particular would be well seved by research which would lead to the pretreatment identity of those patients who remit withoud the aid of drugs.

Assuming the substantial superiority of available standard antipsychotic drugs over placebo, it seems reasonable to determine first whether the investigational drugs has the same general efficacy as a standard drug. If the investigational drug is not inferior to the standard drug, placebo-controlled studies could be initiated. If the patient's condition worsens, however, provision should be made for removing the patient from the inquiry.

Depending on the nature of the disease, the type of investigational drug and the safety and reliability of drugs available for the disease, placebo comparisons may be regarded as unethical or not suitable. Where placebo controls are not to be used, the investigation must provide for other procedures to protec against type II error (i.e., an acceptance of the null hypothesis when it is wrong). As alternatives to placebo-controlled studies, dose-response curves for the experimental and a standard drug can be compared, or at least two dosage levels of the experimental drug may be compared under double blind conditions to show dosage effect on efficacy. It may be desirable in some situations to consider a design where a group receiving the investigational drug is compared with a group receiving placebo in terms of the amount of standard drug supplementation required to maintain patients at some specific level.

It is suggested that possible follow-up studies be anticipated. For this reason investigators are advised to maintain all records for each patient for at least five years (or longer as required by national regulatory agency).

7. Stellungnahme von DGPN und AGNP

Stellungnahme der Deutschen Gesellschaft für Psychiatrie und Nervenheilkunde (DGPN) und der Arbeitsgemeinschaft für Neuropsychopharmakologie und Pharmakopsychiatrie (AGNP) zur Presseveröffentlichungen über die „Erprobung neuer Arzneimittel an Strafgefangenen und Geisteskranken"

In den letzten Wochen beunruhigen Pressemeldungen über die „Eprobung neuer Arzneimittel an Strafgefangenen und Geisteskranken" die Öffentlichkeit. Eine Initiative der Humanistischen Union ist zum Ausgangspunkt einer öffentlichen Diskussion eines Änderungsantrags des Bundesrats zum Entwurf eines Gesetzes zur Neuordnung des Arzneimittelrechts geworden, weil dieser Änderungsantrag angeblich einen „Rückfall in die Praktiken des Hitler-Faschismus" darstellte.

Die in jüngster Zeit veröffentlichten Stellungnahmen sind in verschiedenen Punkten mißverständlich oder falsch; die sich anknüpfende Diskussion ist of verzerrt und manchmal bedauerlich polemisch.

Die Präsidenten der „Deutschen Gesellschaft für Psychiatrie und Nervenheilkunde (DGPN)" und der „Arbeitsgemeinschaft für Neuropsychopharmakologie und Pharmakopsychiatrie (AGNP)", Herr Prof. Dr. E. Christiani, Kiel, und Herr Prof. Dr. H. Heimann, Tübingen, halten es in dieser Situation für zweckmäßig und notwendig, eine ausführliche Darstellung des im Bundesrats-Antrag angeschnittenen Problems zu geben.

In den beiden von ihren Präsidenten vertretenen wissenschaftlichen Gesellschaften sind die klinischen Wissenschaftler zusammengeschlossen, deren Aufgabe es ist, im Interesse des Fortschrittes der Behandlung von psychisch Kranken und Gestörten an der Entwicklung neuer Psychopharmaka mitzuarbeiten.

1. Der Bundesrat hat in seiner 412. Sitzung am 18. Oktober 1974 zu Artikel 1 § 39 des Entwurfs eines Gesetzes zur Neuordnung des Arzneimittelrechtes unter anderem ausgeführt: „Außerdem schränkt das Verbot, in klinische Prüfungen auch auf Grund gerichtlicher oder behördlicher Anordnung verwahrte Personen einzubeziehen, die Auswahl der Probanden zu weitgehend ein. Bestimmte psychiatrische oder an Tuberkulose erkrankt Patienten, bestimmte Alkoholiker sowie Kranke, die an Isolierungs- und/oder behandlungs-pflichtigen Infektions-Krankheiten leiden, fielen für die klinische Prüfung völlig aus. Bereits der generelle Ausschluß gesunder Häftlinge als Probanden dürfte in der Praxis zu großen Schwierigkeiten führen."

2. Diese Ausführungen können bei Lesern mit unzureichender Kenntnis der Problemlage zu Mißverständnissen führen. Insbesondere wird in dieser Formulierung der *wesentliche Unterschied zwischen dem wissenschaftlichen Versuch am gesunden Probanden und der therapeutischen Prüfung am Kranken* nicht genügend deutlich.

Der *Versuch am gesunden Probanden* dient in erster Linie dazu, tierexperimentell nicht klärbare Fragen über das Verhalten des Pharmakons im menschlichen Organismus zu beant

---

Aus: Pharmakopsychiat. 8, 327-328 (1975).

worten und Anhaltspunkte für mögliche Nebenwirkungen des neuen Arzneimittels zu gewinnen. Unabdingbare Voraussetzung für solche Untersuchungen ist die freiwillige Einverständniserklärung des Probanden nach voller Aufklärung. Daß diese Voraussetzung auch bei Strafgefangenen erfüllt sein kann, hat eine amerikanische Studiengruppe 1971 in ihrem Bericht über die „wissenschaftlichen und ethischen Probleme der Psychopharmaka-Forschung an freiwilligen Gefangenen" dargelegt. Die amerikanische Studiengruppe hat – unter Hinweis auf die schrecklichen Geschehnisse in deutschen Konzentrationslagern während des letzten Weltkrieges – klar herausgearbeitet, welche ethischen Bedenken einerseits bestehen müssen, welche Voraussetzungen und unabhängigen Kontrollen andererseits unabdingbar gewährleistet sein müssen, damit es ethisch vertretbar ist, Strafgefangene in eine Erprobung neuer Arzneimittel einzubeziehen. [Psychopharmacol. Bull. 7, 35-38 (1971)].

In einer *therapeutischen Prüfung am Kranken* hingegen wird neben der Sicherheit eines neuen Medikamentes vor allem dessen Wirksamkeit geprüft. Dies setzt voraus, daß aufgrund der in der Regel sehr ausgedehnten präklinischen Untersuchungen des neuen Arzneimittels auf dessen Wirksamkeit geschlossen werden und eben dadurch jedem einzelnen in die Prüfung einbezogenen Kranken durch Beseitigung oder zumindest Verminderung seines Krankheitszustandes voraussichtlich geholfen werden kann. Dabei geht es entweder um die Sicherung eines aus klinischen Einzelbeobachtungen abgeleiteten neuen Therapie-Prinzips oder um die Frage, ob das neue Arzneimittel Vorteile gegenüber bereits verfügbaren Arzneimitteln hat (z.B. schnellerer Wirkungseintritt, intensivere oder breitere Wirkung, weniger Nebenwirkungen usw.). Auch hier gilt prinzipiell als Voraussetzung das freiwillige Einverständnis des aufgeklärten Kranken in die Prüfung. Nicht bei allen Krankheitszuständen ist ein Kranker indessen dazu in der Lage. Dementsprechend hat auch die Regierung in ihrem Gesetzes-Entwurf besondere Regelungen und Sicherungen für nicht einwilligungsfähige und nicht voll geschäftsfähige Kranke vorgeschlagen. Dies gilt insbesondere für bestimmte psychische Krankheitszustände. Es erscheint unverantwortlich, Kranke mit bestimmten, in der Regel schweren, psychischen Krankheitszuständen von möglichen Behandlungsfortschritten, die auch ihnen Besserung oder gar Heilung bringen könnten, auszuschließen.

Der Hinweis des Bundesrats ist in diesem Zusammenhang so zu verstehen, daß aufgrund richterlicher oder behördlicher Anordnung verwahrte psychisch Kranke nicht von vornherein und auf jeden Fall von der Erprobung neuer Arzneimittel ausgeschlossen sein sollen. Denn für bestimmte psychische Krankheitszustände, wie akute Selbstmordneigung oder unkontrollierbare Aggressivität, die ja gerade wegen ihrer (Lebens-)Gefährlichkeit in den Unterbringungs- bzw. Verwahrgesetzen der Bundesländer die Hauptindikation zur zwangsweisen Unterbringung in psychiatrischen Kliniken darstellen, wäre dann eine Weiterentwicklung der zwar bereits vorhandenen, aber noch keineswegs risikoarmen Behandlung unmöglich. Die Möglichkeit, auch solche schwerkranken und aufgrund richterlicher Anordnung untergebrachten Kranken in eine therapeutische Prüfung einbeziehen zu können, sollte durch das Gesetz nicht ausgeschlossen werden. Wenn das Gesetz diese Möglichkeit hingegen offen läßt, ist damit noch keineswegs gesagt, daß solche Kranken auch ohne weiteres in eine therapeutische Prüfung einbezogen werden. Für den Fall aber, daß von dieser Möglichkeit Gebrauch gemacht werden muß, sind besondere Sicherungen und praktikable Regelungen noch zu erarbeiten. Schließlich muß in diesem Zusammenhang auch festgelegt werden, daß kein Arzt hier eine Entscheidung ohne Berücksichtigung der schwerwiegenden ethischen Probleme treffen kann und darf.

3. In einem Artikel der Frankfurter Allgemeinen Zeitung vom 25.8.75 wird aus einer Stellungnahme der Humanistischen Union zitiert, daß „die vorgesehene Einholung der Einwilligung jeder Versuchsperson ‚bei Geisteskranken eine Absurdität und bei Strafgefangenen höchst problematisch' wäre". Diese Formulierung weist auf tief verwurzelte Vorurteile gerade bei den Verfechtern einer humanen Behandlung von Kranken hin und stellt eine Diskriminierung psychisch Kranker dar. Denn es ist eine fatale Unterstellung, den „Geisteskranken" schlechthin jegliche Einwilligungsfähigkeit abzusprechen. Diese Verallgemeinerung ist falsch. Sie geht an der Wirklichkeit der psychisch Kranken völlig vorbei. Vielmehr muß hier sehr differenziert gesehen werden, daß aus der großen Gruppe von sogenannten „Geisteskranken" nur eine sehr kleine Gruppe, und von dieser ein Teil auch nur für vorübergehende Perioden der Erkrankung, nicht einwilligungsfähig ist. Ja, selbst die Einwilligungsfähigkeit kann in unterschiedlichem Ausmaß beeinträchtigt sein.

Die schreckliche Geschichte unseres Landes erfordert eine besondere Wachsamkeit der Öffentlichkeit in bezug auf den Umgang mit psychisch Kranken. Man muß aber auch klar sehen – und das Beispiel der Auseinandersetzungen um einen Änderungsantrag des Bundesrats zum Entwurf des Arzneimittelgesetzes verdeutlicht dies –, daß eher emotional als sachlich geführte Argumentationen die Gefahr in sich bergen, eine humane Intention in ihr Gegenteil zu verkehren.

8. Gesetz zur Umordnung des Arzneimittelrechts (Zweites Arzneimittelgesetz)

Sechster Abschnitt. Schutz des Menschen bei der klinischen Prüfung

§ 40. Allgemeine Voraussetzungen

(1) Die klinische Prüfung eines Arzneimittels darf bei Menschen nur durchgeführt werden, wenn und solange

1. die Risiken, die mit ihr für die Person verbunden sind, bei der sie durchgeführt werden soll, gemessen an der voraussichtlichen Bedeutung des Arzneimittels für die Heilkunde ärztlich vertretbar sind,
2. die Person, bei der sie durchgeführt werden soll, ihre Einwilligung hierzu erteilt hat, nachdem sie durch einen Arzt über Wesen, Bedeutung und Tragweite der klinischen Prüfung aufgeklärt worden ist,
3. die Person, bei der sie durchgeführt werden soll, nicht auf gerichtliche oder behördliche Anordnung in einer Anstalt verwahrt ist,
4. sie von einem Arzt geleitet wird, der mindestens eine zweijährige Erfahrung in der klinischen Prüfung von Arzneimitteln nachweisen kann,
5. eine dem jeweiligen Stand der wissenschaftlichen Erkenntnisse entsprechende pharmakologisch-toxikologische Prüfung durchgeführt worden ist,
6. die Unterlagen über die pharmakologisch-toxikologische Prüfung bei der zuständigen Bundesoberbehörde hinterlegt sind,
7. der Leiter der klinischen Prüfung durch einen für die pharmakologisch-toxikologische Prüfung verantwortlichen Wissenschaftler über die Ergebnisse der pharmakologisch-toxikologischen Prüfung und die voraussichtlich mit der klinischen Prüfung verbundenen Risiken informiert worden ist und
8. für den Fall, daß bei der Durchführung der klinischen Prüfung ein Mensch getötet oder der Körper oder die Gesundheit eines Menschen verletzt wird, eine Versicherung nach Maßgabe des Absatzes 3 besteht, die auch Leistungen gewährt, wenn kein anderer für den Schaden haftet.

(2) Eine Einwilligung nach Absatz 1 Nr. 2 ist nur wirksam, wenn die Person, die sie abgibt

1. geschäftsfähig und in der Lage ist, Wesen, Bedeutung und Tragweite der klinischen Prüfung einzusehen und ihren Willen hiernach zu bestimmen und
2. die Einwilligung selbst und schriftlich erteilt hat.

Eine Einwilligung kann jederzeit widerrufen werden.

(3) Die Versicherung nach Absatz 1 Nr. 8 muß zugunsten der von der klinischen Prüfung betroffenen Person bei einem im Geltungsbereich dieses Gesetzes zum Geschäftsbetrieb zugelassenen Versicherer genommen werden. Ihr Umfang muß in einem angemessenen Verhältnis zu den mit der klinischen Prüfung verbundenen Risiken stehen und für den Fall des Todes oder der dauernden Erwerbsunfähigkeit mindestens fünfhunderttausend

---

Aus: Bundesgesetzblatt I, S. 2448 (s. Pharma Kodex, a.a.O.) vom 24.8.1976.

Deutsche Mark betragen. Soweit aus der Versicherung geleistet wird, erlischt ein Anspruch auf Schadensersatz.

(4) Auf eine klinische Prüfung bei Minderjährigen finden die Absätze 1 bis 3 mit folgender Maßgabe Anwendung:

1. Das Arzneimittel muß zum Erkennen oder zum Verhüten von Krankheiten bei Minderjährigen bestimmt sein.
2. Die Anwendung des Arzneimittels muß nach den Erkenntnissen der medizinischen Wissenschaft angezeigt sein, um bei dem Minderjährigen Krankheiten zu erkennen oder ihn vor Krankheiten zu schützen.
3. Die klinische Prüfung an Erwachsenen darf nach den Erkenntnissen der medizinischen Wissenschaft keine ausreichenden Prüfergebnisse erwarten lassen.
4. Die Einwilligung wird durch den gesetzlichen Vertreter oder Pfleger abgegeben. Sie ist nur wirksam, wenn dieser durch einen Arzt über Wesen, Bedeutung und Tragweite der klinischen Prüfung aufgeklärt worden ist. Ist der Minderjährige in der Lage, Wesen, Bedeutung und Tragweite der klinischen Prüfung einzusehen und seinen Willen hiernach zu bestimmen, so ist auch seine schriftliche Einwilligung erforderlich.

§ 41. Besondere Voraussetzungen

Auf eine klinische Prüfung bei einer Person, die an einer Krankheit leidet, zu deren Behebung das zu prüfende Arzneimittel angewendet werden soll, findet § 40 Abs. 1 bis 3 mit folgender Maßgabe Anwendung:

1. Die klinische Prüfung darf nur durchgeführt werden, wenn die Anwendung des zu prüfenden Arzneimittels nach den Erkenntnissen der medizinischen Wissenschaft angezeigt ist, um das Leben des Kranken zu retten, seine Gesundheit wiederherzustellen oder sein Leiden zu erleichtern.
2. Die klinische Prüfung darf auch bei einer Person, die geschäftsunfähig oder in der Geschäftsfähigkeit beschränkt ist, durchgeführt werden.
3. Ist eine geschäftsunfähige oder in der Geschäftsfähigkeit beschränkte Person in der Lage, Wesen, Bedeutung und Tragweite der klinischen Prüfung einzusehen und ihren Willen hiernach zu bestimmen, so bedarf die klinische Prüfung neben einer erforderlichen Einwilligung dieser Person der Einwilligung ihres gesetzlichen Vertreters oder Pflegers.
4. Ist der Kranke nicht fähig, Wesen, Bedeutung und Tragweite der klinischen Prüfung einzusehen und seinen Willen hiernach zu bestimmen, so genügt die Einwilligung seines gesetzlichen Vertreters oder Pflegers.
5. Die Einwilligung des gesetzlichen Vertreters oder Pflegers ist nur wirksam, wenn dieser durch einen Arzt über Wesen, Bedeutung und Tragweite der klinischen Prüfung aufgeklärt worden ist. Auf den Widerruf findet § 40 Abs. 2 Satz 2 Anwendung. Der Einwilligung des gesetzlichen Vertreters oder Pflegers bedarf es solange nicht, als eine Behandlung ohne Aufschub erforderlich ist, um das Leben des Kranken zu retten, seine Gesundheit wiederherzustellen oder sein Leiden zu erleichtern, und eine Erklärung über die Einwilligung nicht herbeigeführt werden kann.
6. Die Einwilligung des Kranken, des gesetzlichen Vertreters oder Pflegers ist auch wirksam, wenn sie mündlich gegenüber dem behandelnden Arzt in Gegenwart eines Zeugen abgegeben wird.

7. **Die Aufklärung und die Einwilligung des Kranken können in besonders schweren Fällen entfallen, wenn durch die Aufklärung der Behandlungserfolg nach der Nummer 1 gefährdet würde und ein entgegenstehender Wille des Kranken nicht erkennbar ist.**

Sechzehnter Abschnitt. Haftung für Arzneimittelschäden

§ 84. Gefährdungshaftung

Wird infolge der Anwendung eines zum Gebrauch bei Menschen bestimmten Arzneimittels, das im Geltungsbereich dieses Gesetzes an den Verbraucher abgegeben wurde und der Pflicht zur Zulassung unterliegt oder durch Rechtsverordnung von der Zulassung befreit worden ist, ein Mensch getötet oder der Körper oder die Gesundheit eines Menschen nicht unerheblich verletzt, so ist der pharmazeutische Unternehmer, der das Arzneimittel im Geltungsbereich dieses Gesetzes in den Verkehr gebracht hat, verpflichtet, dem Verletzten den daraus entstandenen Schaden zu ersetzen. Die Ersatzpflicht besteht nur, wenn
1. das Arzneimittel bei bestimmungsgemäßem Gebrauch schädliche Wirkungen hat, die über ein nach den Erkenntnissen der medizinischen Wissenschaft vertretbares Maß hinausgehen und ihre Ursache im Bereich der Entwicklung oder der Herstellung haben oder
2. der Schaden infolge einer nicht den Erkenntnissen der medizinischen Wissenschaft entsprechenden Kennzeichnung oder Gebrauchsinformation eingetreten ist.

§ 85. Mitverschulden

Hat bei der Entstehung des Schadens ein Verschulden des Geschädigten mitgewirkt, so gilt § 254 des Bürgerlichen Gesetzbuches.

§ 86. Umfang der Ersatzpflicht bei Tötung

(1) Im Falle der Tötung ist der Schadensersatz durch Ersatz der Kosten einer versuchten Heilung sowie des Vermögensnachteils zu leisten, den der Getötete dadurch erlitten hat, daß wärhend der Krankheit seine Erwerbsfähigkeit aufgehoben oder gemindert oder eine Vermehrung seiner Bedürfnisse eingetreten war. Der Ersatzpflichtige hat außerdem die Kosten der Beerdigung demjenigen zu ersetzen, dem die Verpflichtung obliegt, diese Kosten zu tragen.

(2) Stand der Getötete zur Zeit der Verletzung zu einem Dritten in einem Verhältnis, vermöge dessen er diesem gegenüber kraft Gesetzes unterhaltspflichtig war oder unterhaltspflichtig werden konnte, und ist dem Dritten infolge der Tötung das Recht auf Unterhalt entzogen, so hat der Ersatzpflichtige dem Dritten insoweit Schadensersatz zu leisten, als der Getötete während der mutmaßlichen Dauer seines Lebens zur Gewährung des Unterhalts verpflichtet gewesen sein würde. Die Ersatzpflicht tritt auch dann ein, wenn der Dritte zur Zeit der Verletzung erzeugt, aber noch nicht geboren war.

§ 87. Umfang der Ersatzpflicht bei Körperverletzung

Im Falle der Verletzung des Körpers oder der Gesundheit ist der Schadensersatz durch Ersatz der Kosten der Heilung sowie des Vermögensnachteils zu leisten, den der Verletzte dadurch erleidet, daß infolge der Verletzung zeitweise oder dauernd seine Erwerbsfähigkeit aufgehoben oder gemindert oder eine Vermehrung seiner Bedürfnisse eingetreten ist.

§ 88. Höchstbeträge

Der Ersatzpflichtige haftet
1. im Falle der Tötung oder Verletzung eines Menschen nur bis zu einem Kapitalbetrag von fünfhunderttausend Deutsche Mark oder bis zu einem Rentenbetrag von jährlich dreißigtausend Deutsche Mark.
2. im Falle der Tötung oder Verletzung mehrerer Menschen durch das gleiche Arzneimittel unbeschadet der in Nummer 1 bestimmten Grenzen bis zu einem Kapitalbetrag von zweihundert Millionen Deutsche Mark oder bis zu einem Rentenbetrag von jährlich zwölf Millionen Deutsche Mark.

Übersteigen im Falle des Satzes 1 Nr. 2 die den mehreren Geschädigen zu leistenden Entschädigungen die dort vorgesehenen Höchstbeträge, so verringern sich die einzelnen Entschädigungen in dem Verhältnis, in welchem ihr Gesamtbetrag zu dem Höchstbetrag steht.

§ 89. Schadensersatz durch Geldrenten

(1) Der Schadensersatz wegen Aufhebung oder Minderung der Erwerbsfähigkeit und wegen Vermehrung der Bedürfnisse des Verletzten sowie der nach § 86 Abs. 2 einem Dritten zu gewährende Schadensersatz ist für die Zukunft durch Entrichtung einer Geldrente zu leisten.

(2) Die Vorschriften des § 843 Abs. 2 bis 4 des Bürgerlichen Gesetzbuches und des § 708 Nr. 6 der Zivilprozeßordnung finden entsprechende Anwendung.

(3) Ist bei der Verurteilung des Verpflichteten zur Entrichtung einer Geldrente nicht auf Sicherheitsleistung erkannt worden, so kann der Berechtigte gleichwohl Sicherheitsleistung verlangen, wenn die Vermögensverhältnisse des Verpflichteten sich erheblich verschlechtert haben; unter der gleichen Voraussetzung kann er eine Erhöhung der in dem Urteil bestimmten Sicherheit verlangen.

§ 90. Verjährung

(1) Der in § 84 bestimmte Anspruch verjährt in drei Jahren von dem Zeitpunkt an, in welchem der Ersatzberechtigte von dem Schaden, von den Umständen, aus denen sich seine Anspruchsberechtigung ergibt, und von der Person des Ersatzpflichtigen Kenntnis erlangt, ohne Rücksicht auf diese Kenntnis in dreißig Jahren von dem schädigenden Ereignis an.

(2) Schweben zwischen dem Ersatzpflichtigen und dem Ersatzberechtigten Verhandlungen über den zu leistenden Ersatz, so ist die Verjährung gehemmt, bis der eine oder der andere Teil die Fortsetzung der Verhandlung verweigert.

(3) Im übrigen finden die Vorschriften des Bürgerlichen Gesetzbuches über die Verjährung Anwendung.

§ 91. Weitergehende Haftung

Unberührt bleiben gesetzliche Vorschriften, nach denen ein nach § 84 Ersatzpflichtiger im weiteren Umfang als nach den Vorschriften dieses Abschnitts haftet oder nach denen ein anderer für den Schaden verantwortlich ist.

§ 92. Unabdingbarkeit

Die Ersatzpflicht nach diesem Abschnitt darf im voraus weder ausgeschlossen noch beschränkt werden. Entgegenstehende Vereinbarungen sind nichtig.

§ 93. Mehrere Ersatzpflichtige

Sind mehrere ersatzpflichtig, so haften sie als Gesamtschuldner. Im Verhältnis der Ersatzpflichtigen zueinander hängt die Verpflichtung zum Ersatz sowie der Umfang des zu leistenden Ersatzes von den Umständen, insbesondere davon ab, inwieweit der Schaden vorwiegend von dem einen oder dem anderen Teil verursacht worden ist.

§ 94. Deckungsvorsorge

(1) Der pharmazeutische Unternehmer hat dafür Vorsorge zu treffen, daß er seinen gesetzlichen Verpflichtungen zum Ersatz von Schäden nachkommen kann, die durch die Anwendung eines von ihm in den Verkehr gebrachten, zum Gebrauch bei Menschen bestimmten Arzneimittels entstehen, das der Pflicht zur Zulassung unterliegt oder durch Rechtsverordnung von der Zulassung befreit worden ist (Deckungsvorsorge). Die Deckungsvorsorge muß in Höhe der in § 88 Satz 1 genannten Beträge erbracht werden. Sie kann nur

1. durch eine Haftpflichtversicherung bei einem im Geltungsbereich dieses Gesetzes zum Geschäftsbetrieb befugten Versicherungsunternehmen oder
2. durch eine Freistellungs- oder Gewährleistungsverpflichtung eines inländischen Kreditinstituts

erbracht werden.

(2) Wird die Deckungsvorsorge durch eine Haftpflichtversicherung erbracht, so gelten die §§ 158c bis 158k des Gesetzes über den Versicherungsvertrag vom 30. Mai 1908 (Reichsgesetzbl. S. 263), zuletzt geändert durch das Gesetz vom 30. Juni 1967 (Bundesgesetzbl. I S. 609), sinngemäß.

(3) Durch eine Freistellungs- oder Gewährleistungsverpflichtung eines Kreditinstituts kann die Deckungsvorsorge nur erbracht werden, wenn gewährleistet ist, daß das Kreditinstitut, solange mit seiner Inanspruchnahme gerechnet werden muß, in der Lage sein wird, seine Verpflichtungen im Rahmen der Deckungsvorsorge zu erfüllen. Für die Freistellungs- oder Gewährleistungsverpflichtung gelten die §§ 158c bis 158k des Gesetzes über den Versicherungsvertrag sinngemäß.

(4) Zuständige Stelle im Sinne des § 158c Abs. 2 des Gesetzes über den Versicherungsvertrag ist die für die Durchführung der Überwachung nach § 64 zuständige Behörde.

(5) Die Bundesrepublik Deutschland und die Länder sind zur Deckungsvorsorge gemäß Absatz 1 nicht verpflichtet.

9. Adaption of International Clinical Research Standards: Acceptance of Foreign Data

Im „Federal Register, Vol. 40, No. 69, 9. April 1975", wurden neue Bestimmungen über

"Adaption of International Clinical Research Standards: – Acceptance of Foreign Data" (Title 21, Chapter I-D, Part 312)

veröffentlicht. Sie sind am 9. Mai 1975 in Kraft getreten. In diesem Gesetz werden die Bedingungen festgelegt, unter denen außerhalb der USA gewonnene klinische Daten für die FDA zur Erlangung eines IND oder einer NDA akzeptabel sind.

Im folgenden werden einige wichtige Passagen wiedergegeben und/oder kurz kommentiert:

1. Allgemeines

"... the primary purposes of the proposed regulation are to promote the public safety by climinating unnecessary duplication of human research and to expedite the availability to the American public of important new drugs being studied abroad. Firms which develop significant new drugs abroad eventually submit an NDA in order to market them in the United States. Delays in submission of data for an NDA are not in the public interest. The Commissioner does not have the authority to "compel" or "demand" submission of an NDA, but the intent was to emphasize that, for significant new drugs, the Commissioner believes that US pharmaceutical firms have a moral obligation to provide the United States with the accumulated data and submit an NDA in a timely manner so as not to deprive the American people of the benefits that can accrue from such drugs." (Aus Part 312.8.)

2. Ethische Aspekte

2.1 Deklaration von Helsinki

"... the Declaration of Helsinki has become a generally recognized acceptable standard for the performance of ethical research. It has been endorsed by many professional societies world-wide, and its principles have been adopted by many investigators throughout the world. The fact that governments have not officially endorsed the Declaration itself, is irrelevant inasmuch as the principles embodied in the Declaration of Helsinki are already widely recognized as basic standards for performance of ethical research." (Aus Part 312.9.)

Der Inhalt der Deklaration von Helsinki wird als Mindestanforderung für klinische Prüfungen angesehen, soweit die speziellen Forderungen der FDA nicht erfüllt sind.

2.2 Einverständniserklärung

Für die USA ist generell eine schriftliche Einwilligung erforderlich. Für Daten aus anderen Ländern gilt die Deklaration von Helsinki

---

Aus: Pharmakopsychiat. 8, 182-183 (1975).

"The Commissioner agrees with the comment that non-US-generated clinical data will be acceptable if conducted under accepted local standards as long as the local standards offer greater protection to the individual than do the standards of the Declaration of Helsinki". (Aus Part 312.9.)

Für nicht-therapeutische Forschung muß die Einwilligung in schriftlicher Form gegeben sein. Für therapeutische Forschung wird auf die Deklaration von Helsinki verwiesen, ohne daß sich die FDA jedoch festlegt, inwieweit Daten, die ohne schriftliche Einwilligung des Patienten erhoben wurden, akzeptiert werden.

2.3 Peer review (institutional review committee)
Die FDA meint, daß zur Beurteilung der ethischen Aspekte einer Prüfung das Urteil einer lokalen Institution vorliegen soll.

"The Food and Drug Administration itself does not regard as sufficient alone for patient protection. As noted earlier, local institutional review involves persons who have more intimate knowledge of the investigation, the investigational facilities, the subject population and the community standards of ethics and morality. Thus, the Commissioner believes that either a local review commitee or a showing of the study confirmed to ethical and scientific standards" . . . in the country where the study is performed . . . "is required." (Aus Part 312.11.)

Wie aus dem letzten Satz zu entnehmen ist, läßt sich die FDA jedoch auch eine Möglichkeit offen, Daten von Prüfungen zu akzeptieren, die nicht von einem lokalen Gremium genehmigt wurden. Hierzu heißt es weiter:

"Either institutional review or evidence that the study conformed with the laws, regulations, and scientific and ethical standards of clinical research of the country in which the research was conducted. Conformity with local standards shall include a description of these local standards as well as a description as to how they were met in this study.

For example, if a country requires that animal toxicity studies be conducted and made available to the investigator before the commencement of human research, this requirement shall be stated and the evidence shall be submitted showing that such animal studies were in fact done and the results considered by the investigator." (Aus Part 312.10.)

3. Wissenschaftliche Aspekte

Auch zur Beurteilung der Wissenschaftlichkeit einer Prüfung wird neben einer Kontrolle durch die Gesundheitsbehörden (in Ländern, in denen es eine solche Kontrolle gibt) eine Überprüfung durch eine lokale Institution, in der Wissenschaftler vertreten sind (institutional review committee, siehe 2.3) für wichtig gehalten.

Qualifikationen des Prüfers sowie die Prüfinstitution sind genau zu beschreiben:

It has to be verified, that

". . . the investigator is well qualified by scientific training and experience to conduct investigational studies of the subject drug and he is affiliated with a recognized medical school or with an independent institution recognized for its excellence or is otherwise appropriately qualified. Documentation of the investigator's qualifications shall be submitted." (Aus Part 312.20.1 i.)

10. Ethical Principles in the Conduct of Research with Human Participants

The Ethical Principles

The decision to undertake research should rest upon a considered judgment by the individual psychologist about how best to contribute to psychological science and to human welfare. The responsible psychologist weighs alternative directions in which personal energies and resources might be invested. Having made the decision to conduct research, psychologists must carry out their investigations with respect for the people, who participate and with concern for their dignity and welfare. The Principles that follow make explicit the investigator's ethical responsibilities toward participants over the course of research, from the initial decision to pursue a study to the steps necessary to protect the confidentiality of research data. These Principles should be interpreted in terms of the context provided in the complete document offered as a supplement to these Principles.

1. In planning a study the investigator has the personal responsibility to make a careful evaluation of its ethical acceptability, taking into account these Principles for research with human beings. To the extent that this appraisal, weighing scientific and humane values, suggests a deviation from any Principle, the investigator incurs an increasingly serious obligation to seek ethical advice and to observe more stringent safeguards to protect the rights of the human research participant.
2. Responsibility for the establishment and maintenance of acceptable ethical practice in research always remains with the individual investigator. The investigator is also responsible for the ethical treatment of research participants by collaborators, assistants, students, and employees, all of whom, however, incur parallel obligations.
3. Ethical practice requires the investigator to inform the particpant of all features of the research that reasonably might be expected to influence willingness to participate and to explain all other aspects of the research about which the participant inquires. Failure to make full disclosure gives added emphasis to the investigator's responsibility to protect the welfare and dignity of the research participant.
4. Openness and honesty are essential characteristics of the relationship between investigator and research participant. When the methodological requirements of a study necessitate concealment or deception, the investigator is required to ensure the participant's understanding of the reasons for this action and to restore the quality of the relationship with the investigator.
5. Ethical research practice requires the investigator to respect the individual's freedom to decline to participate in research or to discontinue participation at any time. The obligation to protect this freedom requires special vigilance when the investigator is in a position of power over the participant. The decision to limit this freedom increases the investigator's responsibility to protect the participant's dignity and welfare.
6. Ethically acceptable research begins with the establishment of a clear and fair agreement between the investigator and the research participant that clarifies the responsibilities of

---

Aus: Am. Psychol. Ass., Washington 1973, S. 1.

each. The investigator has the obligation to honor all promises and commitments included in that agreement.

7. The ethical investigator protects participants from physical and mental discomfort, harm, and danger. If the risk of such consequences exists, the investigator is required to inform the participant of that fact, secure consent before proceeding, and take all possible measures to minimize distress. A research procedure may not be used if it is likely to cause serious and lasting harm to participants.
8. After the data are collected, ethical practice requires the investigator to provide the participant with a full clarification of the nature of the study and to remove any misconceptions that may have arisen. Where scientific or humane values justify delaying or withholding information, the investigator acquires a special responsibility to assure that there are no damaging consequences for the participant.
9. Where research procedures may result in undesirable consequences for the participant, the investigator has the responsibility to detect and remove or correct these consequences, including, where relevant, long-term aftereffects.
10. Information obtained about the research participants during the course of an investigation is confidential. When the possibility exists that others may obtain access to such information, ethical research practice requires that this possibility, together with the plans for protecting confidentiality, be explained to the participants as a part of the procedure for obtaining informed consent.

Literatur (Auswahl)

1. American Psychological Association (Ed.): Ethical Principles in the Conduct of Research with Human Subjects. Ad hoc Committee on Ethical Standards in Psychological Research, Washington, D.C. 1973, p. 104
2. Ayd, F.J., Jr. (Ed.): Medical, Moral and Legal Issues in Mental Health Care. Baltimore: The Williams and Wilkins Company 1974, p. 212
3. Beecher, H.K.: Ethic and clinical research. New Engl. J. Med. 274, 1354-1360 (1966)
4. Beecher, H.K.: Research and the Individual. Human Studies. Boston: Little, Brown & Co. 1970
5. Binns, T.B., Gross, F., Lasagna, L., Nicolis, F.B.: Declaration of Florence. Europ. J. Clin. Pharm. 9, 469-470 (1976)
6. Clinical Data on New Drugs Generated Outside the United States. Proposal to Adopt International Clinical Research Standards. Federal Register 38, 24220-24222 (1973)
7. Protection of Human Subjects. Federal Register 39, 18913-18920 (1974)
8. New Drugs for Investigational Use. Federal Register **40**, 16053-16057 (1975); Kurzfassung in Pharmakopsychiat. 8, 182-184 (1975).
9. Freund, P.A. (Ed.): Experimentation with human subjects. London: G. Allen and Unwin 1972
10. Giesen, D.: Die zivilrechtliche Haftung des Arztes bei neuen Behandlungsmethoden und Experimenten. In: Rehbinder, M., Rebe, B. (Hrsg.): Industrie-Gesellschaft und Recht, Bd. 7. Bielefeld: Gieseking 1976
11. Grahlmann, H.-G.: Heilbehandlung und Heilversuch. In: Eser, A. (Hrsg.): Medizin und Recht, Bd. 2. Stuttgart: Enke 1977, S. 112
12. Hasskarl, H., Kleinsorge, H.: Arzneimittelprüfung, Arzneimittelrecht. Stuttgart: Fischer 1974, S. 229
13. Humber, J.M., Almeder, R.F. (Eds.): Biomedical Ethics and the Law. New York-London: Plenum Press 1976, p. 541
14. In der Beeck, M., Wuttke, H.: Grundlagen und Grenzen der ärztlichen Aufklärungspflicht. Nervenarzt **40**, 587-588 (1969)
15. Leeds, A.A.: Ethics in drug research in the USA. In: World Health Organization: Advances in the Drug Therapy of Mental Illness. Symposium, Genf, 21.-23. November 1973. World Health Organization Genf 1976, pp. 107-111
16. Medizinisch-Pharmazeutische Studiengesellschaft e.V. (Hrsg.): Die Arzneimittelprüfung am Menschen. Voraussetzung einer sicheren Therapie. Frankfurt (M) 1976
17. Mitscherlich, A., Mielke, F.: Wissenschaft ohne Menschlichkeit. Heidelberg: Lambert Schneider 1949
18. National Academy of Sciences: Experiments and Research with Humans: Values in Conflict. Academy Forum, Third of a Series, Washington, D.C. 1975, p. 234
19. Oelkers, H.: Grundlagen und Umfang der ärztlichen Aufklärungspflicht, insbesondere bei der Anwendung neuartiger Medikamente. Dissertation, Universität Hamburg 1969, S. 91
20. Pappworth, M.H.: Menschen als Versuchskaninchen. Experiment und Gewissen. Rüschlikon-Zürich-Stuttgart-Wien: Albert Müller 1968
21. Pharma Kodex: Gesetz zur Umordnung des Arzneimittelrechts (Zweites Arzneimittelgesetz). In: Bundesgesetzblatt I vom 24.8.1976, S. 2448
22. Wittenborn, J.R. (Ed.): Guidelines for clinical trials of psychotropic drugs. I. Historical background – II. Guideline statement. Pharmakopsychiat. **10**, 205-231 (1977)
23. Wolstenholme, G.E.W., O'Connor, M. (Eds.): Ethics in Medical Progress. CIBA-Foundation Symposium. London: Churchill Ltd. 1966
24. Wunderli, J., Weisshaupt, K. (Hrsg.): Medizin im Widerspruch. Olten-Freiburg i.Br.: Walter 1977, S. 299

Monographien aus dem Gesamtgebiete der Psychiatrie Psychiatry Series

Herausgeber: H. Hippius, W. Janzarik, M. Müller

1. Band: K. Hartmann
Theoretische und empirische Beiträge zur Verwahrlosungsforschung
2., neubearbeitete und erweiterte Auflage. 1977. 16 Abbildungen, 34 Tabellen. XII, 180 Seiten
ISBN 3-540-07925-4

2. Band: P. Matussek
Die Konzentrationslagerhaft und ihre Folgen
Mit R. Grigat, H. Haiböck, G. Halbach, R. Kemmler, D. Mantell, A. Triebel, M. Vardy, G. Wedel
1971. 19 Abbildungen, 73 Tabellen. X, 272 Seiten
ISBN 3-540-05214-3

3. Band: A. E. Adams
Informationstheorie und Psychopathologie des Gedächtnisses
Methodische Beiträge zur experimentellen und klinischen Beurteilung mnestischer Leistungen
1971. 12 Abbildungen. IX, 124 Seiten
ISBN 3-540-05215-1

4. Band: G. Nissen
Depressive Syndrome im Kindes- und Jugendalter
Beitrag zur Symptomatologie, Genese und Prognose
1971. 11 Abbildungen, 51 Tabellen. IX, 174 Seiten
ISBN 3-540-05493-6

5. Band: A. Moser
Die langfristige Entwicklung Oligophrener
Mit einem Vorwort von Chr. Müller
1971. 4 Abbildungen, 30 Tabellen. X, 102 Seiten
ISBN 3-540-05599-1

6. Band: H. Feldmann
Hypochondrie
Leibbezogenheit. Risikoverhalten. Entwicklungsdynamik
1972. 36 Abbildungen, 5 Tabellen. VI, 118 Seiten
ISBN 3-540-05753-6

7. Band: S. Meyer-Osterkamp, R. Cohen
Zur Größenkonstanz bei Schizophrenen
Eine experimentalpsychologische Untersuchung. Mit einem einführenden Geleitwort von H. Heimann
1973. 5 Abbildungen. VII, 91 Seiten
ISBN 3-540-06147-9

8. Band: K. Diebold
Die erblichen myoklonisch-epileptisch-dementiellen Kernsyndrome
Progressive Myoklonusepilepsien – Dyssinergia cerebellaris myoclonica – myoklonische Varianten der drei nachinfantilen Formen der amaurotischen Idiotie
1973. 31 Abbildungen. IX, 254 Seiten
ISBN 3-540-06117-7

9. Band: C. Eggers
Verlaufsweisen kindlicher und präpuberaler Schizophrenien
1973. 3 Abbildungen. IX, 250 Seiten
ISBN 3-540-06163-0

10. Band: M. Schrenk
Über den Umgag mit Geisteskranken
Die Entwicklung der psychiatrischen Therapie vom „moralischen Regime“ in England und Frankreich zu den „psychischen Curmethoden“ in Deutschland
1973. 20 Abbildungen. IX, 194 Seiten
ISBN 3-540-06267-X

11. Band: Heinz Schepank
Erb- und Umweltfaktoren bei Neurosen
Tiefenpsychologische Untersuchungen an 50 Zwillingspaaren Unter Mitarbeit von P. E. Becker, A. Heigl-Evers, C. O. Köhler, Helga Schepank, G. Wagner
1974. 1 Abbildung, 82 Tabellen. VIII, 227 Seiten
ISBN 3-540-06647-0

12. Band: L. Ciompi, C. Müller
Lebensweg und Alter der Schizophrenen
Eine katamnestische Langzeitstudie bis ins Senium
27 Fallbeispiele. 1976. 23 Abbildungen, 48 Tabellen. IX, 242 Seiten
ISBN 3-540-07567-4

13. Band: L. Süllwold
Symptome schizophrener Erkrankungen
Uncharakteristische Basisstörungen
1977. 15 Tabellen. VIII, 112 Seiten
ISBN 3-540-08203-4

14. Band: **The Appalic Syndrome**
Editors: G. Dalle Ore, F. Gerstenbrand, C. H. Lücking, G. Peters, U. H. Peters
With the editorial assistance of E. Rothemund
1977. 67 figures, 17 tables. XV, 259 pages
ISBN 3-540-08301-4

15. Band: O. Benkert
Sexuelle Impotenz
Neuroendokrinologische und pharmakotherapeutische Untersuchungen
1977. 33 Abbildungen, 20 Tabellen. VIII, 139 Seiten
ISBN 3-540-08427-4

16. Band: R. Avenarius
Der Größenwahn
Erscheinungsbilder und Entstehungsweise
1978. VI, 98 Seiten
ISBN 3-540-08547-5

17. Band: **Psychiatrische Epidemiologie**
Geschichte, Einführung und ausgewählte Forschungsergebnisse
Herausgeber: H. Häfner
1978. 20 Abbildungen, 91 Tabellen. X, 252 Seiten
ISBN 3-540-08629-3

18. Band: **Transmethylations and the Central Nervous System**
Edited by V. M. Andreoli, A. Agnoli, C. Fazio
1978. 45 figures, 42 tables. Approx. 220 pages
ISBN 3-540-08693-5

19. Band: **Psychiatrische Therapie-Forschung**
Ethische und juristische Probleme
Herausgeber: H. Helmchen, B. Müller-Oerlinghausen
1978. Etwa 165 Seiten
ISBN 3-540-08732-X

In Vorbereitung
R. M. Torack
The Pathological-Physiology of Demetia

Preisänderungen vorbehalten